*Für Mama und Papa, die mir mein Leben geschenkt und dann auch noch gerettet haben, und für alle, die sich in derselben Situation befi*

# INHALT

Kara Ehlert

# *Hunger nach mehr*

## *Mein Kampf gegen die Magersucht*

# Vorwort

Die meisten Biografien, die von einem schweren Schicksalsschlag handeln, beginnen mit den Worten: „Ich hatte nie die Absicht, ein Buch zu schreiben."

Bei mir ist es anders. Ich wollte schon immer ein Buch schreiben, doch ich habe nie damit gerechnet, dass es in irgendeiner Art von mir selbst handeln würde. Ich habe nie vorgehabt, ein Buch zu schreiben, in dem ich selbst die Hauptfigur bin. Stattdessen wollte ich einen Liebesroman verfassen, in dem sich ein Mann und eine Frau verlieben, irgendetwas Tragisches passiert und es trotzdem zum Happy End kommt.

Doch dann kam alles anders.

Ich möchte dich mitnehmen in meine Geschichte. Eine Geschichte voller Leid, Schmerz, Kummer, Angst und Sorgen, aber sie handelt auch von tiefen Freundschaften, der Schönheit des Lebens, von Liebe und großen Gefühlen. Es ist nicht irgendeine Geschichte, die ich dir erzähle, es ist meine.

Ich war drei Jahre lang magersüchtig. Mein Leben drehte sich nur noch um Essen, Sport und Kalorien. Alleine in Deutschland leiden rund 440.000 Menschen unter einer Essstörung, die Dunkelziffer ist weitaus größer. 440.000 Menschen, die gegen sich und ihren Körper kämpfen. Ich war eine von ihnen.

Vielleicht bist du ein Angehöriger, der diese trügerische Krankheit einfach nicht verstehen kann. Dann möchte ich dir einen Einblick in meine Geschichte geben. Ich möchte dir deutlich machen, was Magersucht für eine heimtückische Krankheit ist. Ich möchte dir zeigen, dass du mit deinen Gefühlen, Ängsten und Sorgen nicht alleine bist und ich möchte dir helfen, dein Kind, deinen Freund oder deine Freundin besser zu verstehen.

Vielleicht aber bist du selbst anorektisch. Vielleicht steckst du gerade mitten im Kampf gegen die Krankheit und weißt nicht, wie du gegen die Stimme in deinem Kopf ankämpfen sollst. Die Stimme einer Krankheit, die unberechenbar ist. Wenn du magersüchtig bist, dann bitte ich dich, vorher genau zu überlegen, ob dir das Lesen dieses Buches guttun würde.

Ich berichte ganz offen und ehrlich über mein Leben mit der Krankheit. Ich schreibe dieses Buch nicht, damit man sich Tricks und Tipps abgucken kann, wie man noch mehr abnehmen oder schummeln könnte. Also bitte, lies dieses Buch nur als Ermutigung. Als Ansporn, dass es wirklich möglich ist, gesund zu werden.

Früher habe ich immer geglaubt, die Krankheit würde mich mein Leben lang begleiten, doch die Wahrheit ist: Man kann vollkommen gesund und endlich wieder frei werden. Und das wünsche ich dir! Dass du dein Leben in vollen Zügen genießen kannst, ohne über Kalorien, Sport und Abnehmen nachzudenken. Dass du mit einem Lächeln vor dem Spiegel stehen kannst, dass du dein Selbstwertgefühl nicht von der Zahl auf der Waage abhängig machst und dass du lernst, dir selbst zu vergeben und vor allem dich selbst zu lieben.

Drei Jahre lang habe ich nicht wirklich gelebt, ich habe nur existiert. Ich habe alles an mir gehasst: Mein Aussehen, meinen Charakter, alles. Drei Jahre lang bin ich durch die Hölle und wieder zurückgegangen. Drei

Jahre, die ich als dunkelste Zeit meines Lebens beschreiben würde. Eine Zeit der Verzweiflung, der Wut, der Angst und des Kampfes. Eine Zeit, die ich niemals vergessen werde und die mich unheimlich geprägt hat. Doch ich habe es geschafft und du kannst es auch schaffen. Jetzt stehe ich mit beiden Füßen im Leben und habe eines verstanden:

Das Leben ist viel zu schön, um magersüchtig zu sein.

# 1. Eine Kindheit wie im Märchen

Ich habe mal ein Zitat gelesen, das mir nicht mehr aus dem Kopf geht. Leider weiß ich nicht, von wem es stammt. Es geht ungefähr so: Das schönste Geschenk, was Eltern ihren Kindern geben können, ist eine glückliche Kindheit. Dieser Spruch lässt mein Herz höherschlagen, denn eine schönere Kindheit, als ich sie hatte, kann ich mir kaum vorstellen.

Meine Eltern bringen insgesamt drei Kinder auf die Welt. Meinen Bruder Jan, der älteste, meine Schwester Laura, das Sandwichkind – wie mein Vater das mittlere Kind immer bezeichnet –, und mich, Kara, die jüngste. Geboren werde ich in Siegen, wo ich allerdings nur die ersten drei Jahre meines Lebens verbringe, da mein Vater eine neue Stelle als Pastor im Norden Nordrhein-Westfalens annimmt.

Ich bin ein Wunschkind. Von klein auf trage ich den Spitznamen Muck. Wie der Name genau entstanden ist, kann ich nicht sagen. Meinen echten Namen haben meine Eltern aus einem James-Bond-Film, in dem James mal wieder auf Abenteuern ist und sich wie in jedem Film in eine Frau verliebt. In diesem Fall in Kara.

Ich wachse in einem großen Haus mit riesigem Garten auf, in dem ich fast jeden Nachmittag Trampolin springe. Als Kind bin ich eher verschlossen. Wenn ich zu meiner Freundin Joanna zum Spielen gehe, muss meine Mutter erst eine halbe Stunde bleiben, bevor sie gehen darf. Nach ein wenig Eingewöhnungszeit bin ich stets aufgeweckt und fröhlich. Ich plappere drauflos, ohne darüber nachzudenken, was ich sage. Ich bin lebendig, wild, voller Lebensfreude und ich esse für mein Leben gern. Mein Lieblingsessen: Pommes mit viel Mayonnaise oder Remoulade, Crêpe mit Nutella und natürlich fette Sahnetorte und Chips.

Unsere ganze Familie isst immer gerne, was man mir nicht ansieht, da ich ziemlich schlank bin. Ich schäme mich nicht für meinen Körper. Es ist selbstverständlich, nackig durch den Garten oder am Strand herumzulaufen. Ich mache mir nie Gedanken darüber, was andere Menschen über mich denken. Warum sollte ich auch? Ich bin ein Kind und solche Gedanken haben in meinem Kopf noch keinen Platz. Stattdessen verbringe ich lieber Zeit mit meinen Freunden. Zusammen sparen wir unser Taschengeld, um eine Mix-Packung Chips zu kaufen oder Schlagsahne, die wir uns einfach in den offenen Mund sprühen. Wir sind für jeden Unsinn zu haben. Wir legen Stöcker auf die Straße und beobachten gespannt, wie die Autos entweder darüber brettern oder die Fahrer anhalten, um alles zur Seite zu legen. Dabei sitze ich meistens mit meinen Freunden kichernd im Feld oder wir verstecken uns im Gebüsch und hoffen darauf, nicht erwischt zu werden. Natürlich werden wir des Öfteren gesucht und ziemlich angeschrien, wenn man uns findet. Einen anderen Spaß, den wir uns regelmäßig erlauben, sind Klingelstreiche oder Stinkbomben und Haribo in die Briefkästen zu werfen. Mit ungefähr zehn Jahren stopfen wir Auspuffe mit Äpfeln voll und legen den Gartenschlauch so hin, dass er auf andere Autos spritzt oder sogar in die Fahrzeuge.

Einmal beschwert sich eine Kundin im benachbarten Supermarkt lauthals über den Gartenschlauch.

„Bei Ehlerts ist nur der Wasserschlauch ausgelaufen",

kommentiert dann eine andere Kundin. Ich sitze dabei kichernd im Garten. Schon immer habe ich diverse Faxen im Sinn. Auch bei der Jungschar finde ich alles toll, was verboten ist. Ich glaube, ich bin eines der anstrengendsten Jungscharkinder, die meine Mitarbeiter je erlebt haben, denn ich höre nicht immer auf das, was man mir sagt. Bei Übernachtungen oder Freizeiten bin ich die Letzte, die schlafen will. Stattdessen finde ich es witziger, mich heimlich mit den Jungs zu treffen, gemeinsam Chips zu essen, Vanillepudding mit dem unauffällig mitgebrachten Wasserkocher zu machen oder eine DVD zu gucken. Meistens werde ich allerdings erwischt und böse zurück in mein eigenes Bett geschickt.

Im Gegensatz zu meinen Freunden darf ich sehr viel. Ich fahre mit dem Fahrrad überall hin – zur Schule und zu Freundinnen. Ich darf an allen Freizeiten und Tagesausflügen teilnehmen und dort, ohne lange Diskussionen, in Dreier-Gruppen herumlaufen. Meine Eltern haben weniger Angst als die meiner Mitschüler. Sie trauen mir viel zu.

Ich wachse sehr behütet in einem christlichen Elternhaus auf. Wir beten jedes Mal vor dem Essen, sonntags gehe ich in den Kindergottesdienst und jeden Freitag in die Jungschar meiner Gemeinde. Bis zu meinem zwölften Lebensjahr habe ich nicht verstanden, was Scheidungen sind.

Ich erlebe eine sorgenfreie Kindheit.

Bereits als Kind komme ich viel in der Welt herum: Frankreich, Spanien, Österreich, Italien, Norwegen, Tschechien, Israel und noch viele weitere Länder. Mit vierzehn Jahren habe ich circa achtzehn verschiedene Länder bereist. Zwei Wochen nach Spanien zu fliegen und dort jeden Tag am Strand zu liegen, kommt für meine Eltern nicht infrage. Wir wandern, schauen uns Wasserfälle an oder machen Sightseeing.

Urlaub mit meiner Familie bedeutet Land und Leute kennenlernen. Nicht die Menschen, die dasselbe Hotel teilen, sondern Einheimische. Es bedeutet an Orten gewesen zu sein, die nicht unbedingt im Reiseführer stehen, und Wege zu gehen, die noch niemand vorher gegangen ist. Es ist ein Abenteuer und erweitert jedes Mal meinen Horizont, auch wenn ich manche Kunstmuseen oder Ausgrabungsstätten gut hätte auslassen können.

„Steine kann ich mir auch in Deutschland angucken, Papa. Oh, wow, hier ist noch ein Stein, wie beeindruckend", scherze ich dann, um deutlich zu machen, dass mir dieser Programmpunkt gar nicht gefällt. „Okay, auf dem Bild sehe ich eine Frau, die halb nackt ist, und einen roten Hintergrund. Und jetzt? Nächstes Bild."

Gott sei Dank sind immer meine Geschwister dabei. Während sich meine Eltern gefühlte Ewigkeiten irgendwelche Kunstbilder angucken, rennen wir innerhalb von zehn Minuten durch das Museum und sind fertig mit der Besichtigung. Meine Schwester und ich spielen oft Fangen oder Verstecken, bis meine Eltern mit dem „Steine anschauen" fertig sind.

Nicht nur im Urlaub unternehmen wir gemeinsame Aktivitäten, auch zu Hause hält unsere Familie zusammen. Jeden Sonntag machen wir einen Spaziergang. Planlos durch den Wald zu gehen, finde ich als Kind immer langweilig, doch meine Eltern beharren darauf, dass alle drei Geschwister mitkommen. Im Herbst suchen wir Pilze oder Blaubeeren, die wir abends zu Marmelade oder in Pfannkuchen verarbeiten. Ich bin nie ein Kind, das den ganzen Tag im Haus sitzen will, ich bin aktiv, lebensfroh, ungeduldig und neugierig – bis heute. Spaziergänge lerne ich erst zu schätzen, als ich älter bin. Heute liebe ich Spaziergänge. Manchmal höre ich dabei einfach Musik und andere Male lausche ich dem Wind, den zwitschernden Vögeln und genieße die frische Luft.

In der Pubertät ändert sich alles. Das Blatt wendet sich und meine Eltern werden strenger. Während meine Freundinnen jetzt fast jedes Wochenende in die Disco gehen, darf ich nicht dorthin. Vor meinem sechzehnten Geburtstag gar nicht und danach nur bis zwölf Uhr, ganz so, wie es das Jugendschutzgesetz vorschreibt.

Also bleibe ich lieber zu Hause. Als Erste wieder gehen zu müssen, wäre mir zu peinlich. Meine Eltern sind nämlich nie bereit, einen Erziehungsauftrag auszufüllen.

Viele meiner Kameraden gehen auf wilde Partys oder Sportfeste und erzählen in der Schule, was alles passiert ist. Ich fühle mich ausgeschlossen und kann nie mitreden. Zu dieser Zeit ist es das Thema Nummer eins.

Ich werfe meinen Eltern vor, den Anschluss zu verlieren, doch es hilft nicht. Auch bei Spieleabenden in unserem Dorf bin ich die Erste, die nach Hause muss, und das, obwohl meine älteren Geschwister mit dabei sind oder mich jemand zur späteren Zeit mit Auto nach Hause bringen würde. Wir haben Tausende von Diskussionen. Das ist bei uns schon seit jeher so. Es wird über alles diskutiert.

Meine Oma sagt immer: „Bei euch wird so viel diskutiert. Es muss mal friedlicher umhergehen."

Unsere Diskussionen sind in der Tat ziemlich wild und die Meinungen gehen stark auseinander. Manchmal mag ich das Diskutieren, aber nur, wenn es nicht um meine Ausgehzeiten geht. Andere Male kostet es mich unheimlich viel Kraft, weil ich das Gefühl habe, gegen eine Wand zu reden. Dennoch hilft mir diese erworbene Fähigkeit auch in der Schule. Für meine Meinung einzustehen und Gegenargumente zu entkräften, habe ich früh gelernt.

Ich bin eine aufmerksame Schülerin, die nicht viel zu Hause üben muss, um gute Noten zu schreiben, nur in Mathe schwächle ich.

„Das brauche ich doch nie wieder im Leben", ist mein Lieblingssatz, wenn ich zu Hause vor meinen Mathematik-Hausaufgaben sitze und mein Bruder mir helfen muss, das Ganze zu verstehen. Manchmal werfe ich mein Heft auf den Boden und fange einfach an zu weinen, vor allem wenn eine Klausur ansteht und ich an dem Thema verzweifle.

Ich bin nie schüchtern in der Schule, sondern immer ehrgeizig und sehr perfektionistisch. Alles, was ich mache, muss perfekt und fehlerfrei sein.

Sobald mir eine Sache nicht gelingt, beschimpfe ich mich selbst: „Du kannst echt gar nichts, Kara. Du bist so hässlich und kriegst wirklich gar nichts in deinem Leben auf die Reihe." Während dies bei anderen eine kurze Phase darstellt, wird es bei mir extremer. In meiner Pubertät fange ich an, mich zu hassen. Jeder Teenager hat etwas an sich auszusetzen, aber ich habe nicht *eine* Sache, ich habe *alles* an mir zu kritisieren.

Zu dem Zeitpunkt hasse ich mich wirklich, ich bin selbst mein größter Erzfeind. Ich erniedrige, beleidige mich und bin nie mit mir zufrieden.

Davon abgesehen bin ich trotzdem ein Mädchen voller Lebensfreude und Energie, doch beides verschwindet, als ich fünfzehneinhalb Jahre alt bin.

# 2. Diagnose: Magersucht

Weinend sitze ich auf meinem Bett. Es ist ungefähr neun Uhr abends. Magersucht. Ich lese das Wort immer und immer wieder. Gehört habe ich schon von dieser Krankheit, da die Freundin meines Bruders darunter gelitten hat, aber viel weiß ich darüber nicht. Was hat es mit dieser Krankheit auf sich, die die Ärztin diagnostiziert hat? Als ich die ersten Sätze lese, läuft mir ein kalter Schauer über den Rücken. Den Laptop habe ich auf dem Schoß und Tränen fließen leise meine Wangen herunter.

Unablässig lese ich mir die geöffneten Internetseiten durch. Das kann nicht wahr sein. Ich bin nicht magersüchtig. Wie kommt die Ärztin auf solche Ideen?

Ich öffne noch ein paar weitere Artikel, um mich zu versichern, dass ich mich nicht täusche. Die Worte der Ärztin hallen immer noch nach. „Kara, du bist schwer krank. Du hast Magersucht." Könnte die Ärztin tatsächlich recht haben? Habe ich es wirklich mit dem Abnehmen übertrieben?

Anzeichen einer Anorexie (Magersucht)

-Der Betroffene findet sich zu dick

-Er findet sich auch zu dick, wenn andere sagen, er sei zu dünn

-Angst vor einer Gewichtszunahme

-Häufiges Wiegen

-Sehr kontrolliertes Essverhalten

-Es wird nur Gesundes, Kalorienarmes gegessen

-Einteilung der Lebensmittel in Gut und Schlecht

-Auslassen von Mahlzeiten
-Erfinden von Ausreden, um nicht am Essen teilzunehmen (man habe schon gegessen, man habe Bauchschmerzen ...)
-Winzige Portionen
-Lesen von Kochbüchern
-Bekocht andere, isst aber nie mit
-Abnahme von mehr als 6 Kilo in drei Monaten
-Häufiges Frieren
-Haarausfall
-Ausbleiben der Regelblutung
-Verleugnung von Problemen
-Extremes Sporttreiben, um abzunehmen, trotz Erschöpfung und Schwäche (sofort nach dem Essen wird Sport getrieben, vor dem Fernseher Gymnastik gemacht ...)

Schnell laufe ich zum Spiegel und will mich selbst davon überzeugen, dass sich meine Hausärztin eine neue Brille kaufen muss. Ich hebe mein T-Shirt hoch und alles, was ich fühle, ist Unzufriedenheit. Ich entdecke überall Speck. Meine Beine und der Bauch sind Körperstellen, an denen ich etwas zu meckern habe.

Aber ich und magersüchtig? - Niemals. Die spinnen doch alle. Das kann nicht sein. Die übertreiben nur. Sind doch bloß neidisch, weil ich es geschafft habe, ein paar Kilo abzunehmen, und sie es nicht fertigbringen.

Immer und immer wieder stelle ich mich vor den Spiegel und überprüfe die Symptome, die ich kurz zuvor gelesen habe. Es trifft alles zu, doch ich will es nicht wahrhaben. Die ganze Zeit überlege ich mir irgendwelche Ausreden, versuche alles zu rechtfertigen. Und wieder kann ich es nicht fassen. Ich bin doch nicht magersüchtig!

Die Ärztin muss spinnen und meine Eltern, ach, die haben keine Ahnung.

Dass mir die Haare ausfallen, schiebe ich auf das neue Shampoo, das ich seit Kurzem nehme. Dass ich koche, aber selbst nichts davon esse, rechtfertige ich damit, dass man eben nicht immer Hunger hat. Ich bin nicht zu dünn. Ich bin viel zu dick. Ich bin viel zu hässlich. Warum sagen denn alle, ich sei zu dünn? Ich sehe mich doch im Spiegel. Ich entdecke, dass überall Fett an mir ist.

Tatsächlich bin ich zu dem Zeitpunkt zwar untergewichtig, aber noch nicht lebensgefährlich. Ich blende alles aus. Ich will es nicht akzeptieren.

„Du kannst daran sterben, Kara“, erinnere ich mich an ein Gespräch mit meinen Eltern. Ach Quatsch, warum übertreiben denn alle so?

Auch, als ich am selben Abend zu meiner Freundin Sarah fahre, liege ich in ihrem Bett und weine. Ich kann das alles nicht begreifen. Ich weine, weil ich eine Krankheit habe und Krankheiten nie etwas Gutes sind. Trotzdem verstehe ich zu dem Zeitpunkt nicht, was die Krankheit mit und aus mir macht, auch wenn sie längst ein Teil von mir geworden ist. Dennoch beginne ich mich zu fragen, ob ich wirklich magersüchtig bin. Nein! Ich bin nicht krank, ich darf nicht krank sein, ich habe doch alles unter Kontrolle! Doch genau das ist das Problem. In diesem Moment weiß ich noch nichts über die Stimme in meinem Kopf – sie ist einfach da und für mich ist es selbstverständlich, sie zu hören.

**Ana.**

Die Abkürzung für Anorexie. So nenne ich sie später.

# 3. Wie alles begann

Es gab eine Zeit, in der war mein Leben noch okay. Schön war es sogar. Nahezu perfekt. Es war die Zeit vor meiner Pubertät, in der alles so unbeschwert und einfach war. Dass aus einer kleinen Diät ein Zwang, eine Sucht, eine lebensgefährliche Krankheit entstehen könnte, damit hat zu Beginn niemand gerechnet. Und am allerwenigsten ich.

Es fing alles ganz harmlos an.

Die Pubertät bringt viele Probleme mit sich. Mit dreizehn Jahren werde ich sehr pummelig. Ich fasse immer wieder meine Speckfalte am Bauch an und fühle mich nicht mehr schön. Falls ich mich jemals schön gefühlt habe. Mit vierzehn gibt es Tage, da heule ich Rotz und Wasser, weil ich mich so hässlich finde. Wenn ich abnehmen und Gewicht verlieren würde, wäre mein Leben besser. Traumgewicht gleich Traumleben. Dann wäre ich endlich schön.

Ich würde einen Freund haben, wie alle anderen dünn sein und mein Leben würde nur noch rosarot aussehen. Ich glaube, so stelle ich mir mein Leben nach einer kleinen Diät vor.

Fast jedes Mädchen zwischen dreizehn und siebzehn fühlt sich in seinem eigenen Körper nicht wohl. Da bin ich auch nur eine von vielen. Ich vergleiche mich ständig mit anderen, sehe neidisch auf die schlanken Beine der Mädchen und höre immer wieder die Komplimente, die sie für die straffen Oberschenkel und schönen Bäuche erhalten.

Und ich? Ich bekomme nie Komplimente für meine

Figur. Warum auch? Ich bin pummelig und werde unabhängig davon bei meinen Mitschülern zusehends unbeliebter.

Alles fängt in der achten Klasse an. Ich habe zwei beste Freundinnen: Diana und Nora. Diana und ich sind unzertrennlich. Wir verbringen jeden Nachmittag zusammen und telefonieren jeden Abend für mehrere Stunden miteinander. Man sieht uns kaum einzeln, denn wir stecken stets zusammen. Wir haben noch andere Freundinnen, aber in unsere kleine Runde kommt niemand hinein und das will ich auch nicht. Ich will meine zwei besten Freundinnen für mich alleine haben. Doch es gibt immer wieder Personen, die zu uns gehören wollen, so auch Svea. Nach ein paar Monaten erhält sie ihre große Chance und nutzt diese natürlich aus. Mit Erfolg. Als sich Diana in Sveas großen Bruder verliebt, verbringen sie sehr viel Zeit zusammen. Im Konfirmandenunterricht, in dem Diana und ich anfangs ständig eine Gruppe bilden wollen, will sie plötzlich nur noch mit Svea arbeiten. Zu Beginn habe ich dafür Verständnis, schließlich will ich, dass sie und Sveas Bruder ein Paar werden.

Doch schon nach wenigen Wochen verändert sich unsere Freundschaft, verändert sich Diana mir gegenüber. Was ist plötzlich aus meiner besten Freundin geworden? Anstatt abends mit mir zu telefonieren, quatscht sie nur noch mit Svea. Beide fangen an, schlecht über mich zu reden, gehen mir aus dem Weg und wollen nichts mehr mit mir unternehmen. Nora wird von den beiden aufgenommen, doch ich werde ausgeschlossen. Ich gehöre nicht mehr dazu. Ich bin unerwünscht.

Ich weine nächtelang. Es bricht mir das Herz. Und

die Situation verschlimmert sich.

Eine Gruppe von Mitschülern versucht alles, um mir das Leben zur Hölle zu machen: Sie zeigen mit dem Finger auf mich und lästern darüber, welche Kleidung ich trage, wie nervig ich sei und wie ich mich verhalte. Egal was ich mache, sie finden immer einen Grund, sich über mich lustig zu machen.

Eines Tages kommt der Lehrer zur Mathestunde zu spät. Meine Mitschüler haben es auf mich abgesehen, ich bin ihr Opfer. Sie werfen mich mit vergammelten Bananen ab. Ich weiß nicht, wie ich mich wehren soll. Ich lächle und tue so, als würde mir das Ganze nichts ausmachen, doch tief in mir sitzt ein großer Schmerz. Ich fühle mich wie das letzte Opfer dieses Planeten, leer und tief verletzt.

Ich komme nach Hause und weine. Warum sind die Schulkameraden so fies zu mir? Was mache ich denn falsch? Zusätzlich belasten mich auch noch starke Bauchschmerzen, weil ich große Angst vor der Schule habe. Ich will allen gefallen und es jedem recht machen, doch ich weiß nicht, wie das funktionieren soll. Was mache ich falsch?

Ich fange an, die Fehler bei mir zu suchen. Ich bin falsch, ich bin schlecht. Ich muss etwas verändern. Die Mitschüler laufen einfach vor mir weg. Sobald ich mich zu ihnen stelle, gehen sie einfach woanders hin und lachen dabei. Für mich ist es, als würde mir ein Messer ins Herz gerammt werden, für sie ist es ein riesiger Spaß. In meinem Kopf bestimmen diese Menschen über meinen Wert und indem sie sich so verhalten, zeigen sie mir jeden Tag, dass ich falsch, schlecht und nicht liebenswert bin.

Mama bekommt häufig mit, wie ich im Bett liege und

weine. „Was ist denn los, Kara?“, fragt sie dann, kommt in mein Zimmer und nimmt mich in den Arm. Ich versuche es ihr zu erklären, aber sie und Papa nehmen das Ganze nicht ernst, jedenfalls fühle ich mich nicht verstanden. Ich habe gerade meine beste Freundin verloren, die auch noch mit den anderen über mich lästert. Ich bin tief verletzt.

Meine Klassenkameraden schauen ständig aus dem Fenster und lästern über kräftige und dicke Menschen. „Guck mal, wenn die rennt, dann wackelt ja alles. Boah ist das eklig", lachen sie die anderen Menschen aus. „Die wird ja niemals einen Freund finden, so dick ist die."

Über diese Sätze bin ich sehr schockiert. Wie können meine Mitschüler so über Menschen reden, ohne sie überhaupt zu kennen? Aussehen ist doch nicht alles. Ich finde das ziemlich gemein und auch wenn ich in dieser Situation nicht gemeint bin, verletzt es mich. Diese Sätze übertrage ich nämlich automatisch auf mich. Ich werde nie einen Freund finden. Ich bin eklig. Wenn ich renne, dann wackelt mein ganzer Speck.

Meine Seele ist schon sehr verletzt, doch ein Kommentar bringt das Fass zum Überlaufen. Der Junge, in den ich verliebt bin, stimmt seinem Freund zu, dass ich fette Oberschenkel hätte. Dieser Schmerz sitzt tief und ich will mich unbedingt verändern, damit dieser Junge endlich Interesse an mir hat und mich wieder mag wie früher. So wie vor dem Mobbing, wo wir Freunde gewesen waren und wo generell alles besser war.

„Guck dich doch mal an, Kara, Jungs wollen keine Mädchen wie dich. Du bist nicht dünn und nicht schön und einen tollen Charakter hast du auch nicht.“

Ich glaube, das ist der Moment, der eigentlich alle

hätte alarmieren müssen. Doch keiner kennt meine Gedanken. Ich sage sie keinem.

Meine anderen Freundinnen sehen, wie meine Schulkameraden mich behandeln, und stellen sie zur Rede, doch es hilft nicht.

„Hä, wir machen doch gar nichts“, behaupten sie.

Doch die Realität sieht anders aus. Damit ist für mich die Sache eindeutig, ich muss wirklich abnehmen. Die Kommentare und das Mobbing meiner Mitschüler brechen mir als pubertierendes Mädchen das Herz. Ich habe zwar neue Freunde gefunden, die mich so annehmen wie ich bin, aber das heilt trotzdem nicht die Wunde, die mir zugefügt wurde. Diese Zeit hinterlässt eine große Narbe, mit der ich Jahre später immer noch zu kämpfen habe. Ich kämpfe ständig um Anerkennung und Akzeptanz, ich renne meinen alten Freundinnen in der Hoffnung hinterher, sie würden mich wieder in ihre Gruppe aufnehmen. Ich sehne mich so sehr danach, dazuzugehören und Teil von etwas zu sein.

Ich bin für Diana da, wenn sie mich braucht, aber sobald es ihr wieder gut geht, werde ich links liegen gelassen.

„Kara, ich habe Streit mit meinem Freund. Kannst du vorbeikommen?“

„Natürlich, ich bin in zehn Minuten da.“

Ich kaufe noch schnell Schokolade im Nachbarladen, nehme ein schönes Buch mit und schwinge mich auf mein Fahrrad, um direkt zu ihr zu fahren. Schließlich braucht sie meine Hilfe. Ich lasse sie nicht im Stich.

Diese Zeit ist jedes Mal richtig schön, denn ich fühle mich wieder angenommen. Doch sobald es ihr besser geht, was meistens zwei Tage später der Fall ist, werde ich erneut ignoriert. Die Enttäuschung ist groß, denn dann stehe ich alleine da. Ich werde fallen gelassen. Und ich lasse das wiederholt mit mir machen, weil ich die Hoffnung habe, dass sie mich vielleicht irgendwann wieder lieb haben würde.

Ich habe das Gefühl, immer verlassen zu werden. Alle Menschen werden mich eines Tages im Stich lassen, mir den Rücken zudrehen und einfach gehen. Ich kann es sogar verstehen. Wer würde denn schon mit jemandem wie mir eine tiefgehende Freundschaft haben wollen? Mit jemandem, der in der Pubertät fest davon überzeugt ist, dass Alkohol und Sex vor der Ehe verboten oder sogar „Sünde“ sind.

Meine Ansichten sind natürlich von der christlichen Erziehung meiner Eltern geprägt ebenso wie von meinen christlichen Freunden und den vielen Diskussionen auf christlichen Freizeiten. Trotzdem gibt es auch viele Christen in meinem Umfeld, die beides mit ihrem Glauben vereinbaren können. Sie haben vorehelichen Sex, trinken Alkohol und haben trotzdem eine Beziehung zu Jesus.

Mein schulisches Umfeld hat keine christliche Erziehung genossen. Sie sind nicht regelmäßig im Gottesdienst, auf christlichen Freizeiten oder auf anderen christlichen Veranstaltungen. Sie können mich nicht verstehen. Gar nicht, nicht einmal ein bisschen. Es ist für mich glasklar. Die Bibel sagt, man solle keinen Sex vor der Ehe haben, also gibt es nichts zu diskutieren. Diese Meinung und diese Normen und Werte können meine Mitschüler weder teilen noch verstehen. Sie finden meine Ansichten „krass“. Ein weiterer Punkt, warum ich mich ausgeschlossen und alleingelassen fühle. Viele machen sich über mich lustig. Ich kann im

Gegensatz zu Klassenkameradinnen keinen Jungen nah an mich heranlassen. Ich bin noch nicht bereit und vor allem viel zu naiv.

Ich bin heute fest überzeugt, dass mich das vor weiteren Wunden und Narben in meiner Pubertät geschützt hat. Meine Seele ist schon voll genug davon. Inzwischen habe ich mir meine eigene Meinung und Interpretation darüber gebildet. Sex und Alkohol sind keine Sünden und nichts Verbotenes oder Falsches, auch nicht vor der Ehe.

Eines Tages fasse ich endgültig den Entschluss: Ich werde abnehmen! Es ist nicht das erste Mal, dass ich den Plan habe, eine Diät zu machen, doch habe ich es höchstens zwei Tage durchgehalten. Vermutlich geht niemand davon aus, dass es diesmal anders werden würde.

Ungefähr zur Osterzeit 2013 setze ich meinen Plan in die Tat um. Nur ein paar Kilo, denke ich. Meine Eltern haben nichts dagegen. Sie wissen, wie unzufrieden ich mit meinem Körper bin. Zuerst lasse ich Dinge wie Butter und Mayonnaise weg und treibe ein bisschen mehr Sport. Ich gehe mit meiner Schwester joggen, doch sie ist viel schneller und fitter als ich. Sie umläuft mich unablässig, prellt dabei mit ihrem Basketball und klingelt an fremden Türen, damit ich doch mal schneller rennen würde. Sie fängt jedes Mal laut an zu lachen, weil sie von sich und ihren Aktionen komplett überzeugt ist. Aber ich bin aus der Puste und kämpfe mit Seitenstichen.

Trotzdem genieße ich die Zeit mit meiner Schwester. Schon immer ist sie für mich ein ganz besonderer Mensch. In meiner Pubertät ist sie mein absolutes Vorbild. Ich bewundere sie um ihre Kreativität, um ihre

Freunde, ihre enge Beziehung zu Jesus und dass sie bei Regen, Wind und Schnee ihre Laufkleidung anzieht und losläuft. Ich beneide sie um ihre Schnelligkeit und vor allem um ihre Ausdauer.

Der Sport und meine umgestellte Ernährung zeigen schon bald die ersten Erfolge. Ich fange langsam an. 1400 Kalorien am Tag. Ich habe es wirklich geschafft, damit abzunehmen. Doch ich merke, dass ich mit viel weniger auskomme und reduziere schnell auf 1200. Am Anfang kaufe ich in dem kleinen Supermarkt neben unserem Haus noch regelmäßig weiße Schokolade oder Eis, das ich anstatt des Mittagessens verspeise und danach direkt wieder abtrainiere. Ich esse noch alle möglichen Lebensmittel, nur eben reduziert. Dabei sitze ich auf einer Bank in der freien Natur oder schaue mir in meinem Zimmer eine DVD an und genieße mein heiß geliebtes Stracciatella-Eis.

Irgendwann werden mein Gewicht weniger und die Stimmen in meinem Umfeld lauter. Es geht mir zu langsam voran und ich fange an, mehr zu reduzieren. 800 Kalorien am Tag und dabei bleibt es auch zunächst. Für mich ist es plötzlich ganz leicht, Gewicht zu verlieren. Ich esse immer noch Mamas Mittagessen, nur weniger als vorher und mehr Gemüse als alles andere. So geht das wochenlang.

Plötzlich erhalte ich viele Komplimente von meinen Klassenkameraden. „Boah, Kara, du hast ja richtig abgenommen. Du siehst richtig gut aus."

„Echt, das fällt auf? Aber so viel ist das doch gar nicht", behaupte ich dann.

„Natürlich, selbst den Jungs fällt das auf. Deine Hosen passen schon gar nicht mehr."

Und tatsächlich, mein Gesicht hat eine schönere Form, der Speck am Bauch wird langsam weniger und meine Oberschenkel sind auch dünner, sodass ich die Hosen, die sonst eng saßen, nur noch mit Gürtel tragen kann und selbst dann rutschen sie noch.

„Weitermachen", sagt eine Stimme in meinem Kopf.

Es sind nur noch 600 Kalorien auf meinem Essensplan und selbst das ist mir schon zu viel. Doch ich treibe viel Sport. Nur wenn ich Sport treibe, esse ich mehr, nur dann erlaube ich mir etwas. Es ist noch längst nicht genug, da muss noch viel mehr weg. Noch zwei Kilo, dann kannst du aufhören, dann bist du schön. Und schneller als gedacht ist das Ziel erreicht.

Wieder meldet sich diese Stimme zu Wort: „Noch drei Kilo, dann hast du es geschafft."

Also gehen wieder drei Kilo runter, genauso wie meine Kalorienzufuhr immer weniger wird.

Die Stimme hört nicht auf, mir unaufhörlich zu sagen, dass ich noch mehr Gewicht verlieren müsse. Was das für eine Stimme ist, weiß ich zu dem Zeitpunkt noch nicht. Ich lausche den Versprechungen und fühle mich angesprochen. Ich habe so großen Hunger, aber nicht nach Essen. Nein, ich hungere nach mehr: Liebe, Aufmerksamkeit, Anerkennung, Akzeptanz und einem besseren, einem einfacheren Leben. Dieser ungestillte Hunger nagt an mir. Die Komplimente der Mitschüler gefallen mir. Endlich sehe ich nicht mehr aus wie ein fettes Schweinchen, denn so habe ich mich vorher wahrgenommen. Ich fühle mich nicht mehr wie ein Niemand, der nichts kann.

Selbst ein Mädchen, das mich gemobbt hat, kommt auf mich zu und fragt, wie ich das denn geschafft habe. „Du siehst wirklich richtig gut aus, Kara. Ich versuche auch ständig abzunehmen, aber schaffe es nicht. Also wirklich, du hast meinen größten Respekt, du siehst toll aus."

Wow, die Anerkennung von den Menschen, die mich eigentlich hassen, gefällt mir. Das spornt mich an, noch weiter abzunehmen. Ich kann ihnen endlich etwas beweisen. Endlich kann ich ihnen zeigen, dass ich auch etwas kann, dass ich nicht nur die dumme, dicke Kara bin.

Ich reduziere mehr und mehr. Käse ist schon lange ein Tabu, Kohlenhydrate, Butter und Margarine, Öl und Süßigkeiten erst recht. Auf meinem Teller gibt es nur noch Light-Produkte. Cola, Sprite, Saft und auch Zucker sind längst aus meinem täglichen Essensplan verschwunden, bis am Ende nur noch Gemüse und Obst übrig bleiben.

Das Ganze ist natürlich ein Prozess und findet nicht von heute auf morgen statt. Anstatt selbst zu essen, koche oder backe ich lieber für andere. Ich blättere stundenlang die Seiten von Mamas Kochbüchern durch, um Rezepte zu suchen, die ich nachmachen kann.

Mama ist ziemlich genervt davon: „Du backst ja nur noch für andere und isst gar nicht mehr selbst von deinen Sachen."

Es wird immer extremer. Jedes Mittagessen wird zur Qual, vor allem für meine Mutter. Schließlich kann ich keine Kalorien abschätzen, wenn mir Mama mein Mittagessen auf den Teller gefüllt hat. Die restlichen Mahlzeiten wiege ich ab, denn letztlich will ich auf Nummer sicher gehen, dass mein Gewicht am nächsten Tag gesunken ist. Gemüse, Obst, Brot. Auch das Knäckebrot. Es könnte theoretisch sein, dass das

Knäckebrot doch ein paar Gramm schwerer ist und somit die Kalorienanzahl auf der Verpackung nicht mehr stimmt. Das könnte Auswirkungen auf mein Gewicht haben, denke ich, und merke nicht, wie krank ich eigentlich schon bin, dass mir selbst ein zwei Gramm schwereres Knäckebrot Probleme bereitet.

Nach jeder Mahlzeit bekomme ich ein schlechtes Gewissen: „Du hast schon wieder viel zu viel gegessen. Schäm dich, Kara, was fällt dir eigentlich ein? Wo ist deine Disziplin geblieben? Das ist ja eklig, jetzt guck dir doch mal deinen Bauch an."

Und tatsächlich, in meiner Wahrnehmung ist mein Bauch nach jedem Essen dicker und größer geworden. Ich sehe mich im Spiegel an und bin der Meinung, im fünften Monat schwanger zu sein. Im Gegensatz zu einer Schwangeren habe ich keinen schönen Babybauch, sondern eine riesige Fettschicht. Morgen wird die Waage viel mehr Gewicht anzeigen, denke ich jedes Mal, und bereue die Mahlzeit.

„Jetzt musst du das Gegessene aber dringend wieder verbrauchen."

Ich fange an, massiven Sport zu machen und mich täglich zu wiegen. Ohne diese beiden Tätigkeiten kann ich nicht mehr leben. Sie entwickeln sich zu meiner Routine wie das Zähneputzen am Morgen und Abend.

„Kara, du musst doch jetzt nicht nach dem Essen schon wieder Sport treiben. Du warst heute schon nach jeder Mahlzeit Inliner fahren", stoppt mich mein Vater an der Tür und versucht mich zu überreden daheimzubleiben.

Doch ich kann das nicht mehr. Regel Nummer eins: Nach dem Essen unbedingt Sport machen, am besten schon vorher. Es gehört einfach dazu. Wenn ich mich einen Tag lang nicht wiege, kann ich auch nichts zu mir nehmen, weil ich diese Unsicherheit nicht aushalte. Nur, wenn mein Gewicht gesunken ist, erlaube ich mir etwas mehr. „Etwas mehr“ besteht allerdings auch nur aus mehr Gemüse und Obst.

Eines Abends bin ich sehr müde. Ich habe heute insgesamt drei Stunden Sport gemacht, wovon ich zweieinhalb Stunden Inliner gefahren bin. Darf ich wohl noch etwas essen? Hm, was habe ich heute verspeist? Einen Joghurt (150 Kalorien), einen Apfel (80), mittags nichts, weil ich bis vier Uhr in der Schule war und keinen Hunger hatte, dann nach der Schule wieder ein Stück Obst (80). Ja, heute kann ich mir etwas erlauben, denke ich, und esse noch zwei Knäckebrote (60) mit Putenbrust (44) und schneide mir ein paar Tomaten und Cornichons dazu. Das reicht definitiv für heute, obwohl ich eigentlich gerne mehr essen würde. Doch das dürfe ich nicht, sagt die Stimme in meinem Kopf.

Die Waage entscheidet über meine Laune. Ist mein Gewicht gesunken, bin ich glücklich und der Tag kann nur gut werden, ist es angestiegen, bestrafe ich mich selbst und der Tag ist ruiniert. Mein Selbstwertgefühl hängt von der Waage ab, aber auch wenn sie weniger Gewicht anzeigt, ist es immer noch *zu wenig*.

Die Waage sagt mir, ob ich wertvoll bin oder nicht. Mein Kopf ist so fixiert auf diese Zahlen, dass ich alles andere ausblende.

# 4. Ana

Ich stürze in die Magersucht und es gibt kein Zurück mehr. Ich kralle mich an ihr fest, weil ich glaube, in ihr Sicherheit zu finden. Ich habe das Gefühl, eine Freundin gefunden zu haben, die mich nicht enttäuschen, verletzen oder einfach links liegen lassen würde. Eine Freundin, die mich antreibt, meine Ziele zu erreichen: dünn, schön und glücklich werden. Eine Freundin, die mir das Gefühl gibt, etwas zu können: abnehmen. Später gebe ich ihr einen Namen. Ich nenne sie Ana.

Ana wird meine beste Freundin und mein täglicher Begleiter. Ich bin nicht mehr alleine, sie ist immer da.

Ana sagt mir: „Du bist nicht schön, Kara. Ändere was, sonst wirst du nie glücklich werden."

Sie spornt mich an, meine Träume zu verwirklichen. In meinen Augen ist sie zwar kritisch, aber vor allem ehrlich. Meine Gleichung lautet: dünn gleich schön. Deshalb fahre ich nach jeder Mahlzeit Inliner, um das Gegessene wieder abzutrainieren und um schneller mein Ziel zu erreichen. Am Ende des Tages will ich auf einen Kaloriengehalt von null kommen.

Durch den massiven Sport verliere ich sehr schnell an Gewicht. Ich möchte jedes Mal mehr Kilometer in weniger Zeit schaffen und am besten immer bergauf fahren, damit es anstrengender ist und ich noch mehr verbrauche. Dabei suche ich mir zwei Strecken heraus. Es ist unmöglich für mich, eine andere zu fahren, da ich sonst nicht genau sagen kann, wie viel ich verbrannt habe. Ich will meine Schnelligkeit und meine Ausdauer weiter steigern. Es gibt Tage, da öffne ich den Kühlschrank und atme einmal tief ein. Ich brauche nichts, das ist alles eklig, damit sollen sich schön die anderen vollstopfen, ich fasse davon nichts an, rede ich mir ein. Und manchmal werde ich schwach und nehme doch etwas aus dem Kühlschrank heraus und sei es nur ein Knäckebrot mit Putenwurst. Danach würde ich mich am liebsten selbst schlagen, mir einmal ins Gesicht hauen, sodass es blau anschwillt, damit ich meine gerechte Strafe bekomme. Ich darf nicht essen! Warum kann in dem Moment nicht jemand aus meiner Familie hereinkommen und mich bestrafen, weil ich etwas gegessen habe? Dann würde ich es nie wieder wagen, einfach so an den Kühlschrank zu gehen.

Doch meine Mutter wünscht sich nichts mehr, als dass ich etwas zu mir nehmen würde. Wenn sie das sähe, würde sie Freudensprünge machen, aber vermutlich gleichzeitig sagen: „Das ist gar nichts, Kara. Das hat gar keine Kalorien." Und denkt sich: „Iss mehr, ich koche dir alles, was du willst, wenn du es dann auch wirklich aufisst."

Ich will nicht mehr, dass Mama für mich kocht. Ich möchte nicht all das essen, was sie mir auf den Teller schaufelt. Das Gemüse nehme ich, aber den Rest will ich nicht.

„Kara, du kannst nicht nur das Gemüse essen. Das wollen andere vielleicht auch noch haben."

Es ist mir egal. Wenn ich nur Gemüse essen will, dann esse ich eben nur Gemüse. Warum hat Mama nicht einfach mehr gekocht? Sie weiß doch, dass ich zurzeit nur Gesundes esse.

Somit geht alles noch schneller. Ich verliere an Gewicht, aber auch an Ausstrahlung und Selbstbewusstsein, das zu dem Zeitpunkt sowieso schon sehr gering ist. Diese Veränderungen sind nicht mehr zu übersehen. Mein gesamtes Umfeld schlägt Alarm. Meine Oma ist die Erste, die erkennt, dass ich magersüchtig bin. Sie fordert meine Eltern auf einzuschreiten, doch sie nehmen das Risiko erst später wahr.

„Kara, es reicht jetzt. Du kannst aufhören. Du passt gar nicht mehr in deine Klamotten rein“, sagt meine Mutter eines Tages.

Stimmt, die alten Hosen passen nicht mehr, sie hängen an mir herunter wie ein Sack Kartoffeln. Aber ich bin stolz auf mich, endlich kann ich wie die anderen Mädchen aus meiner Klasse die tollsten Hosen tragen. Enge Röhrenjeans und T-Shirts, ohne dass eine Speckrolle zu sehen ist und ich aussehe wie ein Elefant oder Walross. Ich genieße es in vollen Zügen, endlich wieder shoppen zu gehen, ohne dabei in Tränen auszubrechen.

Vorher ist jede Tour mit meiner Mutter in Tränen geendet, weil ich so unglücklich mit mir war.

„Das sitzt richtig gut, Kara.“

„Nein, Mama, da drinnen sehe ich einfach nur fett aus. Guck doch mal meine Taille an. Das kann ich nur mit einer Jacke drüber anziehen und selbst dann sieht es hässlich an mir aus.“

Mama schüttelte nur den Kopf. Schon wieder. Das hatte sie jetzt ungefähr zum zehnten Mal gemacht. Sie konnte meine Gedanken nicht wirklich nachvollziehen.

Obwohl ich die Veränderungen an meinem Körper wahrnehme, fühle ich mich nach kurzer Zeit schon wieder unwohl. In meinen Augen ist es immer noch nicht genug. „Mehr, mehr, mehr“, sagt die Stimme und ich gehorche. Ich kann nicht mehr aufhören.

Ich bin bereits in der Abwärtsspirale, ohne es wirklich

zu bemerken. Für mich ist das Ganze normal, während die Situation für meine Eltern von Woche zu Woche ernster, ja sogar bedrohlicher wird. Sie werden skeptisch. Es ist keine normale Diät mehr, denn dafür ist schon längst alles außer Kontrolle geraten.

Zu Beginn gehe ich gerne in die Supermärkte. Während andere an einigen Regalen einfach vorbeigehen, kann ich das nicht. Ich schreite jedes einzelne Regal ab und schaue mir alle Lebensmittel genau an. Kalorien-auswendig-Lernen ist mein neues Hobby geworden. Da ich zum wiederholten Male in demselben Geschäft bin, weiß ich inzwischen, wo welche Lebensmittel stehen und wie hoch ihr Kaloriengehalt auf 100 Gramm ist. Um ehrlich zu sein, bin ich stolz darauf. Ich kenne alle verbotenen Regale, da die Lebensmittel dort zu viele Kalorien haben. Ich weiß, ich werde nichts davon kaufen, aber wenigstens Angucken ist erlaubt. Ich brauche das ganze Zeug nicht, wozu denn auch? Mir reichen mein Obst und mein Gemüse. Sollen doch die anderen essen. Mein Motto ist: gucken, nicht kaufen. Und daran halte ich mich konsequent.

„Wir müssen jetzt eingreifen“, meint Papa zu meiner Mutter und will somit meinen Diätwahn stoppen. Wir sind in Frankreich im Urlaub, als sich meine Familie eingestehen muss, dass ich wirklich krank bin. Wir sitzen in unserer Ferienwohnung am Frühstückstisch und ich esse wieder einmal sehr wenig.

„Iss was, Kara. Wir sind den ganzen Tag unterwegs“, fordert mich Mama auf.

„Ich habe keinen Hunger“, antworte ich. Mein neuer Lieblingssatz.

„Möchtest du etwas Schokolade?“

„Nein danke, keinen Hunger.“

„Möchtest du einen Kakao zum Frühstück, Kara?“

Eigentlich gerne, doch in meinem Kopf rattert es: Milch hat auf 250 Gramm 192 Kalorien und ein Löffel Kakaopulver circa 54 Kalorien. „Nein, ich habe keinen Hunger. Danke, Mama“, sage ich in einem energischen Ton.

Ich würde gerne einen warmen Kakao trinken, doch das übersteigt meinen Kalorienbedarf. Die spare ich besser ein, schließlich will ich meinen Tag erfolgreich beginnen und das bedeutet so wenige Kalorien wie möglich zu mir zu nehmen.

Im Gegensatz zu meinen Geschwistern. Mein Bruder greift nach seinem dritten Croissant.

„Baah, wie könnt ihr so viel essen? Das ist ja eklig“, rufe ich entsetzt, als ich meine Schwester sehe, die nach ihrem zweiten Croissant, zum Schokoladencrêpe und Vanillepudding langt.

Mein Bruder und meine Schwester lachen. „Hmmm, ist das lecker. Oh, zwei Croissants sind aber wenig, dann esse ich doch noch einen Vanillepudding.“

Sie machen sich jedes Mal über mein schockiertes Gesicht lustig. Die Jahre zuvor habe ich auch immer gut zugeschlagen. Mein Morgen in jedem Frankreichurlaub begann mit Crêpes und Croissants, doch das bleibt diesen Urlaub aus.

Meine Eltern tauschen Blicke aus, die ich nicht definieren kann. „Dann schmier dir etwas für die Fahrt. Du wirst auf jeden Fall Hunger kriegen, Kara“, versucht es meine Mutter erneut.

Ich höre auf sie, nehme mir ein Crêpe mit Marmelade (130) und bin überzeugt, dass es meine Tagesration übersteigt.

Mein Vater legt mir einen Zettel vor die Nase. „So, Kara, ich habe etwas für dich erstellt und ich möchte, dass du das jetzt unterschreibst."

Ich starre erst ihn skeptisch an, dann den Zettel, den ich in den Händen halte:

*Ich, Kara Ehlert, bestätige, dass mein*
*Gewicht nicht tiefer als 52 Kilo sinkt.*

Mein Vater hat tatsächlich einen Vertrag aufgesetzt, um meine Diät zu stoppen. Er weist mich noch beim Frühstück mehrmals darauf hin, ihn zu unterschreiben, doch ich finde irgendwelche Ausreden, es aufzuschieben. Meine Eltern drohen, dass wir nicht zu unserem Ausflug aufbrechen werden, solange ich den Vertrag nicht unterschrieben habe. Die ganze Familie muss also auf mich warten, bis ich mir einen Stift nehme und die Unterschrift unter das Dokument setze.

Ich unterschreibe, obwohl mein Gewicht schon längst unter 52 Kilo ist. Wenigstens habe ich jetzt meine Ruhe, denke ich und lächle. Doch da habe ich mich getäuscht.

Nach unserem Urlaub sind plötzlich alle alarmiert: Freunde von meinen Geschwistern, meine Verwandten, Mitschüler und Mitschülerinnen, der Jugendkreis, meine Lehrer.

„Was ist denn mit Kara los? Die hat ja richtig viel abgenommen", wird meine Mutter von allen möglichen

Leuten aus unserem Dorf angesprochen. Auch ich werde in der Schule immer wieder gefragt, ob ich noch weiter abnehmen wolle, aber ich verneine.

„Kara, guck dich doch mal im Spiegel an. Du hast so stark abgenommen. Du musst jetzt wirklich aufhören. Das ist kein Spaß mehr.“

Ich sehe mich im Spiegel an und weiß, dass ich nicht mehr so fett bin wie vorher, aber ich bin noch weit davon entfernt, schön und schlank zu sein.

„Kara, es reicht langsam. Hör jetzt auf abzunehmen. Iss doch endlich mal ein Stück Kuchen mit uns“, sagt meine Freundin Liv zu mir.

In meinem Kopf rattert es. Dieses Stück Kuchen hat 140 Kalorien pro Stück und 12 Gramm Fett. O nein, das werde ich ganz bestimmt nicht essen. Dann würde die Waage morgen wieder in die Höhe explodieren.

„Ich habe keinen Hunger auf Kuchen.” Mein neuer Standartsatz.

Und tatsächlich setzt mein Hungergefühl komplett aus. Wenn ich wirklich eine Kleinigkeit esse, bin ich danach voll. In meiner Wahrnehmung ist mein Bauch kugelrund. Mein Sättigungsgefühl setzt viel früher ein, weil sich mein Magen verkleinert hat.

„Du hast auf gar nichts Hunger”, sagt meine Mutter in ihrer Verzweiflung.

Doch in Wirklichkeit habe ich großen Hunger. Hunger danach, schön zu sein. Nein, Hunger nach mehr. Allerdings sage ich ihr das nicht. Ich bemerke nicht, in welchem Teufelskreis ich bereits stecke. Für mich ist alles normal, meine Reaktionen auf das Essen, mein Essverhalten – alles normal. Ich sehe nicht, wie tief ich in die Magersucht hineinrutsche.

Ich bin ganz normal, die anderen spinnen. Die

übertreiben alle nur.

Ich gehe wie jede andere Jugendliche zur Schule. Ich bin ziemlich gut und halte einen Notendurchschnitt von 1,6. Sobald ich eine Zwei in einer Arbeit habe, fange ich an zu weinen und schreie durch das ganze Haus, wie sehr ich mich hasse und dass ich scheiße, hässlich und fett bin.

Mein Vater sagt immer: „Jawohl, rede dir das alles ein. Schrei noch lauter. Es haben noch nicht alle gehört."

Diese Sätze machen mich wütend. Ich sehne mich einfach danach, zu hören, dass es nicht so ist.

Meine Mutter versucht mich stets von dem Gegenteil zu überzeugen: „Kara, das stimmt doch gar nicht. Sag so was nicht. Du kannst das und du bist schön."

Aber ich will ihr nicht glauben. Sie sagt das nur, weil sie meine Mutter ist. Mütter müssen so etwas sagen. Ich will nicht ihre Bestätigung, ich will die der Außenwelt.

Ich bin auf der Suche, so hungrig nach Anerkennung und Bestätigung von anderen, dass ich mich selbst verliere. Ich hasse mich zu sehr. Ganz besonders, wenn ich morgens auf die Waage steige und mein Gewicht erblicke. Dann könnte ich brechen, dann will ich es sogar. Nie bin ich zufrieden mit dem, was ich sehe. Vielleicht für eine Millisekunde, aber dann setzt der Gedanke ein, der mich seit Neuestem jeden Tag, vierundzwanzig Stunden begleitet:

Du musst abnehmen, mehr. Es ist nie zu wenig, es ist immer zu viel.

Alle Gewichtsgrenzen, die ich mir setze, unterschreite ich. Mein Vorhaben, bei 51 Kilo aufzuhören, scheitert, ebenso wie bei 50, 49 und 48. Im Internet googele ich eine Diät nach der anderen, die mir aber nicht weiterhelfen, da ich selbst schon unter dem vorgeschlagenen Kaloriengehalt bin.

Also surfe ich auf Pro-Ana-Seiten. Das sind Plattformen im Internet, auf denen sich Magersüchtige anspornen, mehr abzunehmen. Einige Mädchen posten Fotos von sich oder der Zahl auf der Waage und werden dann von anderen ermutigt.

Das finde ich schrecklich. Warum werfen diese Mädchen nur ihr Leben weg? Ich bemerke nicht, dass ich genau dasselbe tue, ich höre auf, am echten Leben teilzunehmen, denn alles dreht sich um mein Gewicht, meinen Körper, Essen und Sport. Ich isoliere mich und verbringe nur noch Zeit mit mir alleine. Die Mädchen sehen aus wie Leichen, bleich und bestehen nur noch aus Haut und Knochen. Keine von ihnen hat einen Arsch oder Brüste, komisch. So will ich nicht aussehen, aber davon bin ich ja noch lange entfernt.

Was mich allerdings begeistert, sind ihre die Beine. Diese Beine will ich auch haben.

„Dann mach endlich was dafür, du kannst genauso aussehen, sogar noch schöner“, flüstert die Stimme.

Ich finde diese große Lücke zwischen den Beinen einfach schön. Der Gedanke, so auszusehen, gefällt mir plötzlich. Dass beim Gehen die Oberschenkel nicht aneinanderreiben und die Hüftknochen sowie Schulterblätter ein wenig hervorragen. Das Gesicht schmal und die Wangen nicht aufgeprotzt. So will ich aussehen. Ich stelle mich vor den Spiegel, die Beine dicht aneinander und entdecke eine kleine Lücke. Ja, ich bin auf dem richtigen Weg, aber die Lücke ist viel zu klein. Meine Oberschenkel sind zu dick. Das muss sich ändern.

Ich verliere den Bezug zur Realität. Ich nehme die Welt ganz anders wahr als die anderen. Vielmehr nehme ich sie gar nicht mehr wahr. Im Mittelpunkt ist nur noch die Diät, dieser Zwang, nichts zu essen und so viel Sport zu machen wie möglich. Alle Ziele, die ich habe, alle Träume sind in den Hintergrund gerückt. Alles, was jetzt für mich noch wichtig ist, ist Abnehmen und Bewegung.

Auf den Pro-Ana-Seiten lerne ich einige Magersüchtige kennen, die verhungern wollen, die sich nichts mehr wünschen, als zu sterben und ganz von der Bildfläche zu verschwinden. Sie wollen sich in Luft auflösen und nicht mehr leben. Aber das will ich nicht. Ich möchte nicht sterben.

Ich finde das Leben viel zu schön: Die Blumen in unserem Garten, um die sich Papa und Mama jedes Jahr so liebevoll kümmern, den Wind, der mir ständig durch die Haare weht, die Aussicht, die man hat, wenn man stundenlang auf einen Berg hochgeklettert ist und dann über das Tal hinwegsehen kann, Inliner fahren, Lagerfeuer, Kinobesuche, Spaziergänge mit Freunden oder DVD-Abende. Die Welt ist ein Wunder, das ist mir schon immer bewusst. Ich muss nur ein kleines Baby betrachten und schon gerate ich ins Staunen. Was für ein winziges Geschöpf, das Tag für Tag heranwächst und später selbstständig eigene Entscheidungen trifft. Wie es am Anfang nur irgendwelche Laute von sich gibt und dann später anfängt zu sprechen. Mich beeindruckt das. Ich finde das faszinierend. Aber am Schönsten finde ich es, Menschen lachen zu sehen. Ich bringe gerne Erwachsene oder Kinder zum Lachen.

„Lachen ist Gesundheit für die Seele“, hat irgendwann mal ein schlauer Mensch gesagt.

Ein Lachen kann die Stimmung um hundert Prozent verbessern und ist manchmal das schönste Geschenk und die schönste Bestätigung. Doch das kann ich inzwischen immer weniger. Es kostet mich zu viel Kraft zu lachen, selbst lächeln ist schon anstrengend. Das Einzige, was mich noch zum Lächeln bringt, ist mein Gewicht, wenn es im Vergleich zum Vortag gesunken ist. Mein Gesicht ist inzwischen eingefallen und es gibt für mich keine Gründe mehr zu lachen. In meinem Kopf geht es nur noch um den Streit mit meinen Eltern, die Waage und wie ich weiter Gewicht verlieren kann. Wie werde ich endlich wertvoll?

All die Liebe, mit der mir meine Eltern und Freunde begegnen, ist mir nicht genug.

Ich weiß nicht, wie ich auf die Idee komme, aber ich denke, dass Menschen mich nur wegen meiner Figur lieben würden. Dass schlanke Personen eher ausgewählt werden und man mit ihnen viel schneller befreundet sein möchte.

Im Sportunterricht müssen fast jedes Mal zwei Personen ihr Team für die Mannschaftssportart wählen. Ich hasse das. Jedes Mal, wenn ich unter einen der letzten Schüler bin, die aufgerufen werden, fühle ich mich nicht wertvoll, gehasst und ungeliebt.

Ich interpretiere das Verhalten als Ablehnung meiner Persönlichkeit und meines Charakters. Die Mitschüler denken bestimmt, dass ich mit meinem ganzen Fett nicht schnell genug wäre. Vor meiner Pubertät habe ich mir darüber keine Gedanken gemacht, doch das hat sich verändert. Alles hat sich verändert. Ich bin zu verunsichert, zu verzweifelt auf der Suche nach Liebe, dass ich das Wichtigste vergesse: Mich selbst zu lieben.

Vor den anderen habe ich zwar ein großes Mundwerk, aber innerlich bin ich verletzlich und extrem sensibel. Die Fragen, die mich terrorisieren, sind: Was mache ich falsch? Wie kriege ich es hin, dass Personen mich wieder mögen?

Und meine Lösung ist: abnehmen.

*Eintrag von Joanna:*

*Dass Kara magersüchtig wurde, erkannte ich zum ersten Mal an einem gemeinsamen Wochenende, an dem wir mit unserer Gemeinde weggefahren sind. Ihre Art zu essen und manche Komponenten bewusst wegzulassen, kam mir bekannt vor. Doch ich sagte zuerst nichts. Im Laufe des Wochenendes gab sie mir aber während eines langen Gespräches auf ehrliche Weise ihre Probleme bekannt. Dadurch verschärfte sich mein Blick auf die Situation und ich erkannte, wie tief Kara in diesem Moment schon in der Krankheit steckte: Veranstaltungen, die ihr normalerweise Spaß gemacht hätten, wurden ausgelassen, stattdessen die Inliner geschnappt und eine Stunde in der unbekannten Gegend herumgefahren. Die Reaktionen von ihren Eltern hätten unterschiedlicher nicht sein können. Thomas schwieg das Thema tot, während Petra versuchte, auf einfühlsame Weise Kara zum Essen zu überreden, doch all diese Versuche blieben an diesem Wochenende erfolglos. Die Zeit verging und die Reaktion auf das Thema und Karas Reaktionen veränderten sich. Verständnislose Sätze wie „Iss doch einfach was“ kamen von vielen Seiten sowie Unverständnis darüber, wie man in so etwas hineinrutschen kann. Besonders schwierig waren später die Kommentare seitens ihrer Familie. Ich erinnere mich noch, dass sie einen Brief von ihrer Schwester Laura bekam, in dem sie schrieb, dass sie nicht verstehen kann, wie aus dem Mädchen, das nachts so gerne Pizza heimlich backt, ein Mädchen werden konnte, das Pizza nicht einmal anfassen wollte. Das verletzte Kara sehr.*

Heute, nachdem ich drei Jahre lang verzweifelt gegen meine Magersucht gekämpft hatte und jetzt gesund und normalgewichtig bin, sehe ich vieles anders. Auch, wenn das gesamte Umfeld ständig betont, dass man nicht dick sei, sehen sich Magersüchtige im Spiegel an und finden immer Stellen, mit denen sie unzufrieden sind oder vor denen sie sich ekeln. Sie haben ein verzerrtes Körperbild. Auch ich musste wieder lernen, mich so zu sehen, wie ich bin, und meinen Körper wieder wahrzunehmen.

Wenn ich etwas aß, dann konnte ich nicht duschen gehen. Eine Wölbung am Bauch löste Panik in mir aus. Ein Gesunder würde denken: Ja, der Bauch ist von dem Abendessen etwas aufgebläht, aber morgen früh ist alles verdaut. Also kein Stress, keine Panik.

Doch für eine Magersüchtige ist das ein Albtraum, ja ein Weltuntergang. Man bereut es noch mehr, etwas gegessen zu haben. Ich sagte immer wieder laut zu mir selbst: „Ich hasse dich, Kara. Du enttäuschst Ana, guck dir mal an, was du heute wieder angerichtet hast. Ich hasse mich, ich hasse mich, hasse mich und hasse mich."

Meine Krankheit veränderte mein ganzes Leben und auch das meiner Familie. Ein krankes Kind zu haben, bedeutet Verzicht, Stress, Angst, Verzweiflung und viele, viele Tränen. Es ist anders als bei einer Grippe. Es gibt keine Medizin, die man fünf Tage dreimal täglich einnimmt, und dann ist man gesund und das Leben kann normal weitergehen. Magersucht ist eine Krankheit, die sich entwickelt und über Jahre bleibt, ja manchmal für immer. Manchmal führt sie direkt in den Tod. Jungs sind ebenso wie Mädchen von der Magersucht betroffen.

Es ist eine psychische Erkrankung, bei der rund zehn Prozent der Erkrankten sterben. Wirklich, ich wollte niemals sterben, aber ich war gar nicht so weit davon entfernt. Es gibt viele Magersüchtige, die mit ihrem Gewicht noch viel tiefer als ich rutschen, die erst in die Klinik gehen, wenn es fast schon zu spät ist.

Ich kann heute von Glück sprechen, dass meine Eltern eingegriffen haben, denn sonst, und das ist die Realität, vor der ich meine Augen nicht mehr verschließe, wäre ich an der Magersucht gestorben. Ich hätte nicht aufhören können abzunehmen, ich hätte immer weitergemacht und mich damit in den sicheren Tod geführt. Mein Gewicht war tief, aber viele Mädchen sind noch deutlich untergewichtiger. Sie sind mit ihrem Gewicht deutlich näher am Tod dran.

Das ist das Gefährliche an der Magersucht.

Magersucht ist heimtückisch.

Bevor das Umfeld die Krankheit erkennt, ist sie schon lange da. Magersucht beginnt im Kopf. Und in meinem Kopf war für nichts anderes mehr Platz außer für essgestörte Gedanken.

Kein Mensch wird magersüchtig, nur weil er dünn sein will. Magersucht ist ein Ventil für Dinge, mit denen man im echten Leben nicht umgehen kann. Ein Ventil, um Schmerz, Leid, Enttäuschungen und Verlust zu verarbeiten. Nur dass es kein gesunder Weg ist, sondern ein Weg ins Verderben. Keiner sucht sich Magersucht freiwillig aus, sie schleicht sich ein und plötzlich ist sie da.

Magersucht ist ein Kampf: Ein Kampf gegen sich selbst, ein Kampf gegen die zwei Stimmen, die ständig Anweisungen und Befehle erteilen. Die gesunde Stimme und Ana, die Stimme der Magersucht. Man hört beide Stimmen und muss sich für eine entscheiden. Fast immer entscheidet man sich für Ana. Sie bestimmt über dein Verhalten und über deine Gedanken, sie lenkt und steuert deine Schritte, indem sie dir beständig ins Ohr brüllt. Man glaubt der Stimme, die einem sagt: „Ich will nur das Beste für dich. Ich bin deine Freundin, wenn alles andere kaputtgeht und zerbricht, ich bleibe bei dir. Ich lasse dich nie alleine, ich bin dir treu. Ich, Ana, die Anorexie."

Es ist ein Kampf innerhalb der Familie um das Essen, um die Form, die Farbe, die Größe, den Teller, die Kalorien, den Fettgehalt und vor allem der Kampf um das Essen oder Nichtessen. Ein Kampf, der den Beteiligten die Nerven raubt und Kraft kostet, weil über alles diskutiert wird. Ein Kampf gegen die Zeit. Zu lange warten kann den Tod bedeuten, denn wenn man zögert, das Kind zum Arzt, zur Therapie oder in die Klinik zu schleppen, dann kann es fast zu spät sein. Die Organe machen schlapp, es ist schwer, Treppen zu gehen, ohne dass einem schwindelig oder schwarz vor Augen wird. Im schlimmsten Fall öffnet man seine Augen nie wieder. Das Letzte war, Gott sei Dank, bei mir nicht der Fall.

*Eintrag von Papa:*

*Wenn Kara beim Essen auf jede Mortadella noch*

*Remoulade strich, ja die Wurst sogar so auswählte, dass sie remouladentauglich war, habe ich manchmal gesagt, wenn du so weitermachst, wirst du enden wie meine Uroma Wohlgemuth, die quasi auf zwei Stühlen gesessen hat. Das war immer ein Spaß und ich hoffe, dass es auch so aufgefasst wurde. Eines Tages im Frühling 2013 aber kam Anke in unser Haus. Ernährungsberatung. Ich weiß noch, wie die beiden auf der Treppe saßen und Kara danach irgendeinen Ernährungsplan hatte. Fronleichnam 2013, wo wir mit der ganzen Familie im Urlaub waren, und Laura ihren Koffer zu Hause vergessen hatte, da wurde das Ganze zum ersten Mal Familienthema. Kara isst zu wenig. Kara ist spindeldürr. Damals kamen auch erstmals die Extremaussagen wie: „Ich esse nie wieder." Damals gab es dieses unterschriebene Versprechen: Ich wiege nicht weniger als 52 Kilo.*

*Irgendwann kamen die Gespräche mit dem Psychologen. Während der erste Eindruck ganz gut war, merkten wir schnell, dass es nichts brachte. Die Sache war zu langwierig, zu unspezifisch, der Psycho war auch irgendwie von Magersucht als Diagnose nicht überzeugt. Leider haben wir hier echt kostbare Zeit verschenkt. Aber man ist ja in so einer Situation immer zwischen Hoffen und Bangen. Hoffen, dass es besser wird, und Bangen, dass sich die Krankheit festsetzt. Eines Tages habe ich mir dann ein psychologisches Standartwerk reingezogen. Ich wollte die wissenschaftliche Basis haben. Da war auch sehr schnell klar, dass die Krankheit lebensbedrohlich war und tödlich enden kann, dass die Heilungschancen je länger, je schlechter aussehen.*

## 5. Gefangen im Teufelskreis

Frühstück: ein Apfel (80), ein Toast (70) mit hauchdünner Marmelade.

Abendessen: Salat ohne Soße, zwei Knäckebrote (60) mit Putenwurst (24) und fünf Cornichons.

Aus meiner harmlosen Diät entsteht ein Teufelskreis.

„Kara, bitte iss doch jetzt mal etwas Anständiges. Du hast so viel abgenommen, es reicht jetzt wirklich“, versucht meine Mutter mich zum Essen zu überreden, „es gibt heute Pommes.“

„Mag ich nicht, Mama“, antworte ich.

„Natürlich, früher hast du das doch immer gerne gegessen.“

„Tja, Zeiten ändern sich. Guck dir doch mal an, wie fettig die sind.“

Mama seufzt. „Die Pommes sind aus dem Ofen, Kara, die sind noch nicht mal frittiert.“

Ich gebe ihr keine Antwort, sondern frage stattdessen, wo das Gemüse sei.

„Ja, hier ist Gurkensalat. Das ist Gemüse.“

„Ja, das reicht nicht. Neben dem Salat muss es immer noch Gemüse zum Essen geben. Da reicht Salat alleine nicht aus. Außerdem was ist denn diese Flüssigkeit hier? Baaah, viel zu viel Öl. Der Salat schwimmt ja da drinnen. Und generell, Mama, das meiste auf dem Teller muss Gemüse sein.“

„Was soll ich nur machen“, fragt sich Mama und erhält keine Antwort auf ihre eigene Frage.

All ihre Versuche, mich zum Essen zu überreden, scheitern. Ich esse mit, wenn es Salat und Gemüse gibt, ansonsten lasse ich die Mahlzeiten ausfallen.

Auch in der Schule sagen zwei Mädchen zu mir: „Kara, du hast jetzt echt genug abgenommen. Iss doch jetzt einfach wieder normal."

„Boah, Kara. Deine Beine sind ja richtig dünn geworden. Die sehen jetzt wie Spaghetti aus, so dürr. Das fällt in Sportsachen noch viel, viel mehr auf als in deiner normalen Jeans."

Und die Kommentare häufen sich: „Kara, hör auf, jetzt schon wieder nach dem Essen draußen Sport zu machen. Du hast sowieso nichts gegessen", meckert meine Schwester Laura.

Ein anderes Mal ruft Papa von unten: „Kara, Abendessen."

„Nein danke, Papa, ich habe keinen Hunger."

„Komm doch bitte runter zum Essen."

„Nein, ich will nicht."

„Das war keine Frage, sondern eine Aufforderung. Komm jetzt runter!"

„Okay, dann komme ich eben."

„Und es wird jetzt auch etwas gegessen. Nicht nur danebengesessen", sagt er.

Ich gehe in die Küche, hole mir eine Scheibe Putenbrust (16), ein hauchdünnes Vollkornbrot (70) mit fünf Tomaten und ein paar Cornichons. Das ist mein Abendessen. Für mich vollkommen ausreichend.

Meine Eltern werfen sich verzweifelte Blicke zu. „So geht das nicht weiter", höre ich meinen Vater später zu meiner Mutter sagen.

„Ich weiß nicht mehr, was ich tun soll, Thomas. Sie isst einfach nichts mehr, nur noch Obst und Salat. Ihr Abendbrot heute war wieder fast nichts und auch heute Mittag hat sie nur zwei Löffel von dem Reis gegessen und den Rest aussortiert. Und danach ist sie auch noch fünfundvierzig Minuten Inliner gefahren. Ich weiß nicht mehr, was ich tun soll. Sie hat heute nicht mehr als 200 Kalorien gegessen.“ Sie weint.

Solche Gespräche belausche ich immer öfter. Ich weiß nicht, wie ich mich verhalten soll, also ignoriere ich ihre Worte und mache meine Diät genauso weiter wie vorher. Das Eis oder die Schokolade, die ich anfangs anstatt eines Mittagessens gegessen habe, sind schon längst von meinem Ernährungsplan verschwunden. Ich ekel mich davor, dass ich überhaupt jemals so etwas verspeist habe. Doch irgendwie muss ich Mama davon überzeugen, dass ich viel zu mir nehme. Nur wie?

Ich habe eine Idee. Ich fange wieder an, Eis und Schokolade zu kaufen, damit die Kassiererinnen im Nachbarladen meiner Mama beim nächsten Einkauf erzählen würden, ich hätte Eis und Schokolade gekauft.

Wir leben in einem kleinen Dorf, hier wird getratscht und die Wahrscheinlichkeit ist hoch, dass irgendwer mich beim Einkaufen sehen und Mama davon erzählen würde. So kann ich sie täuschen. Sie würde sich weniger um mein Essen kümmern, wenn sie hörte, ich hätte mir Süßigkeiten gegönnt.

Pustekuchen. Ich bin so sehr in die Krankheit verwickelt, dass ich das alles zwar kaufe, aber direkt verschenke. Manchmal fahre ich mit Inlinern zehn Kilometer in die Stadt, um dort die Schokolade den Obdachlosen zu geben.

„Die brauchen das mehr als ich“, rechtfertige ich den Betrug. Hin und wieder nehme ich die Verpackungen wieder mit, um sie bei mir zu Hause in den Mülleimer zu werfen, um Mama schön – auf gut Deutsch gesagt – zu verarschen. Soll sie ruhig denken, ich hätte eine ganze Packung alleine aufgegessen. Sie würde es meinem Vater erzählen und beide wären beruhigt.

Ich merke nicht, wie tief ich bereits in der Krankheit stecke. Ich bin dabei, alle zu hintergehen, mich selbst am meisten. Aber ich weiß schon gar nicht mehr, wer ich eigentlich bin und wer ich sein will. Mein Leben hat nur noch ein Ziel: Abnehmen.

Mein Umfeld weiß inzwischen, dass ich magersüchtig bin. So schnell wie ich Gewicht verliere und so wie sich meine Einstellung gegenüber Essen verändert hat, haben sie keine Zweifel.

Es ist Juli 2013, als mich meine Eltern nach vielen Wochen der Verzweiflung schließlich zum Arzt schleppen. Es ist drei Monate her, seit ich meine Diät begonnen habe. Drei Monate, in denen ich ein bisschen Gewicht verloren habe. Warum muss ich denn deshalb zum Arzt? Ich verstehe es nicht. Bei der Ärztin muss ich als Erstes zum Wiegen.

Meine Mutter fragt immer wieder: „Und wie viel wiegst du, Kara? Kara, sag doch mal. Wie viel wiegst du? Was hat die Waage angezeigt?“

Doch ich bin zu stolz, um es ihr zu sagen. Ich sitze auf der Krankenliege und sehe mir die Kinderbilder an der Wand an. Ich bin eingeschnappt. Wie lächerlich ist es, dass ich hier bin? Ich könnte meine Zeit viel besser verwenden, indem ich mich mit einer Freundin treffe oder Inliner fahre. Warum können sich meine Eltern nicht einfach entspannen? Ich habe doch nur ein bisschen abgenommen. Doch es scheint ihnen ziemlich ernst zu sein. Sie wollen nicht länger warten und zusehen, wie ich „mein eigenes Leben kaputtmache“.

Mein Leben kaputtmachen? Was meinen sie damit? Ich mache mein Leben ganz bestimmt nicht kaputt! Es fängt doch jetzt erst an.

Als wir an der Reihe sind, erzählt meine Mutter der Ärztin von meiner Diät: „Kara hat in den letzten drei Monaten sehr viel abgenommen."

Meine Ärztin ist direkt alarmiert: „Das ist ganz und gar nicht gesund, Kara", sagt sie. „Du darfst nicht weiter abnehmen, sonst muss ich dich ins Krankenhaus überweisen."

„Wie viel wiegt Kara denn?", fragt meine Mutter neugierig. Als sie mein Gewicht von der Ärztin erfährt, stehen ihr die Verzweiflung und der Schock ins Gesicht geschrieben. Sie schlägt sich die Hand vor den Mund. „Du hast doch noch vor Kurzem 62 bis 63 Kilo gewogen."

Ich starre auf den Boden. 14 Kilo in drei Monaten. Ich sehe in ihren Augen, dass die Situation für sie kein Spaß mehr ist. Sie lacht nicht, ihre Lippen formen kein Lächeln, nein, sie sieht erschöpft, besorgt und müde aus.

„Ich möchte das Ganze im Auge behalten, Kara. Du wirst ab jetzt jede Woche einmal zum Wiegen kommen, damit wir dein Gewicht überprüfen können."

Ich versuche mich zu wehren. „Das ist absolut schwachsinnig und unnötig. Ich habe Besseres zu tun, als einmal die Woche hierherzukommen." Ich werde richtig wütend.

Meine Ärztin betont immer wieder, ich dürfe nicht weiter abnehmen.

Auch meine Mutter nickt. „Es ist ernst, Kara. Es reicht jetzt. Du hast schon so viel abgenommen. Das ist gerade wirklich ein Schock für mich. Das ist noch weniger, als du mit deinem Papa abgemacht hattest. Es reicht jetzt wirklich."

Und die Stimme in meinem Kopf antwortet mir: „Du lässt dir doch von so einer Ärztin nicht sagen, was du zu tun oder zu lassen hast. Weiter, los vorwärts. Du bist noch längst nicht am Ziel. Du bist noch weit davon entfernt, schön, liebenswürdig und perfekt zu sein."

Meine Eltern erhoffen sich nun einen Ausweg durch psychologische Betreuung von einem Fachmann, den uns meine Hausärztin empfohlen hat.

Von den wöchentlichen Gesprächen sind meine Eltern allerdings sehr enttäuscht, da der Psychologe meine Situation nicht besonders ernst nimmt, dennoch vereinbart er einen weiteren Termin für mich bei seiner Kollegin. Er sei nur für die ersten Gespräche zuständig. Beim Verlassen der Praxis begegnen wir im Flur einer Frau. Sie ist sehr dünn, viel zu dünn.

„Guck mal, Kara, die ist auch magersüchtig", flüstert mein Papa mir zu, als die Frau an uns vorbeigeht. „Die wird hier auch wegen ihrer Magersucht behandelt. Und da siehst du mal, wie schrecklich die Magersucht enden kann."

„Guten Tag." Die Frau, über die Papa gerade noch geredet hat, kommt aus dem Zimmer des Psychologen auf uns zu. „Ich bin Karas Therapeutin. Wenn du das nächste Mal kommst, hast du das Gespräch bei mir."

Wir wissen nicht, was wir sagen sollen. Die Frau ist keine Patientin, sie ist Psychologin, meine Psychologin! Damit hat keiner von uns gerechnet.

*Eintrag von Liv:*

*Ich weiß gar nicht so genau, wie ich Kara kennengelernt habe. Auf jeden Fall gingen wir zu Beginn in unterschiedliche Klassen, aber waren auf dem gleichen Korridor. Ich habe sie als lautes, fröhliches und verrücktes Mädchen erlebt, mit einer ganz besonderen Lache (die ich gerade zu gerne hören würde). In der Neunten sind wir zusammen in eine Klasse gekommen, aber auch vorher haben wir schon sehr viel zusammen gelacht. Man muss wissen, dass Kara eine sehr offene und direkte Person ist, auf eine lustige Art und Weise. Wie sagt man so schön: Mit Kara kann man Pferde stehlen, und das meine ich wörtlich. Manchmal muss man sie schon echt bremsen, was aber kaum möglich ist. Sie hat verrückte Ideen und versucht die Welt zu einem besseren Ort zu machen. Was ihr mit dem, was ihr möglich ist, aber auch gelingt. In ähnlichen Situationen wird sie echt hartnäckig und hat einen Dickkopf. Enden tut das meistens in einer lebhaften Diskussion, in der Kara wirklich aufgeht! Und ich meine mit all ihren Emotionen. Verständnis für die gegnerische Seite gibt es meistens nicht. Für mich war Kara in der Zeit einfach besonders. Klar, war sie aufgedreht und verrückt, wir haben echt peinliche Momente durch sie erlebt, aber dadurch wurde es einfach witziger. Kara war die Erste, mit der ich typische Mädchengespräche führen konnte, die Art von Gesprächen, die dazu führen, eine Frau zu werden. Wie viele Mädchen in unserer Klasse hatten wir etwas an unserem Körper auszusetzen. Wir wären lieber so wie XY und würden lieber so wie YX aussehen. Ich erinnere mich genau an den Tag, als Kara zur Schule kam und anders aussah als vorher. Sie war etwas schlanker. Aber sie sah schön aus, nicht zu dünn. Meiner Ansicht nach hatte sie es aber gar nicht nötig gehabt, abzunehmen! Ich wusste nichts von ihrer Diät und weiß bis heute nicht, wie sie es damals angestellt hat, abzunehmen. Ich meinte zu ihr, dass sie schön aussehe. Ich war schon ziemlich neidisch, weil sie es geschafft hat, abzunehmen, weil ich selbst auch immer Kilos an meinem Bauch verlieren wollte. Ihre Reaktion auf meinen Kommentar war für sie aber nicht sehr zufriedenstellend. Ich hatte den Eindruck, Kara wäre gar nicht so glücklich über ihr Ergebnis und wollte die netten und begeisterten Kommentare, die ihr unsere Klassenkameraden entgegenwarfen, gar nicht annehmen.*

*An den Übergang von meiner Freundin Kara zu der mir fremden Kara kann ich mich kaum noch erinnern. Das Erste, was ich realisiert habe, war, dass Kara vorne im Klassenraum stand und keinen Po mehr in ihrer Hose hatte. Da begann ich, sie mir genau anzugucken. Sie hatte wirklich gar keinen Po, nicht einmal ein bisschen und außerdem keine Hüfte mehr. Vorher hatte Kara eine klasse Hüfte, aber die war einfach komplett weg. Genauso wie ihre Brüste. Vorher hatte sie einen schönen großen Busen für ihre Größe, doch davon war nichts mehr übrig. Jetzt hatte sie ein A-Körbchen. Das zu sehen, war nicht mehr schön und auch irgendwie erschreckend. Aber ich dachte mir, sie hat ihre Eltern zu Hause, die bemerken das ja auch. Ich kannte ihre Mama und wusste, sie würde das schon mitbekommen und sich bestimmt schon längst kümmern. Also habe ich sie nicht darauf angesprochen und wollte es dabei belassen. Doch letztendlich nach Wochen und dann nach Monaten veränderte sich die mir fremde Kara nicht wieder in meine alte Freundin Kara. Die neue Kara war komplett anders als die Kara, die ich kennengelernt hatte. Es wurde kompliziert. Kara versuchte krampfhaft, die alte zu bleiben, aber wir als Klasse konnten nicht einfach normal weiter mit ihr umgehen. Ich habe es wirklich versucht, weil sie es so gerne wollte, doch irgendwann ging das nicht mehr. Ich fragte sie, ob sie etwas zu essen oder zu trinken von mir haben wollte, aber sie verweigerte jedes Mal. Es fiel mir unheimlich schwer zu sehen, dass sie beim Sportunterricht mitgemacht hat, ohne etwas zu trinken. So ging das eine Zeit, bis die Situation immer ernster wurde und keiner mehr akzeptieren konnte. Kara war ein Strich. Sie hatte die dürrsten Arme, die ich je gesehen habe. Die Beine waren Stöcker ohne Form und Übergang. Der Kopf auf ihrem Hals sah einfach so komisch aus, als könnte er jeden Moment abfallen. Ihr damaliges Aussehen, ihr komplettes „Ich" war weg. Wir fingen an zu streiten. Ich sagte ihr, dass keiner der Mädchen ihr dabei zusehen wolle, was sie sich da antue, und dass ich auch darunter leide, weil ich mit der Situation überfordert sei. Kara und ich distanzierten uns voneinander.*

Ein Mädchen beißt genussvoll in sein Schokoladencroissant: „O wie lecker. Das hat zwar viele Kalorien, aber das ist mir auch egal. Gönn ich mir heute einfach mal. Ich bin ja nicht magersüchtig so wie andere Personen in diesem Raum", sagt sie und schaut mich dabei an.

Ich weiß nicht, was ich erwidern soll, also halte ich einfach den Mund und tue so, als hätte ich den Kommentar und ihren Blick nicht bemerkt. Ich sehe den anderen nur noch beim Essen zu, ich esse vor ihnen gar nichts mehr. Wie ein Lauffeuer spricht es sich herum.

„Hey, hast du schon Kara gesehen, die hat richtig abgenommen. An der ist gar nichts mehr dran."

Ich stehe auf dem Schulhof, als ich von Mädchen, die zwei Stufen über mir sind, angeguckt werde. Sie starren an mir herunter und reden über mich. Diesmal bilde ich mir das Ganze nicht ein. Das ist mir mehr als nur unangenehm. Es ist Sommer und ich trage eine kurze Hose und ein T-Shirt, das locker an mir herunterhängt. Es ist inzwischen viel zu groß. Auch meine kurze Hose passt schon längst nicht mehr. Trotz Gürtel muss ich aufpassen, dass sie nicht runterrutscht. Ich ziehe die Hose immer wieder hoch oder halte sie fest. Plötzlich bemerke ich, dass eine weitere Gruppe meine Beine beäugt. Ich kenne die Mädchen vom Sehen, aber wirklich geredet haben wir nie. Warum starren die mich denn alle so an?

Zwei Wochen nach meinem ersten Arztbesuch wird mir in der Schule schwarz vor Augen. Ich kann kaum noch gehen, ohne umzukippen und halte mich ständig an der Wand oder einem Stuhl fest. Mein Kreislauf versagt. Ich lasse meinen Blutdruck von den Schulsanitätern messen.

Eine meiner Klassenkameradinnen gehört zu diesem Team: „Das kann doch nicht sein", sagt sie. „Vielleicht ist das Messgerät kaputt. Ich nehme noch mal ein anderes."

„Wieso?", frage ich, „was stimmt denn nicht?"

„Dieses Messgerät zeigt einen Blutdruck von 41." Sie nimmt ein weiteres zur Hand, aber das Ergebnis ist schließlich dasselbe. „Kara, der ist viel zu niedrig. Du musst mir jetzt ehrlich antworten. Hast du heute Morgen schon etwas gegessen?"

Ich nicke.

„Wirklich, Kara? Das muss ich jetzt wissen."

Ich nicke erneut und es ist ausnahmsweise die Wahrheit. Ein Toast (70) und hauchdünne Putenwurst (12). Ich sehe in ihre besorgten Augen und stelle fest, dass sie mit den Messergebnissen gar nicht zufrieden ist. Ich rufe meinen Vater an, erzähle ihm, dass es mir nicht so gut gehe und mein Puls sehr niedrig sei.

Er fährt direkt los und holt mich aus der Schule ab. „Was ist los?", fragt er, als ich mit Gehhilfe über den Schulhof zum Auto gebracht werde.

Ich kann nicht alleine gehen, so schwindelig und schlecht ist mir. „Mir geht es nicht gut. Bitte lass uns nur nach Hause fahren. Ich will mich einfach ins Bett legen", antworte ich. Im Auto spreche ich kaum ein Wort. Ich schaue aus dem Fenster und denke wie so häufig über alle möglichen Dinge nach.

„Wir überprüfen deinen Puls gleich noch mal", sagt Papa und schaut mich dabei an. Ich nicke nur. Zu Hause sucht er schließlich das elektronische Messgerät. Der Schock steht ihm ins Gesicht geschrieben, als er das Ergebnis sieht. Es ist genau dasselbe wie in der Schule. „Kara, das ist viel zu niedrig." Sofort ruft er meine Mutter an, die noch auf der Arbeit ist. So langsam empfinde auch ich die Situation als ungemütlich. „Ich habe gerade Kara aus der Schule abgeholt. Ihr geht es nicht gut und ihr Puls wurde bei den Sanitätern gemessen, da war er knapp über 40. Ich konnte es nicht glauben, aber es stimmt. Ihr Puls ist viel zu niedrig", erklärt er meiner Mutter.

Ich liege auf dem Sofa und versuche das Gespräch meiner Eltern zu belauschen. Aber es ist schwierig, mich überhaupt zu konzentrieren. „Zieh deine Schuhe, deine Jacke und was du sonst noch brauchst, an. Wir fahren jetzt direkt zum Arzt", fordert er mich auf. In seinem Gesicht ist kein Lächeln mehr zu sehen, nur Sorge.

Ich laufe in das Zimmer meiner Schwester, die gerade Mittagsschlaf macht, und wecke sie auf. „Laura, tut mir leid, dass ich dich aufwecke, aber ich muss jetzt mit Papa zum Arzt fahren. Mein Puls ist zu schlecht." Sie fängt an zu weinen. Irgendwie wissen wir beide nicht, warum wir weinen, aber wir begreifen, dass sich die Situation immer mehr verschärft, sie spitzt sich zu.

So stehe ich zwanzig Minuten später beim Arzt auf der Waage. Mir ist inzwischen nicht mehr so schwindelig, aber ich bin sichtlich nervös. Papa wartet draußen, als ich in das kleine Zimmer gehe, in dem die Waage steht.

„Du kannst dich schon ausziehen, Kara", fordert mich die Arzthelferin auf. Dann stehe ich nur in Unterwäsche bekleidet dort und warte darauf, dass die Schwester zurückkommt. Ich verschränke die Arme vor der Brust, so unwohl fühle ich mich dabei, nackt vor ihr zu stehen. Außerdem friere ich am ganzen Körper und an den Armen sehe ich überall abstehendes Flauschfell, das ich seit Neuestem habe. Eine Folge der Magersucht, behauptet die Ärztin.

„Jetzt ist alles eingestellt. Du kannst heraufgehen", sagt sie, als sie rechts neben mir mit meiner Akte in der Hand steht. Es ist eine sehr altmodische Waage ohne digitale Anzeige, sodass ich nicht erkennen kann, wie viel sie genau anzeigt.

„800 Gramm weniger als letzte Woche", beantwortet sie mir meine Nachfrage.

Gut, das gefällt mir, denke ich, als ich mir wieder meine Kleidung anziehe und der Kälte einigermaßen entkomme. Papa und ich werden derweil aufgefordert, im Krankenzimmer Platz zu nehmen. Hier warten wir, bis die Ärztin das Zimmer betritt. Ihr Blick ist ernst: „So Kara, das war es jetzt endgültig. Du hast wieder 800 Gramm weniger, ich schreibe jetzt eine Einweisung fürs Krankenhaus." Das sind ihre ersten Worte, ohne mich vorher zu begrüßen.

Ich bin für einen kurzen Moment sprachlos, bevor ich anfange zu weinen. Schließlich versuche ich, doch etwas zu sagen, aber meine Stimme geht unter, da mein Vater mit der Ärztin die weitere Vorgehensweise bespricht und ich nicht zu Wort komme.

„Karas Puls war in der Schule sehr niedrig. Sie hat mich angerufen und ich habe sie direkt abgeholt und zu Hause zweimal erneut nachgemessen", erklärt Papa.

„Ja, das ist typisch und ganz normal, wenn man nichts isst. Aber das geht so nicht mehr weiter. Kara, ich habe dich gewarnt. Jetzt müssen wir die Notbremse ziehen", sagt die Ärztin in ihrem strengen Ton. Freundlichkeit nehme ich in ihrer Stimme gar nicht wahr.

Sie will mich ernsthaft ins Krankenhaus einweisen!

Ab da sind meine Erinnerungen verschwommen. Ich weiß nur noch, wie ich mit meinem Vater auf einem Parkplatz im Auto sitze und ihn versuche zu überreden, mich nicht ins Krankenhaus zu bringen. „Nein, Papa. Bitte nicht, ich will das nicht. Ich will nach Hause, bitte lass uns einfach nach Hause fahren."

„Wie soll das denn gehen, Kara? Du nimmst immer

weiter ab, du isst einfach nichts mehr.“

„Dann esse ich ab jetzt eben wieder mehr, bitte, ich will nach Hause.“

Wir diskutieren sehr lange, bis meine Mutter direkt nach der Arbeit zu uns fährt. Das Erste, was sie macht, als sie aus dem Auto steigt, ist, dass sie zur Beifahrertür kommt und mich in den Arm nimmt. Sie weint. Meine Überzeugungskunst hilft mir, Mama und Papa in einem langen Gespräch zu überzeugen, mich mit nach Hause zu nehmen. Glück gehabt!

Ich bin sehr erleichtert, als wir auf unsere Hofeinfahrt einbiegen. Das ist mein Zuhause. Hier gehöre ich hin und nicht in ein Krankenhaus. Ich verstehe gar nicht, warum plötzlich alle so alarmiert sind. Ich bin zwar dünn, aber sehe jetzt noch nicht unbedingt magersüchtig aus. Ich habe erst leichtes Untergewicht. Doch in meinem Kopf hat sich die Magersucht schon zu sehr eingenistet. Sie ist wie ein Tumor, der sich immer weiter ausbreitet und mehr und mehr Teile meines Lebens und meines Gehirns erobert. Als Papa die Haustür aufschließt, renne ich in das Zimmer meiner Schwester und umarme sie. „Die wollten mich ins Krankenhaus einweisen!“, erkläre ich Laura verzweifelt.

„Ich weiß“, antwortet sie. „Mama ist früher von der Arbeit nach Hause gekommen und hat mir das gesagt, bevor sie zu euch gefahren ist.“ Auch Laura hat Tränen in den Augen. In der Zeit, in der ich beim Arzt war und mit meinen Eltern auf dem Parkplatz redete, habe sie ihre besten Freunde informiert, um ihnen zu sagen, dass sie für mich beten sollen.

Zu der Zeit kann ich noch gut mit Laura reden. Sie hat Verständnis und hört sich ewig meine Gedanken oder Streitgespräche mit Papa an. Wir sitzen oft auf ihrem Bett und reden, bevor wir zusammen Mittagsschlaf machen. Doch auch das wird sich später ändern.

Am selben Tag, nach dem Arztbesuch und dem Gespräch mit Mama und Papa, essen wir gemeinsam in unserem Garten. Es ist Sommer und die Sonne scheint. Ich möchte meinen Eltern zeigen, dass es die richtige Entscheidung war, mich nicht ins Krankenhaus zu bringen. Deshalb nehme ich mir vor, alles zu essen, was es gibt. Ich habe mit meinen Eltern die Vereinbarung getroffen, dass normal gegessen wird. Nur was ist schon normal für eine Magersüchtige?

Im Gegensatz zu vielen anderen Betroffenen setzt mein Hungergefühl vollständig aus. Ich habe gar nicht das Bedürfnis zu essen, ich sehne mich nicht danach. Für mich ist „normal essen“ Obst und Gemüse geworden. Alles andere stufe ich als ungesund ein. Auch die Fähigkeit, Portionen einschätzen zu können, bleibt aus.

Mama lädt mir das Mittagessen auf.

„Das ist viel zu viel.“

„Nein, Kara, das ist eine ganz normale Portion.“

Normale Portion, für euch vielleicht, aber nicht für mich. Ich reiße mich zusammen, nicht loszuweinen, und esse meinen Teller auf. Das ist meine erste richtige Mahlzeit seit Langem. Zum Nachtisch gibt es Eis. Die Stimme in meinem Kopf meldet sich zu Wort: „Eis? Sag mal, spinnst du? Weißt du, wie viele Kalorien das hat?“

Ja, das weiß ich. 100 Gramm Vanilleeis haben 101 Kalorien. Das kann ich doch später abtrainieren. Die Stimme antwortet nicht mehr und so esse ich seit Monaten das erste Mal wieder Eis. Ich nehme sogar einen Nachschlag. Alles, nur um zu zeigen: Ich bin nicht krank! Ich schaffe das zu Hause! Doch dass ich direkt nach dem Mittagessen fünfundvierzig Minuten Inliner fahre, signalisiert etwas anderes.

Von da an muss ich regelmäßige Spaziergänge mit meinem Vater machen und über die Krankheit und meine Gedanken reden. Doch die Gespräche ändern nichts daran, dass ich mich manchmal nur in Unterwäsche vor den Spiegel setze und mich mehrere Minuten lang anstarre, bis ich plötzlich weinend aufspringe, weil ich den Anblick nicht ertragen kann. Mich selbst halb nackt zu sehen, schreckt mich ab. Es spornt mich an, noch mehr abzunehmen.

Ich weiß, mein Vater will immer das Beste für mich. Er will mir in seiner Verzweiflung helfen und seine fröhliche, lachende Tochter zurück. Er will mich frei und glücklich sehen. Stattdessen sieht er in die leeren Augen seiner Tochter, die an nichts anderes mehr denkt als an Sport und Kalorien. Durch seinen Beruf kennt er sich ein wenig damit aus, aber sein Versuch, Therapeut zu spielen, geht eindeutig in die Hose. Es nützt nichts, es geht so weiter wie vorher, nur dass es extremer wird. Alles verändert sich.

Essen wird zur größten Herausforderung.

# 6. Reaktionen von außerhalb

„Möchtest du mit mir und deiner Schwester heute Wasserski fahren, Kara?“, fragt mich Felix und ich bin begeistert von der Idee. Die beiden haben das schon öfter gemacht, aber für mich ist es das erste Mal.

Meine Schwester ist da skeptischer als Felix. Sie sieht an meinem Körper herunter und behauptet: „Ich weiß nicht, ob das geht. Dafür braucht man doch ganz viel Kraft und ich glaube, die hat Kara nicht. Ihr Körper ist schwach, sie ist zu dünn.”

„Quatsch, natürlich habe ich Kraft”, erwidere ich.

„Dann sprich du mit meiner Mutter, Felix“, sagt Laura und Felix stolziert in die Küche, um meine Mutter zu suchen.

Letztendlich gibt Mama ihre Erlaubnis und Lauras Hoffnung, ich würde nicht mitkommen, wird zunichtegemacht. Sie hat zu große Angst, dass mir wieder etwas passiert, dass ich ohnmächtig werde und mein Körper schlappmacht. Denn genau das ist wenige Wochen vorher passiert:

Im Jugendtreff „Dornbusch“ sind Laura und ich jeden Montagabend, um Gemeinschaft mit anderen Christen zu haben, zu singen und eine Andacht zu hören. Ich fühle mich dort sehr wohl und geborgen. Ich habe das Gefühl, so sein zu können, wie ich bin, und mich nicht verstellen zu müssen. Außerdem treffe ich dort Sarah und wir genießen die gemeinsamen Stunden sehr. Dort ist es auch schon aufgefallen, dass ich deutlich an Gewicht verloren habe.

„Kara, willst du was essen?“

Die Speisekarte des „Dornbusch“ variiert stark. Pizza

gibt es zwar jede Woche, doch manchmal wird gegrillt, Eis gegessen oder werden Waffeln gebacken. Seit ich krank geworden bin, werde ich immer öfter gefragt, ob ich nicht auch was essen wolle. Ich lehne jedes Mal dankend ab. Die sollen sich um ihren eigenen Kram kümmern!

An einem Montagabend wurde ich ohnmächtig. Sofort wurde meine Schwester gerufen, die gerade in der Küche war. Ich war zu dem Zeitpunkt nicht ansprechbar. Nur aus Erzählungen weiß ich, dass meine Schwester, als sie mich sah, panisch wurde und rief: „O Gott, o Gott, Scheiße, Mist.“ Wild sprang sie herum und weinte.

„Passiert so etwas öfter?“, fragte irgendwer.

„Nein, aber das war doch absehbar. Guck dir doch an, wie viel sie in letzter Zeit abgenommen hat. Kara ist magersüchtig“, antwortete jemand.

Meine Mutter trat so kräftig auf das Gaspedal, dass sie in wenigen Minuten vor Ort war. Ein paar Leute trugen mich ins Auto, wo Mama mich schnell anschnallte, bevor wir losfuhren.

„Bis später, Laura“, sagte sie. „Vielen Dank an euch alle.“

Laura kam nur wenig später nach Hause und weinte. Genauso wie Mama war sie sichtbar verzweifelt. Eigentlich wollte sie nach dem Treff noch zu einem Spieleabend mit ihren Freunden, aber darauf war ihr die Lust vergangen. Sie wurde von Mama in den Arm genommen und kam dann zu mir ins Zimmer und weinte weiter. Sie strich mir die Haare aus dem Gesicht.

„Was machst du immer für Sachen, Kara?“

Mama kam herein und hatte mir einen Wrap gemacht. „Du musst jetzt unbedingt etwas essen. Dein Körper braucht das“, behauptete sie.

Ich wollte den Wrap nur mit Salat gefüllt haben, aber meine Mutter hatte ihn vorher schon mit Frischkäse beschmiert.

„Mama, ich habe gesagt, ich möchte den Wrap nur mit Salat. Nicht mit dem Frischkäse oder was das da auch immer ist."

„Aber Kara, das brauchst du jetzt. Du musst jetzt etwas zu essen zu dir nehmen. Nicht nur Obst und Gemüse, etwas Nahrhaftes mit Vitaminen und anderen Nährstoffen. Du bist gerade umgekippt. Das ist außerdem nicht viel. Du hast heute wieder nichts gegessen."

Als Mama und Laura das Zimmer verließen, entsorgte ich den Frischkäse vom Wrap und schmierte ihn zunächst an meinem Teller ab, dann aß ich ein bisschen und entschied schließlich, nur den Salat zu essen. Den Wrap warf ich, eingewickelt in ein Taschentuch, in den Mülleimer. Den warmen Kakao, den Mama mir noch gemacht hatte, trank ich aus.

An diesem Abend war zum ersten Mal öffentlich und laut das Wort Magersucht gefallen. Im Nachhinein war mir das sehr unangenehm. „Jetzt weiß jeder, dass die Ärztin Magersucht diagnostiziert hat", erwidere ich wütend.

„Kara, das wussten die anderen auch schon vorher. Die sind ja nicht dumm und vor allem nicht blind", antwortete Mama.

Schlussendlich machen Felix, Laura und ich uns auf den Weg, um Wasserski zu fahren. Lauras Befürchtungen, ich würde erneut schlappmachen, treten nicht ein. Im Gegenteil: Das Wasserskifahren macht viel Spaß.

Allerdings bemerke ich, als ich meinen Neoprenanzug wieder ausziehe, jede Menge riesige blaue Flecken an meinem Körper. Auf der Rückfahrt spüre ich auf dem harten Sitz jeden meiner Wirbel – zitternd vor Kälte schlafe ich erschöpft ein.

Eine Woche später lädt Lukas mich zum Eisessen ein. Ich überlege den ganzen Nachmittag, ob ich zu- oder absagen soll. Ich bin so verunsichert und hin- und hergerissen. Einerseits gehört Eis zu den verbotenen Lebensmitteln, andererseits würde ich mich schon freuen, mit Lukas zu quatschen. Also sage ich zu.

Als wir in der Eisdiele sitzen, scheint er zu bemerken, dass sein Plan nicht aufgegangen ist. Ich bestelle einen Früchtebecher ohne Sahne, den ich vorher genau auf Kalorien überprüft habe, und esse sehr langsam. Lukas erzählte mir später, dass er damit gerechnet habe, dass ich zu Hause schon gefrühstückt und zu Mittag gegessen hätte, doch da irrte er sich. Ich habe vor unserem Treffen mehr als achtundvierzig Stunden nichts zu mir genommen, damit ich das Eis ohne schlechtes Gewissen verspeisen könnte. Doch ein schlechtes Gewissen habe ich trotzdem. Lukas ist schon längst mit seinem Becher fertig, als ich immer noch mit meinem zu kämpfen habe. Ich esse alles auf, doch danach ist mein Bauch voll und ich fühle mich plötzlich fünf Kilo schwerer. Er will mich danach noch zum Döneressen einladen, doch ich lehne ab.

*Eintrag von Lukas:*

*Ich weiß gar nicht mehr, wann ich Kara das erste Mal sah. Sie kam irgendwann und war da. Ich weiß nur noch, dass sie mir relativ schnell auffiel. Sie benahm sich nicht wie die anderen Mädchen in ihrem Alter. Ich erinnere mich noch an eine Szene, in der sie mit ca. vierzehn Jahren mir und einem Freund Fragen stellte, die uns einiges abverlangten und uns einiges an Diskussionsstoff lieferten. Ab da sah man Kara regelmäßig, denn man konnte sie nicht übersehen. Wo Kara war, da war Leben! Um es in Postkartenkitsch auszudrücken: Sie erfüllte den Raum mit Licht. Es war direkt eine Veränderung der Atmosphäre zu spüren, wenn sie den Raum betrat. Mir fiel diese Veränderung vor der körperlichen auf, denn mit der Krankheit erlosch ihr Licht langsam. Ihre Welt, die bis dahin offen für alles war, begann sich nur noch um sie selbst zu drehen. Zu der Zeit pflegte ich mehr Kontakt zu Karas großer Schwester und erfuhr dadurch mehr über Karas Krankheit als von Kara selbst. Ich erfuhr von einer Familie, die stark unter Karas Krankheit litt, über Krankenhausaufenthalte bis hin zu der Beziehung zwischen zwei Schwestern, die parallel zu Karas Körpergewicht abnahm und über eine Kara, die nicht mehr viel Inhalt in ihr Leben steckte. Im Nachhinein brach der Kontakt nie weg, doch ich ließ sie bis auf wenige Ausnahmen mit der Krankheit und mit sich selbst alleine. Ich konnte sie absolut nicht verstehen, was ich auch, nachdem ich mich länger mit der Thematik Magersucht beschäftigt habe, immer noch nicht kann. Zu der Zeit sprach ich mehr über Kara als mit Kara, was eigentlich nie der richtige Weg sein kann. – Entschuldige Kara.*

*Ich habe die Treffen, die wir hatten, allerdings bis heute in positiver Erinnerung, was vielleicht aber auch zeigt, was Kara in dieser Phase ihres Lebens für eine geschickte Lügnern wurde. Dies wurde mir immer bewusster, was mich – zu meiner Verteidigung – auch zu einer weiteren Entfernung zu Kara veranlasste. Doch auch das kann ich nicht rechtfertigen, dass ich einer Person, die mir nahestand, in einer Zeit, in der es um Leben und Tod ging, alleine ließ. Einmal sind wir an einem verlassenen Berg herumgeturnt und wir hatten wirklich gute Gespräche. Ich wusste mir nicht anders zu helfen, als dass ich Kara auf dem Rückweg zu McDonald's eingeladen habe. Das zeigte wohl meine Ahnungslosigkeit über die Krankheit am besten. Sie hat natürlich abgelehnt. Mir bleibt außerdem eine Kara im Kopf, die nicht still sitzen konnte, weil sie selbst im Sitzen Kohlenhydrate verbrennen wollte, und eine Kara, die ihre ganz eigene Magie gegen ein verschobenes (Schönheits)-Ideal ausgetauscht hatte. Zum Glück hat Kara zu ihrer Magie zurückgefunden.*

Der Tag, an dem meine große Schwester für zehn Monate nach Thailand fliegt, ist gekommen. Der Abschied fällt mir sehr schwer. Bereits auf der Autofahrt läuft mir ein Meer aus Tränen die Wangen herunter. Am Flughafen fängt dann auch Laura an zu weinen. Niemals werde ich ihre letzten Worte vergessen. Sie umarmt meine Mutter, dann meinen Vater und als Letztes mich:

„Kara, mach keinen Scheiß, okay?"

„Nein, mach ich nicht", erwidere ich winselnd.

„Doch, Kara, ich meine das wirklich ernst. Ich möchte, wenn ich nächstes Jahr wiederkomme, dass du hier stehst und die Erste bist, die ich dann wieder in die Arme nehmen kann. Ich möchte keinen Anruf in Thailand bekommen, dass meine Schwester gestorben ist und ich zu ihrer Beerdigung nach Deutschland fliegen muss. Ich möchte dich nicht an deinem Grab besuchen müssen, Kara. Ich möchte nicht, dass du stirbst! Aber du bist nicht mehr weit davon entfernt."

Ich bin so schockiert. Ich weiß nicht, was ich darauf antworten soll. Sie fährt für zehn Monate in ein völlig anderes Land, weiß, ihre Schwester ist schwer krank, und zweifelt daran, mich jemals wiederzusehen.

Ihre Angst, dass ich sterbe, ist groß.

An einem Wochenende danach fahre ich zu den Eltern meines Vaters. Oma und Opa bieten mir Unterschlupf, weil ich es zu Hause nicht mehr aushalte. Die Diskussionen um das Essen und Mamas Tränen machen mich fertig. Ich brauche eine kleine Auszeit, also fahre ich zu meiner Tante und meinen Großeltern. Doch meine Oma ist genauso überfordert wie meine Mutter. Sie bekommt Durchfall, weil sie so Angst hat und nicht mit ansehen kann, dass ihre kleine Enkelin (die inzwischen nicht mehr so klein ist) plötzlich keine Kekse, Chips oder gar Pizza mehr isst.

Meine Oma überschüttet mich mit Liebe und gerade deshalb tut es mir so weh, sie leiden zu sehen. Ihre Augen sind gefüllt mit Angst und Sorge. An einem Nachmittag fahre ich mit Inlinern in die Stadt und möchte mir ein Eis kaufen. Die ganze Zeit über lachte mich diese

Eisdiele bereits an. Schon bei der Entscheidung, welche Sorte ich nehme, bin ich überfordert. Das muss definitiv meine einzige Mahlzeit an diesem Tag bleiben!

Ich stehe mit dem Eis auf dem Parkplatz, als plötzlich meine Oma und meine Tante zum Einkaufen vorfahren. Schnell verstecke ich mich, da ich mich für meine Schwäche schäme, mir ein Eis gekauft zu haben. Daheim spricht mich Oma nicht darauf an, obwohl sie das Eis gesehen hat. Sie hat sich so sehr gefreut. Doch die Freude weilt nur kurz, denn jetzt erlaube ich mir nichts mehr zu essen.

Am Sonntag hält keiner mehr die Situation aus. Ich soll morgens etwas frühstücken, doch ich kann es nicht. Meine Tante stellt mir ein Ultimatum: Entweder ich frühstücke etwas oder sie bringt mich auf der Stelle nach Hause. Ich kann nichts essen und ich will mich auf keinen Fall dazu zwingen lassen.

„Ich habe keinen Hunger“, ist meine typische Ausrede. „Ich esse später etwas.“

„Nein, du hast gestern zum Abendbrot nur Paprika gegessen“, erwidert sie. Also verabschiede ich mich von Oma und Opa, die beide in Tränen ausbrechen.

Das Schlimmste ist die zweistündige Autofahrt, die mir und meiner Tante bevorsteht. Sie weint die ganze Zeit und keiner von uns sagt auch nur ein einziges Wort. Meine Mutter ist überrascht, mich früher als erwartet wieder zu Hause zu haben.

Sie erzählt mir später, dass meine Großeltern in der Kirche im Erntedankgottesdienst saßen und beide nicht mit dem Weinen aufhören konnten. Und meine geliebten Großeltern weinen zu sehen, bricht mir das Herz.

In den zwei Tagen verliere ich 800 Gramm und bin

sehr stolz auf mich.

Als meine Tante Jutta einmal zu Besuch ist und wir gemeinsam zu Mittag essen, bekomme ich kaum einen Bissen herunter. „Ich kann ja nichts dafür, wenn du ungesund kochst", mache ich meiner Mutter Vorwürfe, „koch nächstes Mal etwas Leckeres und dann esse ich auch mehr."

Meine Tante ist verzweifelt und daraus resultiert Wut. Mama ist schon wieder am Weinen, weil sie sich so hilflos fühlt. Meine Tante stellt sich natürlich auf die Seite von meiner Mutter. Ihr eigener Sohn war früher mal spielsüchtig und deshalb kann sie Mamas Gefühle durchaus nachvollziehen. Allerdings, das sagt sie mir auch, würde ich eines Tages im Gegensatz zu ihrem Sohn an meiner Krankheit sterben. Ich weine und will ihr nicht zuhören.

„Deine Mama hat nicht die Kraft, dir das zu sagen. Siehst du denn nicht, wie viel Mühe sie sich mit dem Essen gemacht hat und wie verzweifelt sie ist, weil du nichts isst? Dir ist alles egal, Kara, alles. Wie es deiner Mama und deinem Papa geht und was du mit dir und deinem Körper machst. Dass du sterben kannst, das ist dir alles egal, Kara."

Es ist schrecklich, mir von meiner Tante anhören zu müssen, wie sehr ich meine Eltern verletze. Aber ich habe die Kontrolle verloren. Essen ist Gift für mich geworden.

*Eintrag von Tante Jutta:*

*Ich war zu Besuch. Kara hat abends nicht mit uns gegessen. Auch am Morgen danach wollten wir mit ihr frühstücken. Sie war in ihrem Zimmer und ich ging nach oben, um sie zu holen.*

*„Ich komme gleich", sagte sie. „Ich muss nur noch etwas suchen." Also bin ich wieder heruntergegangen, doch sie kam einfach nicht nach. Nach einer Weile bin ich wieder nach oben gegangen. Kara hatte ihre Zimmertür abgeschlossen und wollte nicht mit mir reden. Ich war wütend auf sie, weil sie nicht mit mir reden wollte. Ich hatte einfach Angst um Kara. Ich habe vorher noch nie so tote Augen gesehen. Es war kein Leben mehr in ihnen. Ich kannte Kara als lebenslustiges Mädchen. Das alles war weg. Ich war so hilflos und wütend und hatte so viel Angst um sie. Deshalb bin ich auch so laut geworden. Ich konnte sie nicht mehr verstehen. Kara war und ist ein tolles Mädchen, doch das wollte sie mir nicht glauben.*

Schon seit ich klein bin bekommen meine Geschwister und ich jedes Mal eine Kleinigkeit geschenkt, wenn jemand aus unserer Familie Geburtstag hat oder zu Besuch kommt. Als Kind brachten meine Tanten aus dem Ruhrgebiet immer verschiedene Haribosorten in einem großen Glas mit. Das habe ich geliebt. Von meiner Oma, die leider 2008 verstorben ist, bekamen wir jedes Mal Katzenzungen geschenkt und eine Zeit lang Handtücher.

Meine andere Oma, die Mutter meines Vaters, ist da abwechslungsreicher.

Es gibt NicNac's, Kaugummirollen, Ritter-Sport-Schokolade und Weihnachten einen Süßigkeitenteller, der für jeden ganz individuell gestaltet ist.

Seit meiner Krankheit hat sich das von Grund auf geändert. Meine Verwandten verstehen, dass sie mir keine Süßigkeiten schenken brauchen, da ich sie nur weitergeben würde. Süßigkeiten stehen ganz oben auf meiner Tabuliste. Fast immer verschenke ich sie an meine Geschwister oder lege sie in unseren Süßigkeitenschrank. Mein Bruder findet das zu Beginn richtig klasse, so hat er die doppelte Portion an Süßigkeiten, die bei ihm sowieso nie lange hält. Er verzichtet auf das Frühstück und isst stattdessen auf dem Sofa beim Fernsehgucken oder Zocken seine und auch meine Süßigkeiten auf.

Ich werde ab dem Zeitpunkt mit Geld, Shampoo, Duschgel, Wimperntusche oder Badezeug beschenkt. Ich bade sehr gerne, bis mir auch hier meine Magersucht die Freude daran nimmt. Einerseits kann ich beim Baden meinen durchgefrorenen Körper etwas aufwärmen, andererseits sehe ich all meine Körperstellen nackig, die ich nicht mag. Das wird für mich unerträglich. Ich hasse meinen Körper: Meine Beine, meinen Bauch, meine Taille, nichts an meinem Körper stellt mich zufrieden. Ich hege einen großen Hass auf mich selbst. Also vermeide ich es, baden zu gehen, denn ich kann meinen eigenen Anblick nicht ertragen. Manchmal greife ich an den Bauch und die Oberschenkel und nehme den Speck, den ich durch meine verzerrte Wahrnehmung überall sehe, in die Hand, schüttle ihn, hebe ihn rauf und runter. „Eklig bist du, Kara, einfach widerlich. Das ist ja schon echt pervers, wie du aussiehst.“ Ich hasse es, an mir herunterzuschauen.

Außerdem tut es wirklich weh, in der Badewanne zu sitzen. Ich spüre meine Knochen. Einerseits macht mich

das unheimlich stolz, denn es zeigt, dass ich auf dem richtigen Weg bin, andererseits weiß ich gar nicht, wie ich mich hinsetzen soll. Ich ziehe mir blaue Flecken am Popo und an diversen anderen Körperstellen zu.
Vor allem in der Schule beim Sportunterricht kann ich nie ohne Schmerzen auf dem Boden sitzen und selbst mit einer zehn Zentimeter dicken Matte habe ich Schmerzen, wenn ich Turnübungen machen muss.
Beim Unterricht können meine Klassenkameraden gar nicht hinsehen, weil sie das „dünne, magersüchtige und zerbrechliche Mädchen" nicht an einem Turngerät ertragen. Und wenn ich vor Schmerz mein Gesicht verziehe, ahnen die meisten, warum. Mama findet inzwischen überall Haarbüschel von mir, da mir durch meine strikte Diät und Mangelernährung die Haare ausfallen. Das Wohnzimmer ist voll damit. Ich habe immer dickes Haar gehabt, doch seit der Krankheit muss ich mir nur einmal darüber streichen und schon habe ich ein ganzes Büschel in der Hand.

„Kara, hier liegen überall deine Haare herum", ruft meine Mutter schockiert, schnappt sich Besen und Kehrblech und fegt sie auf. Schon zum dritten Mal an diesem Tag. Auf dem Sofa, auf der Treppe, in der Küche, im Bad. Überall hinterlässt die Anorexie ihre Spur. Meine Haut bekommt Flauschfell und mir ist ständig kalt. Sobald auch nur ein einziges Fenster offen ist, durchzieht mich eine Gänsehaut und ich fange an zu zittern. Mein Körper stellt jede Funktion ein, die er einstellen kann. Deshalb setzt meine Periode aus – mein Körper hat keine Energie mehr für diesen Prozess. Die wenigen Energiestoffe, die ich noch zu mir nehme, versucht er für die Selbsterhaltung meines Lebens zu nutzen. Mein Körper ist nicht mehr in der Lage, ausreichend Geschlechtshormone zu bilden und deshalb bleibt meine Periode aus. Er hat keine Reserven mehr und schaltet auf Energiesparmodus um.

Mein Körper zieht die Notbremse, doch mir ist das egal. Dann habe ich zurzeit eben keine Periode, die kommt schon irgendwann wieder.

Für meine Mutter ist das ein Schock. „Kara, du wirst niemals Kinder kriegen können, wenn du deine Periode nicht hast. Dein Körper sendet lauter Warnsignale aus. Siehst du das etwa nicht oder ist es dir einfach egal?"

Zu diesem Zeitpunkt ist mir das vollkommen egal. Für mich zählt nur noch, mehr Gewicht zu verlieren. Noch mehr Kalorien einzusparen. Ich will die besten Leistungen erbringen und habe furchtbare Angst davor, dass andere über mich lästern könnten.

Nein, falsch, ich gehe direkt davon aus, dass jeder, mit dem ich spreche, hinterher schlecht über mich redet. Ich muss perfekt sein und darf mir keine Fehler erlauben. So wächst und wächst in mir ein gewaltiger Druck. Perfekt sein – noch disziplinierter, noch fleißiger, noch kontrollierter – doch diese Kontrolle stürzt mich ins Unglück. „Perfekt gibt's nicht", wird mir immer gesagt. Doch ich möchte das Gegenteil beweisen. Nur, wenn ich gute Leistungen vollbringe, bin ich gut und wertvoll.

Es gibt einige wenige Momente, in denen ich kurz den Gedanken habe, dass Mama und Papa vielleicht recht haben könnten: Ich muss wirklich aufhören. Morgen höre ich auf und esse einfach ganz normal, zwar gesund, aber wieder mehr. Ich werde mein Gewicht halten.

Doch zu schnell ist dieser Gedanke verschwunden. Die Magersucht ist zu stark, zu dominant. Sie zerstört meinen Körper und sorgt dafür, dass ich mich komplett isoliere.

# 7. Die Zeit im Krankenhaus

Schon bald erkundigen sich meine Eltern nach Kliniken in der Nähe und stoßen auf eine Kinder- und Jugendpsychiatrie, die ihnen von meiner Hausärztin empfohlen wurde. „So kann es nicht mehr weitergehen", sagen sie. „Du stürzt dich direkt in den Tod, wenn du nicht endlich damit aufhörst. Du nimmst die Warnsignale deines Körpers gar nicht mehr wahr."

Wir warten im Flur auf den Chefarzt und es gehen mehrere Patientinnen an mir vorbei. Die eine ist magersüchtig, das kann ich schon von hundert Metern Entfernung erkennen. Die andere ist am Weinen und die dritte sieht in meinen Augen ganz normal aus. Ich verschränke meine Hände vor der Brust und bin zickig. Ich will nicht reden. Ich könnte meinen Nachmittag deutlich sinnvoller verbringen, als hier herumzusitzen. Bei dem Gespräch mit dem Chefarzt vertrete ich die Meinung, meine Eltern würden übertreiben. Der Chefarzt, mit dem wir dann ein ausführliches Gespräch haben, fordert meine Eltern auf, mich ins Krankenhaus zu bringen, bis ein Platz in seiner Klinik frei werden würde.

Das machen sie nicht. Das würden sie nicht bringen. Das wäre zu viel des Guten, denke ich. Doch da habe ich mich getäuscht. Meine Eltern nehmen seinen Rat ernst.

Es ist Oktober 2013, kurz vor meinem sechzehnten Geburtstag, als mich meine Eltern schließlich ins Krankenhaus bringen. „Wir schaffen es zu Hause nicht mehr", sagen sie, aber ich sehe das Ganze aus einem völlig anderen Blickwinkel. Mir geht es gut, warum soll ich bitte ins Krankenhaus? Nur weil ich ein bisschen abgenommen habe? Ich halte mein Gewicht jetzt einfach, wenn sie mich dann endlich mit diesem Thema in Ruhe lassen. Ich glaube meine Worte, was nur wieder zeigt, wie naiv ich bin.

Meine Eltern kennen mein Gewicht inzwischen nicht mehr. Ich gehe nicht mehr jede Woche zum Wiegen, aber kontrolliere es immer noch jeden Tag selbst. Mama und Papa fragen mich zwar wiederholt, doch ich verweigere ihnen die Antwort. Das hat meine Eltern nicht zu interessieren. Das geht nur mich und Ana etwas an.

Im Krankenhaus soll ich „aufgepeppt" werden, bis in der KJP – Kinder- und Jugendpsychiatrie – ein Platz frei werden würde. Ich weigere mich und bin, wie so häufig in der Zeit, am Weinen und zeige meine zickige Seite. „Wir fahren heute ins Krankenhaus, Kara. Da gibt es keine Diskussion."

Beim Kofferpacken bin ich völlig verzweifelt. Ich weine. Andere in meinem Alter spielen Handball, gehen ins Kino, treffen sich mit Freunden und ich verbringe viele Stunden alleine auf Inlinern oder sitze weinend in meinem Zimmer. Ich ziehe mich komplett zurück, isoliere mich vollkommen von der Außenwelt. Meine Klasse ist zu der Zeit auf Klassenfahrt in München. Ich kann leider nicht mit, da meine Lehrerin und meine Mutter das beide nicht verantworten wollen. Das Risiko sei zu groß. Ich hätte nichts gegessen und meinen Mitschülern nur Angst gemacht, wären sie mit mir unterwegs gewesen. Keiner hätte die Fahrt genießen können. Jeder befürchtet, ich würde zusammenklappen und ohnmächtig werden. So ein Quatsch! Ich kann das alles nicht nachvollziehen.

Wir gehen im Krankenhaus zur Kinderstation. Schließlich bin ich noch unter achtzehn.

„Wie kann ich Ihnen helfen?", fragt die Schwester.

Mein Vater erwidert: „Ich habe eine Einweisung von der Hausärztin. Es geht um meine Tochter."

„Okay, was fehlt Ihrer Tochter denn?"

„Meine Tochter ist magersüchtig."

Ich spüre einen kurzen Moment der Stille.

„Dann nehmen Sie bitte im Wartezimmer Platz. Die Ärztin wird Sie aufrufen."

Jetzt hören meine Eltern zum ersten Mal seit Langem mein Gewicht.

42,2 Kilo! Sie sind verzweifelt und ich will immer noch mehr abnehmen. Mir ist es nicht genug. Als Mama und Papa schließlich das Krankenhaus verlassen, fühle ich mich einfach nur allein. Ich muss wirklich hierbleiben, ich bin so einsam wie noch nie zuvor in meinem Leben. Ich darf nicht mit nach Hause. Die Situation ist zu ernst.

Ich sitze in meinem Bett im Krankenhaus und weine. Weinen ist mein neues Hobby geworden.

Besonders die ersten zwei Tage sind meiner Meinung nach absolut unnötig. Es ist Wochenende und somit kommt morgens kurz ein Arzt zur Visite vorbei, untersucht, ob ich Fieber habe, misst meinen Blutdruck, fragt, wie es mir gehe und widmet sich der nächsten Patientin. Ansonsten geschieht nichts. Bis Montag habe ich noch Ausgang und laufe die meiste Zeit draußen oder im Krankenhaus herum. Die Schwestern fangen an, mich zu suchen und rufen mehrmals bei meinen Eltern zu Hause an, weil sie mich nicht finden würden. Des Öfteren habe ich den Gedanken, abzuhauen, doch dafür fehlt mir der Mut. Meine Eltern würden direkt die

Polizei anrufen und mich suchen lassen.

„Wo warst du die ganze Zeit, Kara? Wir haben dich überall gesucht“, sagt die Schwester, als ich nach drei Stunden zurück auf der Station bin.

„Ich war in der Kirche im Gottesdienst.“

„Du musst uns Bescheid sagen, wenn du die Station verlässt. Du kannst nicht einfach so abhauen.“

„Ich habe Bescheid gesagt.“

„Hast du nicht, keiner von uns wurde informiert.“

„Doch, habe ich. Die Schwester ist glaube ich nur schon weg, weil Schichtwechsel war. Aber wenn sie nicht Bescheid sagt, kann ich nichts dafür.“

Ich habe die Schwester wirklich in Kenntnis gesetzt, dass ich die Station verlasse, um etwas spazieren und danach in die Kirche zu gehen, doch beweisen kann ich es nicht. Alle stellen mich als Lügnerin dar.

Ich gehe auf mein Zimmer zurück und schaue auf mein Handy. Fünf verpasste Anrufe, alle von meinen Eltern. Die Schwestern erteilen mir Weggehverbot und meine Eltern sind stinkwütend, als sie im Krankenhaus ankommen.

Wie so häufig fangen wir an zu streiten. „Papa, merkst du denn gar nicht, dass das hier alles sinnlos ist? Die vergessen ja sogar, mir das Essen zu bringen, also was mache ich überhaupt hier?“

Daraufhin ist Papa kurz still. „Wie, die bringen dir hier kein Essen? Was hattest du denn gestern zum Abendbrot?”

„Ja, gar nichts”, erwidere ich und bin eigentlich glücklich, dass sie mich vergessen haben. Doch ich will, dass mein Vater mir glaubt. Papa ist stinksauer, dass mir das Krankenhauspersonal kein Abendessen gebracht hat.

Mama sagt daraufhin nur: „Du hättest ja fragen

können, Kara."

Papa guckt meine Mutter schräg von der Seite an. „Also, Petra, das kannst du ja schließlich nicht von einer Magersüchtigen erwarten, dass sie selbst nach Essen fragt." Und langsam fängt er an, mir doch zu glauben, dass ich mit dem Ausgang nicht gelogen habe.

Montagmorgen haben meine Eltern und ich einen Termin bei der Krankenhaus-Psychologin, die mit mir die nächsten Wochen besprechen will. „Weißt du, warum du hier bist, Kara?"

„Was ist das denn für eine dumme Frage? Natürlich, aber ich finde es dumm, hier zu sein. Das bringt nichts", antworte ich.

„Was bringt denn deiner Meinung nach etwas?", fragt sie.

„Keine Ahnung, Hiersein auf jeden Fall gar nichts."

Die Psychologin erklärt mir, dass ich im Krankenhaus zunehmen müsse. Schon bei diesem Satz verschlucke ich mich. Das kann sie sich abschminken. Sie ist nur neidisch, weil sie überall Speckfalten hat. Sie soll sich um ihre eigenen Probleme kümmern.

„Kara, ich werde dir jetzt den Vertrag vorlesen, den du nachher auch unterschreiben musst. Kara, unterbrich mich nicht, sondern hör mir zu."

Ich will nicht länger zuhören, denn alles, was sie vorliest, ist gegen meine Prinzipien.

„Kara verpflichtet sich, sich mehrmals die Woche in Unterwäsche wiegen zu lassen, wobei der Zeitpunkt vom Personal festgelegt wird. Sie verpflichtet sich, das Sportverbot einzuhalten und an den psychologischen Gesprächen teilzunehmen.
Eine weitere Gewichtsabnahme auf 41 Kilo führt zu

absoluter Bettruhe. Sie wird am Tag fünf Mahlzeiten essen und somit regelmäßig das Körpergewicht steigern und falls notwendig, eine Infusionstherapie und eine zusätzliche Magensonde tolerieren. Das Zielgewicht beträgt 53 Kilo."

Ich bin stinkwütend. Ich halte mir die Ohren zu und benehme mich wie ein kleines Kind, aber das ist mir egal. Ich schreie und beleidige die Psychologin aufs Höchste. „Wie könnt ihr mich hierlassen? Bei dieser schrecklichen Frau, bei diesem Drachen, dieser Hexe, diesem Menschen ohne Herz", schreie ich auch meine Eltern an. „Die Frau ist ein Monster", rufe ich weiter und ignoriere ihre Worte. Ich bin voll und ganz in meinem Element, mir fallen plötzlich hundert Beleidigungen für diese Frau ein, die ich ihr am liebsten alle an den Kopf hauen möchte.

Doch sie unterbricht mich und ihre Augen funkeln mich wütend an. Meine Eltern versuchen mich zu beruhigen, doch Mama ist nur am Weinen, sodass sie dafür keine Kraft hat. In dieser Zeit sage ich viele verletzende Dinge zu meinen Eltern, die mir furchtbar leidtun. Ich mache meinen Eltern das Leben sehr schwer. Sie verzichten meinetwegen auf vieles: freie Sonntage, auf bestimmtes Essen, auf Urlaube und vor allem bereite ich ihnen so viele schlaflose Nächte. Mama und Papa haben Angst. Sie haben so große Angst, doch das kann ich nicht sehen, so sehr bin ich auf mich und meine Essstörung fixiert.

Die Psychologin weist Mama und Papa an, das Krankenhaus zu verlassen, da sie keine andere Idee hat, wie sich die Situation entspannen könnte. Ich sehe heute noch vor meinem inneren Auge, wie Mama schluchzend in Papas Armen liegt. Ich verabschiede mich nicht, so wütend und enttäuscht bin ich. Wie können sie mich nur hierlassen? Wie kommen sie auf die Idee, mir das wegnehmen zu wollen, was mir Halt und Sicherheit gibt? Es ist meine Entscheidung, ob ich die Magersucht loswerden will oder nicht. Nicht ihre! Und ich will meine Magersucht nicht loswerden, sie ist doch meine beste Freundin. Selbst meine Überredungskünste, mich wieder mit nach Hause zu nehmen, scheitern. „Papa, Mama, bitte lasst mich nicht hier bei dieser Hexe ohne Herz. Nehmt mich mit nach Hause, ich esse auch wieder mehr. Wir schaffen das zu Hause."

„Es geht nicht mehr, Kara. Als Erstes musst du gesund werden. Wir haben es versucht, erinnerst du dich? Aber wir haben es nicht geschafft. Jetzt haben wir keine andere Möglichkeit mehr", sagt mein Vater und dann sehe ich, wie sie das Krankenhaus verlassen. Ohne mich.

Weinend schmeiße ich mich auf mein Bett und heule so lange, bis die Schwester ins Zimmer hineinkommt und mir mitteilt, dass ich meine erste Therapiestunde habe: Yoga. Zusammen mit einem anderen Mädchen, das auch wegen Magersucht hier ist.

Dass aus dieser Begegnung eine jahrelange Freundschaft wird, hätte ich zu dem Zeitpunkt nie gedacht. Ich warte am Fahrstuhl, als Joline auf mich zukommt. Ich muss mich zusammenreißen, um mir nicht anmerken zu lassen, wie schockiert ich bin, als ich sie sehe. Sie ist größer als ich, viel dünner und trägt eine Magensonde durch den Hals. Das Ganze sieht so schmerzhaft aus, dass ich direkt Angst bekomme, auch so ein Teil tragen zu müssen. Jolines Augen sind leer genauso wie ihre Gesichtszüge. Ich möchte sie unbedingt ein wenig aufheitern. Beim Yoga fängt sie an, ein wenig zu lächeln, als ich einen Kopfstand ausprobiere.

„Ich würde das auch gerne versuchen, aber mit dem Ding in der Nase lasse ich es lieber sein“, sagt sie, „nächstes Mal.“

Ich kann sie verstehen, denn das Teil sieht ziemlich schmerzhaft aus. Es beängstigt mich so sehr, dass ich wirklich etwas Fettiges und Kalorienreiches zu mir nehme. Diese Magensonde macht mir so große Angst, dass ich meinen Eltern einen Brief schreibe. Ich will gesund werden und gegen die Krankheit kämpfen. Ich will mein Leben und mein Lachen zurück. Diese Sonde ist das Letzte, was ich möchte. Ich will nicht zwangsernährt werden. Dann esse ich lieber, als dass mir ein langer Schlauch durch die Nase und den Hals bis hinunter in den Magen gesteckt wird. Wenn ich esse, habe ich wenigstens noch ein bisschen Kontrolle und kann entscheiden, was ich zu mir nehme. Mit der Magensonde verliert man die Entscheidungsgewalt.

Ich darf die erste Woche im Krankenhaus keinen Besuch empfangen und nutze die Chance, meine Eltern vor den Gesprächen bei der Krankenhauspsychologin abzufangen.

Ich übergebe ihnen den Brief und würde sie gerne noch länger umarmen und mit ihnen reden.

„So, Kara, es reicht. Deine Eltern gehen jetzt”, sagt meine Therapeutin in einem unfreundlichen Ton und verhindert eine längere Konversation.

„Hoffentlich sehen wir uns Dienstag“, sagt Mama.

„Ja, wir sehen uns Dienstag, Mama. Das weiß ich“, bestätige ich. Mama hat daran große Zweifel.

*Liebe Mama, lieber Papa,*
*Ihr werdet es nicht glauben, aber ich sitze hier mit Cookies und esse sie tatsächlich. Die haben 2,60 Euro gekostet und das Geld möchte ich wiederhaben. Ich hab's begriffen. Ich bin nicht fett. Hier ist ein Mädchen mit Magensonde und eine Magensonde ist echt grauenvoll. Die kann gar nicht mehr lachen, aber ich liebe es zu lachen. Ich will euch, Jan und Laura nicht wehtun. Ich glaube, das wird kein einfacher Weg, aber ich glaube, du hast recht, Papa. Ich habe Träume und Ziele und wir müssen wieder zusammenarbeiten und nicht gegeneinander. Gott hat mir die Augen geöffnet. Wenn ihr mir also Kleidung bringt, dann nehmt bitte irgendetwas Essbares mit. Ich hab euch lieb! Mama, du weißt ja, was ich früher immer gerne gegessen habe z.B diese Brotchips mit Knoblauch oder Marmorkuchen als Zwischenmahlzeit. Wir schaffen das mit Gottes Hilfe.*
*Eure Kara*

Am Nachmittag werden Joline und ich zusammen auf ein Zimmer gelegt. Die Regeln, die für uns gelten, finden wir beide total schwachsinnig, somit versuchen wir alles, um diesen zu entgehen. Wir sind im Krankenhaus gefangen. Wie Verbrecher, Diebe, Vergewaltiger oder Mörder, die normalerweise im Gefängnis festsitzen, so liegen wir hier in unseren Betten herum. Wir müssen unser Handy abgeben, haben keinen Ausgang und dürfen erst wieder Besuch empfangen, wenn wir 500 Gramm zugenommen haben. Das

Krankenhaus ist mein Gefängnis. Es gibt auch keine Terrasse, auf der wir frische Luft einatmen könnten. Wir fühlen uns eingesperrt, doch wir wissen uns ein wenig zu helfen.

Wenn Jolines Verwandte oder Freunde da sind, benutze ich eines von ihren Handys, um mit meinen Freunden zu kommunizieren, wenn ich Besuch bekomme, nutzt Joline deren Handy. So geht das die nächsten drei Wochen.

Meine Freundin Sarah hat mir sogar heimlich das alte Handy ihrer Schwester hineingeschmuggelt, sodass ich regelmäßig mit der Außenwelt in Kontakt treten kann.

Joline und ich sind wirklich schlau und finden immer Wege, die Regeln des Vertrages zu umgehen. Wir verstehen uns sehr gut. Abends schauen wir zusammen Fernsehen. Einmal hören wir laut Musik und tanzen wild im Zimmer herum, was natürlich auch verboten ist. Das ist mir egal. Wir beide haben an diesem Abend riesigen Spaß ebenso wie beim Yoga. Ein Lichtpunkt im sonst so dunklen Krankenhausalltag.

Ich bin ziemlich verärgert, weil wir den Fahrstuhl anstatt die Treppen nehmen müssen. Das ist meine persönliche Regel, seitdem ich angefangen habe abzunehmen. Niemals die Rolltreppe oder den Fahrstuhl benutzen. Doch wir sollen uns so wenig wie möglich bewegen und deshalb ist das Treppenlaufen tabu. In dem Spielzimmer, in dem wir jeden Tag zwei Stunden verbringen müssen, basteln wir viel. Irgendwie müssen wir uns ja die Zeit vertreiben.

Eigentlich wollen die Schwestern, dass wir dort unser Mittagessen einnehmen. „Dann fällt es euch leichter, wenn ihr in Gesellschaft esst."

„Das mache ich auf keinen Fall. Ich lasse mich doch

nicht beim Essen beobachten, als wäre ich eine Zirkusattraktion." Ich verweigere. Ich esse nicht vor anderen, die mir sagen wollen, dass ich mehr oder nicht so langsam essen solle. Ich will diese Blicke nicht auf mir spüren.

Eines Abends bringt uns die Schwester wieder unser Abendbrot aufs Zimmer. Ich starre meinen Teller an. Schon wieder so viel und schon wieder nichts Kalorienarmes. Dieses Brot hat schon zu viele Kalorien. Am liebsten möchte ich gar nichts essen, doch das ist Joline gegenüber nicht fair und ich muss, sonst darf ich an meinem sechzehnten Geburtstag keinen Besuch empfangen. Ich entscheide mich wie fast immer für das Obst und den Joghurt. Ich gebe mir wirklich Mühe, doch ich bekomme kaum einen Bissen runter. Ich schaue zu Joline hinüber, ihr geht es genauso. Wir lassen die Tabletts fast unberührt stehen.

Die Schwester holt sie wieder ab. „O ja, so wird das ja nichts mit dem Zunehmen", sagt sie zu einer anderen Schwester. „Guck dir das an, die beiden haben wieder gar nichts gegessen."

Aber mir hat das Essen einfach nicht geschmeckt. Wenn ich schon essen muss, dann wenigstens etwas Leckeres, etwas, das ich gerne mag.

Das Krankenhausleben ist schrecklich. Ich will hier nur noch raus. Die weiße Wand macht mich so aggressiv, dass ich überall Bibelverse aufhänge und sie dekoriere, um nicht verrückt zu werden. Wie komme ich am schnellsten wieder nach Hause? Ich könnte alles in mich hineinstopfen und schon wäre ich wieder bei meinen Eltern. Danach kann ich es wieder abtrainieren, aber erst mal muss ich es hier rausschaffen.

In diesem Moment ist es mir egal, was ich esse, solange ich das Wochenziel erreiche. Nicht weil ich in meiner Gewichtszunahme einen Sinn sehe, sondern weil ich endlich Besuch, Handy, Ausgang und vor allem meine Freiheit und mein Zuhause zurückhaben möchte.

Vor dem Abnehmen habe ich Angst, seitdem ich die Magensonde gesehen habe. Ich will einfach so bleiben, wie ich gerade bin, doch damit sind weder meine Eltern noch die Ärzte einverstanden. Deshalb bringt mir Mama wirklich einen Marmorkuchen mit. Früher habe ich den sehr gerne gegessen, doch jetzt schaue ich ihn eine Ewigkeit lang an und überlege, welche Zutaten Mama verwendet hat. Schließlich greife ich zu.

Das erste Stück Kuchen seitdem ich vor sechs Monaten meine Diät angefangen habe. Mein schlechtes Gewissen setzt direkt ein. Trotzdem gehe ich danach in die Stationsküche und nehme mir ein paar Kekse, die ich heimlich im Badezimmer esse. Ich schäme mich so sehr für mein undiszipliniertes Verhalten. Mir ist schlecht. Der Marmorkuchen war zwar sehr lecker, aber warum habe ich ihn überhaupt gegessen? Mein schlechtes Gewissen steigt an und kurz darauf auch mein Selbsthass.

„Du Eklige, du Fette, du Hässliche, du Wertlose, du Trampeltier, du Nichtsnutz. Du bist die größte Enttäuschung. Willst du mich etwa auch noch verlieren, so wie deine anderen besten Freundinnen? Langsam verstehe ich, dass sie es nicht mit dir ausgehalten haben. Du bist einfach eine absolute Nervensäge, du bist rücksichtslos und egoistisch, wenn du so viel isst. Du weißt, ich mag das nicht, und trotzdem machst du es. Schäm dich. Ich schäme mich überhaupt noch deine Freundin zu sein."

Mir steigen die Tränen in die Augen. „Nein, Ana, bitte verlass mich nicht wie alle anderen."

Ich bin so verzweifelt, dass ich das mache, was ich mir vorgenommen hatte, niemals zu tun. Ich stecke mir den Finger in den Hals, um das Essen zu erbrechen. Doch es funktioniert nicht. Ich stecke den Finger noch mal hinein und diesmal tiefer, sodass ich ein Würgegefühl spüre, aber nichts hochkommt.

„Selbst dafür bist du zu dumm", höre ich Ana sagen und weine mich in den Schlaf. Es war das erste und letzte Mal, dass ich mir den Finger in den Hals gesteckt habe.

Um neun Uhr kommt die Schwester noch einmal ins Zimmer zurück. Wir werden jeden Abend an einen Monitor angeschlossen, der unseren Herzschlag über Nacht überprüfen soll. „Ich will nicht jede Nacht an das Ding angeschlossen werden", sage ich ihr, als sie wieder einmal das Kabel befestigt.

„Das nützt leider nichts, wir müssen es trotzdem machen. Wir tragen jetzt die Verantwortung und wollen deinen niedrigen Puls im Blick haben."

Nach ihrer Antwort drehe ich mich beleidigt auf die Seite. Es ist ungemütlich, mit diesen Kabeln zu schlafen. Mein Herzschlag liegt bei 32 Schlägen pro Minute. Ein normaler Ruhepuls sollte zwischen 60 und 80 liegen.

Heute Nacht schlafe ich unruhig. Ich wache immer wieder auf, weil ich Albträume vom Essen habe. Im Traum werde ich von vielen Menschen umzingelt. Es sind so viele, dass ich sie nicht zählen kann. Jeder hat einen vollen Teller in der Hand und grinst mich an. Sie marschieren im Gleichschritt auf mich zu und rufen dabei meinen Namen: „Kara, Kara, Kara, wir kommen und wir haben gaaanz viel Essen. Das musst du alles essen, alles!“

„Nein, lasst mich in Ruhe. Geht weg, ich will nichts essen. Geht einfach weg von mir. Lasst mich in Frieden!“

„Nein, Kara, jetzt gibt es Essen, viiiel Essen!“ Plötzlich sind mir diese Leute so nah, dass ich keine Fluchtmöglichkeit habe.

Ich schrecke aus meinem Traum hoch und stoße einen kurzen Schrei aus. Schnell drehe ich mich zu Joline um, aber sie schläft tief und fest. Auf meiner Stirn befinden sich ein paar Schweißtropfen. Es ist nur ein Traum, Kara, alles gut.

Jeder will, dass ich hässlich und fett durch die Straßen gehe. Alle wollen mich zwingen zu essen und mein Leben ruinieren. Das denke ich leider wirklich. In meiner Wahrnehmung möchten mir alle, die das Vorhaben der Ärzte und Therapeuten unterstützen, Schaden zufügen. Meine Essstörung gehört nur mir. Finger weg! Ihr könnt gegen mich kämpfen und ich werde so tun, als wäre ich auf eurer Seite, aber die Wahrheit ist: Mein Herz gehört der Anorexie. Sie ist meine Freundin. Sie hat mein Leben schöner gemacht, sie hat alles verändert.

„Alles zum Negativen“, sagen die Ärzte immer, doch in meinen Augen ist durch meinen Gewichtsverlust alles besser geworden. Mir hat die Anorexie keine Probleme gemacht. Die Einzigen, die mir Schwierigkeiten bereiten, sind meine Eltern, die ständig vom Arzt zum Therapeuten und vom Therapeuten zum nächsten Arzt rennen, und meine Hausärztin, die für meine Einweisung ins Krankenhaus verantwortlich ist, und das gesamte Krankenhauspersonal, das mir jeden Tag mit einer Magensonde droht. Sie machen Probleme, nicht Ana. Ana ist meine Freundin. Die anderen zerstören gerade mein Leben und machen alles kaputt, was ich mir mühsam aufgebaut habe. „Ich lasse dich nicht los, Ana, das verspreche ich dir, aber bitte hilf mir, gegen die anderen anzukämpfen“, flüstere ich.

Am nächsten Tag steht mir das Gespräch mit der Psychologin bevor. Joline und ich hassen sie beide. Jedes Mal am Anfang der Sitzung müssen wir mit einer Skala von eins bis zehn begründet benennen, wie es uns gerade geht. Meine Standartantwort ist die Nummer drei: schlecht! Schließlich sitze ich hier im Krankenhaus fest. Daraufhin hält mir die Psychologin einen Vortrag, was für ein Glück ich doch habe, hier im Krankenhaus zu sein, und zählt mir haufenweise Vorteile auf.

„Ich finde Ihre Frage bescheuert. Ich werde Ihnen darauf also nicht mehr antworten“, sage ich ihr heute ganz ehrlich und selbstbewusst. Sie sagt nichts mehr, sondern starrt mich einfach nur an. „Was? Bewundern Sie etwa meinen schönen Körper oder warum starren Sie so? Sind Sie etwa neidisch, dass Sie nicht dünn sind? Ich werde nicht auf Ihre dumme Frage antworten. Da können Sie lange warten.“ Ich bin ein Dickkopf und sehr stur. Ich will immer genau das Gegenteil von dem machen, was sie von mir erwartet. Ich wünsche dieser Frau nichts Positives. Sobald ich sie sehe, werde ich wütend und ein unglaublicher Hass steigt in mir auf. Soll sie doch zur Hölle gehen.

Die Zeit im Krankenhaus kommt mir ewig vor. Am Ende sind wir drei Mädchen, die wegen Magersucht hier sind. Wir alle sind in diesem Teufelskreis gefangen, wir haben noch einen langen Weg vor uns. Ich habe zwar die Einsicht, krank zu sein, aber mir fehlt der Wille, der

Krankheit den Kampf anzusagen. In keiner einzigen Woche nehme ich an Gewicht zu, weil ich dahinter keinen Sinn sehe. Ganz im Gegenteil. Ich will nur von diesem schrecklichen Ort weg, ich möchte meine Freiheit zurück. Ich fühle mich eingesperrt. Einerseits bin ich in mir gefangen und andererseits schränkt das Krankenhaus meine persönliche Freiheit ein, was mir gar nicht gefällt.

In dieser Novemberwoche nehme ich nur an Gewicht zu, damit ich an meinem sechzehnten Geburtstag Besuch bekommen darf. Nur bei einer Zunahme würde die Psychologin das erlauben.

Es ist der 04.11.2013, ein Dienstag. „Aufwachen!“, höre ich eine Stimme und sehe, wie die Schwestern das Licht anmachen. Meine Augen sind geblendet.

„Steht auf, es ist Wiegezeit.“

„Es ist fünf Uhr. Das ist keine Wiegezeit.“

„Doch, heute schon. Geht auf Toilette, macht den Urin frei, zieht euch aus und dann kommt wieder raus zum Wiegen.“

Ich bin zwar müde, aber vor allem nervös, als ich in Unterhose vor der Schwester stehe, mit den Händen meine nackten Brüste verdecke und auf die Waage steige. Zu wenig! 0,25 Kilogramm zu wenig. Ich weine, sobald die Schwestern den Raum verlassen haben. Ich darf an meinem Geburtstag keinen Besuch empfangen und das wegen 250 Gramm.

„Quatsch, das machen die nicht. Das sind 250 Gramm. Deshalb werden die dir doch nicht den Besuch an deinem Geburtstag verbieten. Das wäre richtig fies“, tröstet mich Joline, als sie mich in den Arm nimmt. „250 Gramm! Also wenn sie deshalb einen Aufstand machen, sind es absolute Unmenschen“, ergänzt sie und ich bin ihr dankbar, dass sie auf meiner Seite ist.

„Die Therapeutin wird kein Erbarmen haben, für sie ist es schön, mich noch mehr leiden zu sehen. Ihr einziges Hobby ist es, Leid und Schmerz zu verursachen“, antworte ich. „Warum arbeitet diese Schreckschraube nur hier?“

Es hilft nichts. Zwei Stunden später sitze ich in ihrem Büro: „Kara, du hast Glück gehabt. Die Klinik hat angerufen und es ist morgen ein Platz frei. Hätten sie heute Morgen nicht angerufen, hättest du heute Mittag eine Magensonde gelegt bekommen. Wir hätten bei deinem Herzschlag nicht länger damit gewartet. Und du hättest keinen Besuch an deinem Geburtstag kriegen dürfen. Da hast du wohl doppelt Glück gehabt. Ich rufe gleich deine Eltern an und erzähle ihnen davon.“

„Und was ist mit Joline?“, frage ich, „kommt sie auch mit?“

„Nein, für Joline ist noch kein Platz frei. Du kannst schon deine Tasche packen, morgen holt dich deine Mutter ab.“

Zum ersten Mal bin ich sehr schweigsam. Ich habe Angst vor dem nächsten Tag, weil ich keinen blassen Schimmer habe, was mich erwarten wird. Nachts kann ich kaum schlafen, so nervös bin ich aufgrund der Ungewissheit.

# 8. Tiefpunkt meines Lebens

*Eintrag von Papa:*

*Liebe Kara,*

*eigentlich wollte ich dir ja einen Brief schreiben, aber da ich nicht sicher sein kann, wie schnell er bei dir ankommt, probiere ich es lieber per E-Mail.*

*In der Losung fand ich heute einen Bibelvers aus JEREMIA 31,20:*

*20 Ist nicht Ephraim mein teurer Sohn und mein liebes Kind? Denn sooft ich ihm auch drohe, muss ich doch seiner Gedenken; darum bricht mir mein Herz, dass ich mich seiner Erbarmen muss, spricht der HERR.*

*Ich habe Gott in diesem Vers sehr gut verstanden, wie Gott um uns Menschen Willen manchmal harte und schwierige Sachen machen und sagen – wie er drohen muss. Und wie ihm das gleichzeitig das Herz bricht und es ihm unendlich schwerfällt. Und wie das, worum es ihm im Eigentlichen geht, gar nicht das Drohen und Schimpfen ist, sondern das Erbarmen und die Liebe.*

*Ich habe ihn vermutlich deswegen so gut verstanden, weil es mir ähnlich geht, weil ich auch ein Kind, eine Tochter habe, der ganz Schweres auferlegt ist und der ich manchmal Sachen sagen (androhen) muss, die mir im Herzen wehtun.*

*... Ich denke, du weißt, dass ich von dir rede.*

*Kara, ich denke, dass dir wirklich nur ein*

*Aufenthalt in der Klinik helfen kann. Ich weiß, dass diese Aussage für dich bedrohlich ist, und der Gedanke daran zerbricht mir das Herz, aber ich möchte die fröhliche junge Dame zurückhaben, die optimistisch durchs Leben geht. Ich möchte das nicht für mich, sondern vor allem für dich. Ich sehe, wie sehr dich die Magersucht behindert, deinen Aktionsradius beschränkt und wie sehr sie dich einengt und dich gefangen nimmt. Ich sehe auch, wie viel Kraft und Verzicht es dich kostet. Ich war so traurig, dass du nicht mit auf Klassenfahrt nach München konntest. Ich finde es so doof für dich, dass du in der Zeit in eine andere Klasse musstest, weil es zu gefährlich war, dass du mitfährst. Ich weiß um deine Bemühungen, deine Umwelt ja nicht spüren zu lassen, dass du krank bist. Ich weiß, dass dich das ganz viel Kraft und Gedanken kostet. Und ich wünsche mir nichts sehnlicher, als dass du aus dieser Abwärtsspirale, aus diesem Teufelskreis herauskommst. Leider sind die Zeiten vorbei, wo wir darüber reden konnten, das macht mich und deine Mama noch einsamer und hilfloser. Ein bisschen habe ich die Sorge, dass du dich vor dem Problem verschließt, dass du es und alle, die dir helfen wollen, nicht an dich heranlässt. Wie du dich in letzter Zeit verhältst, erinnert mich an die Art und Weise, wie du dir früher als kleines Kind Harry-Potter-Filme angeschaut hast. Immer, wenn es dir zu schwer, zu bedrohlich wurde, hast du die Augen zugemacht, dich unter der Decke versteckt oder hinter der Couch, bis die Szene vorbei war. Leider geht das aber nur beim*

*Filmegucken und nicht im echten Leben. Dinge werden nicht dadurch besser, dass man die Augen davor verschließt. Ich habe dir gesagt, dass deine Situation zunehmend lebensgefährlich und sogar lebensbedrohend wird. Ich weiß nicht, wie du das siehst, aber ich denke manchmal, du möchtest darauf gar nicht schauen. Und ich verstehe dein Verhalten – glaube ich – gut. Darum bist du in meinen Gebeten ganz oben. Ich glaube fest daran, dass Gott helfen will, und helfen kann. Aber ich weiß auch, dass er dafür andere Menschen benutzt. So wie er dich gebraucht, um anderen Menschen zu helfen, so will er jetzt auch andere Menschen gebrauchen, um dir zu helfen. Ich würde mir so sehr wünschen, du könntest das sehen, du könntest dich auf den Weg einlassen, auch wenn er dich jetzt erst mal durch einen Klinikaufenthalt führt. Ich wünsche mir, dass du all die Kraft, die du jetzt in die Auseinandersetzung mit mir und deiner Mama investierst und mit der Aufrechterhaltung des Bildes einer fröhlichen Kara Ehlert gegenüber deinen Freunden und Klassenkameraden, mit dem so tun, als wäre alles in Ordnung, mit dem Nachdenken und Grübeln, dass du all diese Kraft in den Kampf gegen die Magersucht stecken kannst. Dazu könnte die Klinik helfen. Je mehr du das kannst und so schneller und besser stehen deine Heilungschancen, desto schneller kannst du das Problem in den Griff kriegen. Bitte lass nicht zu, dass die Magersucht dir mehr und mehr Lebensressourcen raubt und dich kaputtmacht. Kara, ich bin sicher, dass Jesus dir helfen möchte, aber dazu braucht er auch dich und andere Menschen. Im Joh. Ev. Im Kapitel 5 fragt Jesus einen Gelähmten: „Willst du gesund werden?“ Ich glaube, dass Jesus dich genauso fragt wie den Gelähmten, weil es ohne dich nicht geht. Deshalb, Kara, bete ich dafür, dass du einen Platz in einer guten Klinik bekommst. Ich möchte dir das gerne sagen, das ist bedrohlich, das weiß ich, das ist nicht toll, das weiß ich auch. Das bricht deinem Papa das Herz und das ist ganz schlimm und treibt mir die Tränen in die Augen. Aber das ist das, was jetzt die Liebe zu dir mir auferlegt. Ich möchte dich bitten zu verstehen, dass dieser Weg mir und deiner Mama sehr schwerfällt, so wie dir auch, aber dass wir ihn gehen wollen und müssen, weil wir dich lieben. Ich wünsche mir, dass du diesen Weg innerlich mitgehen kannst. Die Kara, die damals im Auto auf dem Friedhof gesagt hat: Wir schaffen das. Wir kriegen das hin, diese Kara brauchen wir jetzt auch. Gerade jetzt, denn wir haben in letzter Zeit nichts wirklich zum Besseren hinbekommen. Bitte kämpf weiter und lass uns wieder, lass uns weiterkämpfen. Ich weiß schon, dass du die schwersten Teile dieses Kampfes kämpfen musst, aber du sollst wissen, dass da Menschen an deiner Seite sind: Ich, Mama, Opa, Oma und Christiane, viele deiner Freunde, die sich große Sorgen um dich machen. Bitte Kara, lass uns zusammen kämpfen. Vor schweren Spielen gehen die Fußballer und andere Sportler ins Trainingscamp, um sich fit zu machen und Kraft zu sammeln, um zu trainieren, um dann erfolgreicher sein zu können. Für dich ist jetzt so ein Trainingslager dran. So möchte ich das sehen und ich hoffe, du kannst meinen Blick teilen. Ich habe mich in den letzten Monaten auch oft gefragt, welche Schuld ich an dem allen habe, ob ich etwas falsch gemacht habe. Ich habe sicherlich sehr viel falsch gemacht, aber so eine einfache und direkte Verbindung zu deiner Krankheit kann ich bisher nicht klar finden. Wenn du was siehst, dann darfst du das gerne sagen und dann möchte ich dich um Vergebung bitten. So, jetzt habe ich alles aufgeschrieben, was mir auf der Seele liegt, ich hoffe, es kommt in deinem Herzen an und dass du verstehst, was und wie ich es meine. Leider konnten wir in den letzten Wochen keinen guten Gesprächszugang miteinander mehr finden.*

*Viel Kraft und Liebe, dein Papa*

Meine Mutter kommt am nächsten Tag sehr früh ins Krankenhaus, um mich abzuholen. Sie hat noch eine weitere Tasche mit Kleidung und anderen Dingen, die ich benötige, mitgebracht. Auf dem Weg zum Auto atme ich mehrmals die frische Luft ein. Ich schließe die Augen und bin überglücklich, nach drei Wochen endlich wieder draußen zu sein.

Den Brief von meinem Papa lese ich während der Fahrt. Er berührt mein Herz so tief, dass ich lautlos weine. Mama streckt ihre Hand aus und legt sie mir auf die Schulter. Dann streicht sie mir übers Haar und ich lächle sie an.

Sobald ich das große Gebäude der Kinder- und Jugendpsychiatrie sehe und Mama das Auto parkt, weine ich noch mehr. Mama neben mir auch. Und zu meinem großen Erstaunen steht mein Vater auf dem Parkplatz. Er hat es geschafft. Er ist früher von seinem Seminar losgefahren, um bei uns sein zu können. Er ist hier und ich freue mich so sehr, ihn zu sehen. Er nimmt mich in den Arm und kurz überlege ich ihn anzubetteln, mich mit nach Hause zu nehmen, doch ich weiß, es hat keinen Zweck. Ich muss hier jetzt durch. Ich will wieder Frieden mit mir schließen und Frieden in meiner Familie haben. Dann öffnet Papa die Tür und wir gehen zusammen ins Ungewisse, nichts ahnend, was in den nächsten Wochen auf uns zukommen wird.

Am Anfang wird mein Koffer kontrolliert und alle spitzen Gegenstände oder Dinge, mit denen man sich erhängen oder verletzen kann, werden in einem Spind verschlossen, selbst mein Föhn und meine Nagelschere. Dabei bin ich magersüchtig und nicht suizidgefährdet. Doch andere Patientinnen könnten an diese Gegenstände kommen und sich damit selbst verletzen. Außerdem erhalte ich von den Betreuern ein Handy ohne Smartphone-Funktion und muss mein richtiges abgeben. Meine SIM-Karte wird einfach in das andere gelegt. Es ist ein Handy, mit dem keine Fotos geschossen werden können. Das Einzige, was funktioniert, ist ein Spiel, SMS-Schreiben und Anrufen. Aber selbst das darf ich nur zu bestimmten Zeiten verwenden. Außerdem gibt es ein Telefon für alle, das abends für Anrufe von Familienmitgliedern und Freunden vorgesehen ist. Allerdings steht es mitten im Gang, sodass jeder zuhören kann und man sich unter ständiger Beobachtung des Klinikpersonals befindet.

Bereits nach der Taschenkontrolle fordert das Personal meine Eltern auf zu gehen. Ich will nicht, dass mich Mama und Papa verlassen. Beide unterdrücken Tränen, als ich sie zur Tür begleite. Da meine Eltern davon ausgingen, es herrsche zwei Wochen Besuchssperre, schrieben mir meine Verwandten für die ersten vierzehn Tage Briefe, die ich jeden Tag öffnen könnte.

„Du schaffst das, Kara. Und wir kommen dich am Freitag an deinem Geburtstag besuchen. Das haben die Betreuer gesagt. Es gibt keine Besuchssperre. Wir kommen dich besuchen, okay?“, sagt mein Papa und wir alle sind kraftlos.

Ich nicke.

„Kämpf, Kara, bitte kämpf gegen die Krankheit, dass wir dich bald und ganz schnell wieder nach Hause holen können, denn das ist, was wir wollen. Dass du gesund wirst und wir unseren Muck wieder daheim haben“, sagt Papa, als ich ihn zum Abschied umarme.

Ich weine und winke, bevor ich meinen ersten emotionalen Zusammenbruch habe und eine Betreuerin kommt, um mich zu trösten. Dieser Moment ist eindeutig einer der schrecklichsten in meinem Leben. Mama und Papa weinen, als sie das Gebäude verlassen, und ich bleibe alleine zurück.

Schlimmer kann es nicht mehr werden, denke ich, doch da habe ich mich getäuscht. Das Mittagessen steht an. Ich sitze vor meiner riesigen Portion und unterdrücke erneut die Tränen. Das ist so viel. Wie soll ich das bloß alles schaffen? Ich starre auf die anderen Teller. Wie können die Mädchen freiwillig und gerne so viel essen? Das sind 500 Kalorien in einer Mahlzeit! Das ist mehr als meine tägliche Kalorienzufuhr. Genuss beim Essen zu empfinden, fühlt sich falsch an. Das darf ich nicht.

Meine Betreuerin sitzt neben mir und redet mir gut zu. „Du schaffst das, mach die Gabel etwas voller."

Ich muss mich zusammenreißen, sie nicht anzubrüllen. Es ist schließlich immer noch meine Entscheidung, in welchem Tempo ich esse und wie klein ich das Essen schneide. Ich fühle mich beobachtet.

„Zwei Becher Wasser für Kara bitte noch", ruft sie und ich hätte nicht gedacht, dass meine erste Mahlzeit noch schlimmer werden könnte.

Ich will nichts trinken. Mir ist schon beim Anblick der großen Mahlzeit schlecht und das Wasser würde nur dafür sorgen, dass mein Bauch aufgebläht ist. Innerlich schreie ich, doch schon wieder hört mich keiner.

Meine Mitpatientinnen sind sehr nett. Sie fühlen mit mir und ich komme schnell mit ihnen ins Gespräch.

Ich teile mir das Zimmer mit einem Mädchen, das wegen seiner Bulimie hier ist. Sie ist Christ genauso wie ich und hilft mir, mich die ersten Tage zurechtzufinden.

„Ich will mit meinen Freunden reden", klage ich ihr am zweiten Abend mein Leid.

„Das müssten wir hinkriegen", antwortet sie und grinst.

Ich betrachte sie mit schiefem Blick, weil ich mich frage, wie sie das anstellen will. Doch dann zieht sie ein Handy aus ihrem BH hervor.

„Das ist nicht dein Ernst", sage ich und fange laut an zu lachen. Als sie am Wochenende zu Hause gewesen ist, habe sie heimlich ihr Handy hineingeschmuggelt.

Ich darf es benutzen und somit kommuniziere ich die

ersten Tage weiterhin regelmäßig mit meinen Freundinnen über Facebook.

Die Mahlzeiten sind auch die nächsten Tage sehr schwer für mich. Ich esse langsam und mache meinen Löffel nie ganz voll. Ich nehme immer nur das zu mir, was auf der Spitze des Löffels liegt. Dieser Ort macht mir Angst. Obwohl alle Patienten sehr nett sind und ich mich schnell mit ihnen anfreunde, befürchte ich ständig Konsequenzen. Ich mache gut mit, bemühe mich, alles zu essen und ich schummle nicht. Ich will gesund werden, ich will nach Hause, ich will einfach nur hier raus. Jeden Morgen hole ich als Erstes die Briefe aus dem Buch und fange an, sie zu lesen. Dabei bleiben meine Wangen fast nie trocken.

*Meine kleine liebe Schwester,*

*ich hoffe, du bist soweit fröhlich, und hast deinen Platz gefunden. Ich hoffe echt, dass es dir gut geht. Du weißt, dass ich an dich denke und dich wirklich sehr lieb habe und dass du mir fehlst. Ich hoffe einfach, dass du siehst, dass du nicht alleine bist und dass es Menschen gibt, die sich um dich kümmern und sich um dich große Sorgen machen, und dass alles, was gerade passiert, zu deinem Besten dienen soll. Du kennst ja die Zeile: „You make all things work together for my good" und neulich habe ich ein Lied gesungen, in dem es heißt: „ I give it all to you Lord, trusting that you will make something beautiful out of me." Kara, du bist beautiful, du bist schön. Nicht weil du irgendwie aussiehst, sondern weil du es bist. Schönheit hat nichts mit dem Äußeren zu tun, sondern mit dem, was in dir drinnen passiert. Ich denke an dich und ich weiß, dass du das schaffen kannst. Vergiss nicht, Gottes Kraft ist in den Schwachen mächtig, und Kara, ich glaube, du bist gerade ziemlich geschwächt. Durch deinen Körper und durch alles, was passiert. Manchmal wünsche ich, ich könnte einfach zu dir rüberfliegen, dich in den Arm nehmen und vor Freude weinen, weil ich dich sehen kann. Kara, ich möchte zurückkommen und dich dann sehen, ich möchte, dass du gesund bist und dich nicht in einer Klinik besuchen müssen oder an deinem Grab, Kara. Die Sache ist echt ernst und ich weiß nicht, ob du wirklich geheilt werden willst, aber wenn du Gott darum bittest, dann wird er es machen und dafür Menschen benutzen. Ich bitte dich, Kara, dass du das zulässt und ich bete darum, dass du einsiehst, was gerade falsch läuft. Ich weine gerade, weil ich einfach nicht fassen kann, was aus meiner kleinen, fröhlichen und ausgelassenen Schwester geworden ist. Ich hoffe, du weißt, dass wir dich lieben und dass wir nur das Beste für dich wollen. Ich hoffe, du verstehst, wie schwer es Mama und Papa fällt, die Entscheidung zu treffen, aber (und das, auch wenn du es nicht glauben kannst) machen sie, weil sie dich lieben und sich wünschen, dass du gesund wirst. Mach das Beste aus deinem Aufenthalt und lass deine Einstellung zu dem Aufenthalt, zu dir und deinem Körper verändern. Ich bete für dich.*

*In Liebe, Laura*

Die Zeit in der Klinik ist traumatisierend. Ständig findet jemand Wege abzuhauen und wird dann von der Polizei gesucht. Ein Mädchen schluckt Rasierklingen und scheidet sie hinterher aus, um sich damit ritzen zu können. Ich glaube, ich werde den Anblick des blutigen Badezimmers nie wieder vergessen können.

„Ich kann nicht anders", sagt sie. „Ich muss mich selbst verletzen. Ohne halte ich es nicht aus, dann wird der Druck in mir so stark."

Ich frage mich, wie sie es geschafft hat, die Teile herunterzuschlucken. Allein bei dem Gedanken muss ich würgen.

Schnell wird klar, dass mir das Personal nicht vertraut und ich bei allem, was ich tue, Misstrauen errege. Sie haben schon zu viele magersüchtige Patienten vor mir behandelt, die rund um die Uhr geschummelt haben. Doch ich bin verzweifelt und möchte einfach Personal, Patientinnen und Psychologen gefallen. Wenn ich einen guten Eindruck hinterlasse und alles mitmache, komme ich hier schneller wieder heraus. Alles ist neu und vor allem vollkommen fremd und das macht mir Angst.

Eines Morgens wird mir der Verdacht zugeschoben, mein Frühstück erbrochen zu haben. „Kara, ich bin deine Betreuerin. Du kannst mir alles sagen, du musst dich nicht schämen. Du bist hier, um gesund zu werden. Wenn du erbrichst, Kara, dann musst du mir das jetzt sagen. Das ist nicht schlimm. Du bekommst keine Strafe, aber wir wollen dir hier alle nur helfen", sagt meine Betreuerin, als sie mir während eines Gesprächs zu zweit gegenübersitzt und mir tief in die Augen blickt.

„Ich erbreche nicht. Das habe ich nie gemacht", antworte ich und weine. Es ist die Wahrheit. Ich habe mich in meiner ganzen Krankheit nie übergeben, aber das glaubt mir keiner.

„Kara, bitte lüge jetzt nicht. Wir haben deine Überreste des Essens auf der Toilette gefunden“, beteuert sie.

„Das sind nicht meine“, verspreche ich, „das muss von jemand anderem sein.“

Immer wieder werden nach dem Essen Überreste auf der Toilette gefunden. Doch wie soll ich unbemerkt erbrechen können, wenn ich jedes Mal nach den Mahlzeiten eine Stunde lang nur in Begleitung auf die Toilette gehen darf? Mir ist das Ganze sehr unangenehm, da ich nicht in Ruhe meine Geschäfte machen kann. Ich fühle mich in meiner Privatsphäre eindeutig eingegrenzt und meiner Freiheit beraubt.

„Das geht nicht anders. Du bist hier, weil du krank bist und deshalb müssen wir das machen“, bekomme ich als Antwort und sitze auf der Toilette, während eine Betreuerin mit im Badezimmer ist. Außerdem leide ich ziemlich unter Verstopfungen und ganz besonders unter Bauchweh. Ich habe so starke Blähungen, aber schäme mich zu sehr, in Anwesenheit der Betreuer „Dampf abzulassen“.

Irgendwann wird dann Gott sei Dank die Richtige ausfindig gemacht, aber auf die Idee, sich bei mir zu entschuldigen, kommt niemand.

An die Therapiesitzungen habe ich nur noch wenige Erinnerungen. Meine Therapeutin hat mittellanges, braunes Haar und trägt eine Brille, die sie ein wenig hipstermäßig aussehen lässt. Sie will mit mir die Vor- und Nachteile der Magersucht aufschreiben. Diese Aufgabe ist aus meiner Sicht sinnlos und nicht Erfolg versprechend. Sie erklärt mir, wie sehr mein Körper darunter leide und meine Nieren versagen können. „Dein Herz macht auch schon schlapp. Guck dir mal den Bericht aus dem Krankenhaus an. Deine Situation ist ernst, Kara. Siehst du das denn gar nicht?"

Ich zucke mit den Schultern. Für mich überwiegen die Vorteile: Kontrolle über meinen Körper und mein Leben, ich lerne, mit wenig gut zu leben, ich kann mich selbst mögen, wenn ich dünn bin, und schöne Kleidung in der kleinsten Größe kaufen.

„Du kannst daran sterben, Kara."

Was will die Frau damit erreichen? Ich weiß, dass ich krank bin und dass ich meinem Körper schade. Toll und jetzt? Ich kann es trotzdem nicht ändern. Hm, kann oder will ich es nicht? Bei den Vorteilen der Magersucht fällt mir direkt eine Menge ein. Die meisten Nachteile von dieser Liste stammen eher von der Hipster-Frau: Magersüchtige sind schnell müde, erschöpft, gereizt, haben Organblutungen, keine Periode, hohe Sterberate, haben keine Unbeschwertheit beim Essen, und die Gemeinschaft mit anderen wird weniger, „Wie geht es dir, Kara, wenn du das hörst?", will sie wissen.

Wie soll es mir schon gehen? Ich bin hier in der Anstalt, während für alle anderen draußen das normale Leben weitergeht - denke, aber antworte ich nicht. Organschäden, Sterben - das ist alles viel zu weit weg.

„Ich habe auch noch einen Punkt für die Liste, für kontra."

„Oh, das ist schön, Kara. Dann sag mal, was dir noch eingefallen ist."

„Dass ich hier bin! Das ist das Kontra an der Magersucht. Eingesperrt und abgeschnitten von der Außenwelt", schreie ich wütend.

Ansonsten erinnere ich mich kaum an unsere Gespräche. Sie ist nett und freundlich, allerdings komme ich mit ihr an keine der Krankheitsursachen heran. Ich weiß nicht, über was ich mit ihr reden soll. Ich verstehe meine eigene Krankheit zu wenig, um zu wissen, woran ich arbeiten muss.

Ich habe noch andere Therapien, doch diese fallen oft aus, da die Therapeuten im Urlaub oder krank sind. Es gibt keinen Ersatz, sodass ich mich häufig langweile und mich von Essen zu Essen schlängle. Ich bin schon froh, wenn ich eine Aufgabe habe, wie zum Beispiel den Tisch zu decken. Doch das darf ich nicht.

„Kara, was machst du da? Hör sofort auf, den Tisch zu decken und dich kurz vor dem Mittagessen hier aufzuhalten. Du beschäftigst dich schon viel zu viel in deinem Kopf mit Essen und Kalorien. Deshalb darfst du dich hier nur bei den Mahlzeiten aufhalten. Tischdecken und auch Abräumen machen die anderen."

Ich fühle mich so wertlos und vor allem nutzlos. Was soll ich denn nur mit meiner Zeit anfangen? Während die anderen kochen oder backen, muss ich den Raum verlassen. Wenn die Mädchen einen Ausflug ins Kino machen, darf ich nicht mit. Ich weine, weil ich so traurig bin. Doch schon bald habe ich eine Idee, wie ich meine Zeit nutzen kann. Ich mache Sport. Ich laufe in der Klinik herum oder springe stundenlang von einem Bein auf das andere, damit ich Kalorien verbrauche. Schon bald wird das meine Lieblingsbeschäftigung, denn dabei fühle ich mich gut und es hilft mir, besser zu schlafen und meinen Albträumen vom Wiegen zu entkommen.

Montag: Wiegetag. Ich sehe mein Gewicht steigen und bin überfordert. Ich selbst mag mich nicht, ich will raus aus diesem Körper, der immer dicker und ekliger wird.

„Das dauert noch, bis du nach Hause kannst", höre ich ständig von allen Seiten. Meine Versuche, mich durch Singstarspielen mit den anderen Mitpatienten abzulenken, gelingen nur gelegentlich. Ich kämpfe, sage ich mir jeden Morgen, auch um meine Eltern glücklich zu machen. Und ich schreibe Briefe, weil ich schriftlich besser ausdrücken kann, was ich fühle und was mir durch den Kopf geht.

*Lieber Lukas,*

*ich hoffe, es geht dir gut. Wie es mir geht, darüber kann ich gar nicht sprechen. Wie du weißt, bin ich jetzt in der KJP. Als ich am Dienstag im Krankenhaus um fünf Uhr zum Wiegen geweckt wurde (das war absichtlich so früh, damit sie ein Vortrinken verhindern konnten), hatte ich zu wenig auf der Waage. Das bedeutete, ich durfte keinen Besuch an meinem Geburtstag bekommen. Ich war richtig traurig und habe sehr stark geweint. Dann rief der Chef aus der anderen Klinik an und sagte mir, ich könne morgen kommen. Ich verbrachte den ganzen Nachmittag damit, am Computer die Klinik zu googlen, um herauszufinden, was ich alles brauche und wie der Tagesablauf da ist. Viel fand ich nicht heraus, aber jetzt bin ich hier. Der Tagesablauf ist einfach nur scheiße und ich bin wirklich eingesperrt wie im Gefängnis. Als hätte ich eine Bank ausgeraubt oder ein Juweliergeschäft. Dabei habe ich nur aufgehört zu essen. Ich hatte große Angst, weil Joline erst später nachkommen würde. Sie wartet noch auf einen freien Platz. Wir fuhren direkt vom Krankenhaus hierhin. Es blieb keine Zeit, um mich von irgendwem zu verabschieden. Ich durfte vorher nicht noch einmal nach Hause. Hätte die Klinik nicht genau am selben Vormittag angerufen, dann hätte ich noch am selben Tag eine Magensonde bekommen, weil mein Herz den Krankenschwestern mit knapp über 30 Angst gemacht hat. Sie befürchteten, es könnte einfach stehen bleiben. Doch ganz ehrlich, als ich die Klinik sah, habe ich mir genau das gewünscht. Das hier ist nämlich alles kein Leben mehr und die Vorstellung, bei Gott zu sein, kam mir deutlich besser vor als mit fremden Menschen in einer Mästungsanstalt. Froh war ich jedoch, als ich das letzte Gespräch mit der Therapeutin im Krankenhaus hinter mir hatte. Fast hätte sie Oreokekse mit Zahnpastafüllung bekommen oder, wie Joline vorgeschlagen hat, Haschischkekse, aber das hat leider nicht geklappt. Wäre witzig gewesen und sie hätte es wirklich verdient. […]*

Ich schicke diesen Brief niemals ab, er lenkt mich einfach nur davon ab, nicht die ganze Zeit an mein ansteigendes Gewicht zu denken.

Was mir noch hilft, sind die vielen Anrufe, die auf dem Gemeinschaftstelefon für mich eingehen.

„Oh, schon wieder für dich, Kara“, sagen meine Mitpatienten ständig, da unzählige Menschen an mich denken und mich jeden Abend anrufen. Meinen sechzehnten Geburtstag, der nur drei Tage nach meiner Ankunft ist, verbringe ich in der KJP. Ich bin mächtig enttäuscht, dass meine Eltern selbst an meinem Geburtstag nur zwei Stunden zu Besuch kommen dürfen.

„Bringt mir Kekse mit“, sage ich zu Mama am Telefon, als sie mir erzählt, dass sie frische Weihnachtskekse gebacken habe.

Ich fange in Anwesenheit meiner Eltern an, einige Kekse zu essen, weil ich endlich hier raus will. Das schlechte Gewissen, das hochkommt, schlucke ich herunter. Für die Freiheit, sage ich mir bei jedem Bissen.

Das Klinikpersonal ist allerdings dagegen. „Kara soll sich an ihren Essensplan halten. Sie soll sich hier nicht nur raus essen, sondern wir wollen, dass alles langsam erfolgt.“

Ich will hier aber nicht bleiben. Was denken die denn bitte? Dass ich hier mehrere Monate verbringen möchte, abgeschnitten von der Außenwelt?

„Je schneller du zunimmst, desto besser ist es“, hat die Ärztin doch immer gesagt.

Genau das möchte ich jetzt und darf es nicht. Verstehe mal einer das Personal und die Psychologen. Ich tue es auf jeden Fall nicht! Meine Großeltern und meine Tante haben am nächsten Tag nur eine Stunde lang die Erlaubnis, mich zu besuchen. Generell darf ich nur samstags und sonntags für eine Stunde Besuch empfangen.

Ich stecke im Gefängnis Nummer zwei fest. Ich entwickle einen Plan. Ich fresse mich hier raus und zu Hause kann ich wieder abnehmen. Ana flüstert mir zu: „Dann geht alles von vorne los. Sobald du daheim bist, wird wieder abgenommen.“

Ich gebe Ana einen imaginären Handschlag, denn ich würde nicht zulassen, dass ich wieder aussähe wie ein

Elefant, ein Walross oder ein Nashorn.

Heute habe ich Besuch von einer Diätassistentin. Sie soll mit mir gemeinsam einen Essensplan erstellen, mit dem ich jede Woche mindestens 500 Gramm zunehmen muss.

Alles, was auf meinem Essensplan steht, bekomme ich dann vorgesetzt. Ein festgelegter Kalorien- und Fettgehalt am Tag soll aus mir ein Walross machen und das Schlimmste ist, es gibt kein Entkommen. Jeden Tag darf man zwischen zwei Gerichten wählen. Das Gespräch mit der Diätassistentin gestaltet sich schwierig. Ich soll Butter und Nutella essen. Da ich mich strikt weigere, auf mein Brötchen Butter zu schmieren, kommt es zu einem großen Streit. „Das muss hier jeder", behauptet sie. „Auch du, Kara. Du kannst das essen, Butter ist nicht schlimm."

„Schön", antworte ich. „Wenn sie das so gerne mögen, dann essen sie doch einfach meine Portion."

„Das ist nicht lustig, Kara, wir schreiben das jetzt einfach auf und das wird gegessen."

Ich bin trotzig und schaffe es dann doch, die Butter zu umgehen, indem ich als Zwischenmahlzeit einen Keks wähle. Erstaunlicherweise fällt mir das zu Beginn gar nicht so schwer, da mir Kekse deutlich lieber sind als Butter. Es gibt drei Zwischenmahlzeiten am Tag, die aus Obst, Joghurt, Keksen oder Säften bestehen. Sie sind dafür da, dass ich mich wieder an das regelmäßige Essen gewöhne und meinen Kaloriengehalt nicht auf drei, sondern auf sechs Mahlzeiten verteilen kann.

Irgendwann wird es mir zu viel. Ich packe heimlich mehrere leere Kekstüten ein und lege sie bei der nächsten Mahlzeit so auf den Tisch, dass das Personal denkt, ich hätte meine Kekse gegessen, während ich die echte Packung in meiner Hosentasche verschwinden lasse.

Wenige Tage später fasse ich den Entschluss, an mir zu arbeiten. Schließlich will ich hier raus und damit mich meine Eltern mitnehmen, muss sich einiges verändern.

„Ich muss lernen, mir wieder vernünftige Portionen aufzutun“, fordere ich im nächsten Gespräch mit meiner Betreuerin. „Ich will mir selbst mein Essen auf den Teller machen. Es kann wer danebenstehen und das Ganze überprüfen, aber das gehört zum Gesundwerden dazu. Das muss ich lernen.“

Das Personal ist skeptisch, erlaubt es mir schließlich doch. Beim nächsten Mittagessen erhalte ich keine vorgefertigte Portion aus der Küche wie die anderen Magersüchtigen, sondern darf mir meine Portion nehmen. Aber wie viel ist das nur? Was ist, wenn ich zu viel nehme? Woher weiß ich denn, was normal ist? In meinen Augen sind die Portionen hier nicht normal. Sie wirken überdimensional riesig. Ich sehe, wie viel die anderen haben und daran soll ich mich orientieren. Das ist zu viel, viel zu viel.

„Auf jeden Fall musst du weniger nehmen, das übersteigt deine Mittagsportion. Mach etwas, Kara, schummle, schrei, beschwer dich, wirf dich auf den Boden, irgendetwas. Lass das nicht mir dir machen, lass nicht zu, dass sie dich so mästen.“

Ich weine beim Mittagessen und das Personal stellt fest, dass es eine zu große Überforderung darstellt. „Wenn ich schon esse, dann nur etwas, das mir schmeckt. Ich möchte lieber warmen Reis vom Mittag haben als dieses Brot“, sage ich beim Abendessen.

Alle Mittel sind mir recht, um die Mahlzeit noch weiter aufzuschieben.

„Ich weiß aber nicht, wie viel das hat, Kara. Dann musst du das ohne Angaben essen“, sagt meine Betreuerin beim Abendessen.

Ich willige ein, denn ich möchte wenigstens etwas wählen, das mir schmeckt, und einfach nur schnell nach Hause.

„Da fehlt aber noch ein ganzer Löffel, Kara“, sagt sie und schüttet mir noch ein wenig mehr auf den Teller.

Jetzt sitze ich vor dem warmen Gericht und will gar nicht anfangen.

„Morgen ändern wir das wieder, Kara. Das klappt noch nicht.“

Sie hat recht, doch einsehen will ich das nicht.

„Kara fehlen auch noch zwei Gläser Wasser.“

Ich hasse es. Ich hasse es, so viel zu trinken. Ich hasse es, so viel zu sein. Dadurch fühle ich mich noch voller und muss direkt danach auf die Toilette. Da es kurz nach der Mahlzeit ist, immer in Begleitung. Ich hasse dieses Haus. Ich hasse dieses Leben. Ich weine und rühre mein Abendessen nicht an. Ich kann es heute nicht verspeisen, ich weigere mich, was mir großen Ärger einbringt.

Meine Eltern bemerken ziemlich schnell, dass ich hier nicht die richtige Behandlung bekomme. Es wird nicht besser, sondern nur noch schlimmer. Bei ihrem nächsten Besuch stellen sie fest, dass ich einen Bewegungsdrang entwickelt habe. Ich kann nicht mehr still sitzen, sondern zapple ununterbrochen mit meinen Beinen. Das ist ein noch größerer Rückschritt. Die anderen magersüchtigen Patienten haben es mir vorgemacht. So laufen wir immer wieder um die

Tischtennisplatte herum, um alles Gegessene wieder zu verbrennen. Zwei Tage später lese ich einen Brief von Papa. Der Brief enthält ein Gedicht, das von einer magersüchtigen Person geschrieben wurde.

*Der übermächtige Gegner*
*Du hast immer alles bestimmt und beeinflusst noch immer,*
*du hast alles zerstört und es heilt nur langsam,*
*du hast alle Kraft genommen und sie kommt nur langsam wieder,*
*aber ich kämpfe gegen dich.*

*Alles hat sich um dich gedreht,*
*alles Gedankengut hast du von mir gefordert,*
*alles hast du in der Hand gehabt,*
*aber ich kämpfe gegen dich.*

*Du warst Flucht und Anerkennung,*
*du warst Liebe und Erfüllung,*
*du warst Halt und Sicherheit,*
*aber ich kämpfe gegen dich.*

*Ich weiß, du bist schlecht und zerstörst,*
*ich weiß, du bedeutest Einsamkeit und totale Abhängigkeit.*
*Ich hasse dich, auch wenn ich dich geliebt habe,*
*aber ich kämpfe gegen dich.*

*Manchmal da fühle ich mich schwach,*
*manchmal fehlst du als Stütze,*
*manchmal führst du mich in Versuchung,*
*aber ich kämpfe gegen dich.*

*Du bist noch da und du willst keine Ruhe geben,*
*du versuchst mich zurückzuholen,*
*du bist sehr stark, aber ich kämpfe gegen dich.*

*Ich muss lernen ohne dich zu leben,*
*ich muss lernen Gefühle zu erleben, die ich nie hatte,*
*ich muss lernen wieder zu leben*
*und ich muss lernen mich selbst zu lieben.*

*Ich muss verlorene Freunde zurückholen,*
*ich muss lernen Enttäuschungen nicht über dich zu verarbeiten,*
*ich muss lernen nicht perfekt zu sein zu können*
*und ich muss lernen mein und nicht dein Leben zu führen.*

*Momentan weiß ich nicht, wer ich bin, aber ich kämpfe gegen dich!*
*Momentan bin ich verletzlich und beeinflussbar, aber ich kämpfe gegen dich!*
*Momentan bin ich voller Zweifel und Ängste,*

*aber ich kämpfe gegen dich.*
*Momentan bin ich schwach und brauche viel*
*Liebe und Schutz, aber ich kämpfe gegen dich!*

Ich stehe während des Lesens in meinem Zimmer, denn zu sitzen erlaube ich mir nicht. Schließlich muss ich Kalorien verbrennen. Der Verfasser versteht mich. Genauso fühle ich mich. Ich bin mit meinen Gedanken und dem inneren Chaos nicht alleine. Da ist jemand, dem geht es genauso wie mir, doch im Gegensatz zu mir sagt er der Magersucht den Kampf an.

Ich hingegen renne ihr nach und höre auf die Stimme in meinem Kopf. Was ist, wenn ich der Magersucht den Kampf ansage? Aber darf ich das überhaupt? Dann trete ich all meine Prinzipien und meine beste Freundin mit Füßen. Was ist, wenn mir mein Leben ohne Magersucht nicht mehr gefällt? Jetzt gerade gefällt mir mein Leben zwar auch nicht, aber was, wenn ich ohne sie noch unglücklicher sein werde als jetzt? Was ist, wenn mich Ana dann nicht mehr zurückwill?

Meine Hipster-Therapeutin hat mir in einer unserer Sitzungen gesagt, ich könne mal einen Brief an die Krankheit schreiben und ihr diesen dann vorlesen. Als ich dieses Gedicht lese, steigt eine unglaubliche Wut in mir auf und ich schnappe mir tatsächlich Zettel und Stift und fange an zu schreiben. Aber was soll ich schreiben? Je nach Laune ändert sich meine Einstellung zu mir und der Krankheit. Will ich sie behalten oder will ich sie bekämpfen? Meine Meinung darüber ist sehr ambivalent und sobald ich die Zahl auf der Waage sehe, will ich wieder an Gewicht verlieren. Der Anfang fällt mir schwer, doch dann sprudeln die Worte nur so aus mir heraus. Zwischenzeitlich möchte ich meine Wörter wieder ausradieren.

Du verrätst deine Freundin, Kara. Du bist ihr untreu und fällst ihr in den Rücken. Sie war dir immer treu und würde dich nie im Stich lassen.

Doch ich stoße diese Gedanken zur Seite und konzentriere mich auf die Wut und den Hass, die ich empfand, als ich das Gedicht gelesen habe.

*Hallo Anorexie,*

*ich hasse dich! Deinetwegen bin ich hier. Ständig höre ich von Leuten, dass sie sich Sorgen machen und Angst haben, dass ich sterbe und dann brechen sie einfach in Tränen aus. Ich sitze dann hilflos daneben und weiß nicht, was ich tun soll. Das sind Situationen, die ich nicht kontrollieren kann, auch wenn ich es gerne könnte. Ich verletze Menschen, ohne dass ich es will. Ich kann nicht zur Schule gehen, bin quasi im Knast, habe keine Freiheiten und sehe meine Freunde nicht mehr. Du bist der Grund, warum ich keinen Spaß mehr habe, denn deinetwegen sitze ich in der doofen Klinik, die ich niemals sehen wollte. Für mich ist das kein Leben, nein, so kann ich das gerade nicht mehr bezeichnen. Ich existiere! Ich atme und esse, atme und esse, aber mehr auch nicht. Ich habe keine Freude mehr, auch wenn ich allen vorspiele, ich hätte welche. Mein Lachen, das ist zurzeit die reinste Show. Das ist nur, damit ich den heutigen Tag überstehe. Ich bin so tierisch sauer auf dich, dass du mir so viel genommen hast. Klar, du hast mir auch viel gegeben, aber in den Sekunden, in denen du mal nicht meinen Kopf terrorisierst, da weiß ich, dass ich durch dich mehr verloren als gewonnen habe. Deshalb sage ich dir jetzt den Kampf an! Ich kämpfe gegen dich!*

Danach breche ich in Tränen aus. Ich bin plötzlich nicht mehr wütend, sondern nur noch sehr, sehr traurig und ziemlich überfordert. Wie soll ich es schaffen, diese Krankheit zu besiegen? Ich weiß nicht einmal, warum ich krank bin. Das Einzige, was ich weiß, ist, dass die Krankheit ein Teil von mir geworden ist und ich mir ein Leben ohne sie nicht vorstellen kann. Was soll ich denn mit meiner freien Zeit anfangen? Worüber soll ich nachdenken, wenn nicht über das Abnehmen?

Alle sagen, ich solle lernen, mich selbst zu lieben, doch an mir gibt es gar nichts zu lieben. Das ist die Wahrheit und alle, die das Gegenteil behaupten, verschließen ihre Augen vor der Realität, davon bin ich fest überzeugt. Mich kann man nicht lieben, an mir ist nichts, was liebenswert ist.

In diesem Moment kommt eine Mitpatientin in mein Zimmer. „Hey, Kara, hast du Lust, etwas mit uns zu basteln? Eine Betreuerin hat Fimo mitgebracht. Komm, ist besser, als sich hier im Zimmer zu vergraben."

Sie hat recht, also willige ich ein und bin dankbar über die Ablenkung. Doch die Ablenkung hält nur kurz an.

Am nächsten Morgen ist Wiegetag. Als ich feststelle, dass mein Gewicht gestiegen ist, bekomme ich einen Schock. Ich werfe mich weinend auf mein Bett und verfluche mich. Ich hasse mich dafür, dass ich mehr gegessen habe, und weiß, dass ich es psychisch nicht aushalte, mich herauszufressen. Ich kann mich selbst mit so einem hohen Gewicht nicht ertragen.

Kurze Zeit später kommt auch Joline in die KJP, aber auf eine andere Station, die schräg gegenüberliegt. Sie hat keine Magensonde mehr. Oft winken wir uns durchs Fenster zu oder reden, wenn wir uns auf dem Flur begegnen, aber wirklich Zeit zum Reden haben wir leider nie. Deshalb schreiben wir uns Briefe, in denen wir uns gegenseitig ermutigen und davon erzählen, was uns schwerfällt und worüber wir schockiert sind. Unsere Freundschaft entwickelt sich Stück für Stück. Sie versteht meine Gedanken und Gefühle. Doch wir sprechen nicht nur über die Krankheit, Therapie und die Mitpatienten, sondern über Bücher, die wir lesen, über Familienbesuche oder unsere Träume. Joline wird zu einem wichtigen Teil meines Lebens, das hat sich bis heute nicht geändert.

Da ich so behütet aufgewachsen bin, weiß ich gar nichts über Depressionen, Selbstmordgedanken oder Schizophrenie. Zum ersten Mal in meinem Leben komme ich mit solchen Krankheiten in Kontakt. Am meisten schockiert mich ein Mädchen. Eines Tages wurde sie im Rollstuhl auf unsere Station geschoben. In einem Zweiergespräch vertraut sie mir an, dass sie vom Dach ihrer Schule gesprungen ist. Es ist ein Wunder, dass sie überhaupt noch lebt.

Eigentlich gibt es zwei Regeln in der KJP. Die erste wird immer gebrochen: Rede mit keinem anderen Patienten über dein Krankheitsbild. Die zweite: Jungen und Mädchen dürfen sich gegenseitig nicht berühren.

Das Mädchen ist dreizehn, also drei Jahre jünger als ich. Sie hört Stimmen in ihrem Kopf, die ihr befohlen haben, von der Schule zu springen. „Ich konnte nicht anders“, sagt sie mit zittriger Stimme.

Das erste Mal erhalte ich einen Einblick in zerrissene Familienverhältnisse und stelle fest, dass die Welt gar nicht so friedlich ist, wie ich sie mir vorgestellt hatte.

Eines Abends bin ich auf dem Weg zu den anderen Patienten ins Wohnzimmer, als ich Schreie höre. Plötzlich sehe ich, wie ein Mädchen auf einem Bett liegt und am ganzen Körper fixiert wurde. Sie wehrt sich und schreit. Fünf Menschen vom Personal halten sie fest. Ihr Kopf ist blutig, da sie ihn zuvor gegen die Wand geschlagen hatte.

Ich renne zurück in mein Zimmer und weine wie verrückt. Warum hat das Mädchen nicht einfach aufgehört, seinen Kopf immer wieder gegen die Wand zu schlagen? Und warum fesseln sie sie? Macht, dass es aufhört, ich will nicht mehr diese Schreie hören, ich will nur, dass sie aufhört.

Ich kann nicht mehr, ich will hier raus! Mein Blick bleibt am Fenster hängen, das wohl die Betreuerin heute Mittag nach dem Lüften vergessen hat wieder abzuschließen. Ich klettere aus dem Fenster in den Innenhof, der meine Gruppe mit einer anderen verbindet, und renne zum Wohnzimmer.

Erschrocken gucken mich meine Mitpatienten an, als sie mich völlig verheult auf der anderen Seite des Fensters sehen.

„Holt jemanden, sofort“, schreien sie sich gegenseitig zu und ich laufe zu meinem Zimmer zurück, springe durchs Fenster wieder rein und breche im Flur fast zusammen. Mein Gesicht ist tränenüberströmt.

„Was ist los, Kara? Was ist passiert?“, fragt meine Betreuerin hektisch.

„Ich habe alles gesehen, das Blut, das Bett, euch und

wie sie sich versucht hat zu wehren." Das ist alles, was ich herausbekomme, aber ich muss auch nicht mehr sagen, denn die Betreuerin versteht direkt, was für ein Schock das für mich sein muss. Ich bin gerade sechzehn Jahre alt und muss mit ansehen, wie ein Mädchen, das nur ein Jahr älter ist als ich, auf einem Bett gefesselt wird – der Kopf blutüberströmt.

In dieser Nacht habe ich den schlimmsten aller Albträume. Ich schreie so laut, dass die Nachtschicht hereinkommt. Schweißgebadet wache ich auf und kann nicht mehr einschlafen. Mich verfolgt das Ganze. Ich träume von dem Mädchen und die Bilder spielen sich immer wieder vor meinem inneren Auge ab.

Meine Eltern sind außer sich, als sie davon erfahren und fassen den Entschluss, mich endlich hier rauszuholen. Wird auch Zeit. Ich stecke schon so lange hier fest. Inzwischen sind es drei Wochen. Gebracht hat mir mein Aufenthalt nichts außer ein Trauma.

„Kara, wir holen dich da raus, okay?"

„Wirklich, Papa?", frage ich ins Telefon und unterdrücke einen Freudenschrei.

„Ja, aber du darfst noch keinem etwas sagen, auch nicht deinen Mitpatienten, okay? Das wird ein bisschen kompliziert und schwierig. Aber wir kriegen das hin."

Ich freue mich wie ein kleines Kind, das zum ersten Mal im Schnee spielt. Papa habe schon vorher den Chefarzt gefragt, ob es für mich möglich sei, in der Tagesklinik aufgenommen zu werden und weiterhin zu Hause schlafen zu können.

Die Idee gefällt mir deutlich besser, aber dafür sei mein Gewicht noch zu niedrig. Vergeblich habe mein Vater versucht, den Chefarzt zu überreden, dass ich jedes

Wochenende nach Hause kommen dürfe, aber das verstoße gegen die Regeln.

Wenig später höre ich das Telefon in der Zentrale klingeln und ich weiß genau, in diesem Moment telefoniert mein Papa mit dem Personal. „Kara, du kannst deine Koffer packen. Deine Eltern kommen bald, um dich abzuholen“, erklärt mir eine Betreuerin.

Ich sehe in ihren Augen, dass sie das ganz und gar nicht klug findet. Das gesamte Personal ist nicht einverstanden. Alle sind dagegen, doch das ist mir egal, denn alles, was ich sehen kann, ist meine Freiheit. Ich stoße mehrere Jubelschreie aus und springe wild herum.

Nach drei Wochen Krankenhaus und drei weiteren Wochen KJP darf ich endlich wieder nach Hause. Papa hat schon am Telefon von einem Vertrag zwischen mir, Mama und ihm gesprochen, in dem genau festgelegt werden soll, wie es zu Hause weitergehen wird.

Im ersten Moment ist mir völlig egal, was da alles in dem Vertrag steht – Hauptsache, endlich raus aus dieser Höllenanstalt.

„Wie Kara, ist das wirklich wahr? Du fährst jetzt nach Hause?“, fragt meine Zimmernachbarin entsetzt und ich nicke stolz.

Die Zeit, während ich auf meine Mutter warte, kommt mir ewig lang vor. Heilfroh bin ich, als Mama endlich vor der KJP steht und wir meinen Koffer im Auto verstauen.

„Sie müssen hier noch unterschreiben, dass Sie Ihre Tochter gegen ärztlichen Rat mit nach Hause nehmen. Wir befürworten das nicht. Kara müsste eigentlich noch viel länger hierbleiben. Sie ist erst drei Wochen hier. Sie ist zu krank“, erklärt das Personal meiner Mutter, „mit Magersucht experimentiert man nicht herum.“

Mama hört sich die Ratschläge an, aber ihre und die Entscheidung meines Vaters steht fest. Sie unterschreibt das Formular, während ich mich von den anderen verabschiede. „Wir wissen, dass Kara krank ist, aber das hier ist der falsche Ort für unsere Tochter“, begründet sie ihre Entscheidung noch mal, „wir holen uns andere Hilfe.“

Ich gehe noch zu dem Mädchen, das von der Schule gesprungen ist und das ich wirklich in mein Herz geschlossen habe. Wir haben auf dem langen Flur immer Rollstuhlrennen veranstaltet, sie hat dabei so gelacht, während ich dabei mein Ziel, Kalorien zu verbrennen, weiterverfolgen konnte. Für uns beide ist es also von Vorteil gewesen.

„Du hast hier so große Fortschritte gemacht. Du kannst wirklich schon wieder ein bisschen alleine gehen. Gib bitte nicht auf und kämpf weiter. Und auch, wenn du es nicht glauben kannst, du bist wunderschön und Gott liebt dich, wirklich.“

Sie wischt sich einige Tränen aus dem Gesicht, dann drehe ich mich zu meiner Mutter um und nehme sie in den Arm. „Lass uns endlich nach Hause fahren, Mama.“

Gemeinsam verlassen wir die KJP und ich komme nie wieder zurück.

*Eintrag von Papa:*

*Es kam der Tag, als ich Kara von der Schule abgeholt habe, da ihr Puls so schlecht war. Wir sind direkt weiter zu der Hausärztin gefahren. Irgendwie war Kara selbst bewusst, dass es mit der Magersucht zu tun hatte. Die Ärztin gab die Einweisung ins Krankenhaus, wir sollten direkt dort hinfahren. Doch dann saßen wir im Auto und haben lange, lange gesprochen. Tenor: „Ich schaffe das schon." Wir haben einige Dinge miteinander vereinbart, welche, weiß ich nicht mehr. Ich weiß nur, dass wir nach Hause gefahren sind, und die Sache nur kurzzeitig besser wurde. Ich habe mich oft gefragt, ob es besser gewesen wäre, direkt ins Krankenhaus zu fahren. Ob der Schock, der Ernst, mit dem wir das aufnehmen, ein heilsamer Schock gewesen wäre. Ich weiß es nicht ... Dass der Schock heilsam ist, haben wir auch gedacht, als Kara dann wirklich wenige Wochen später ins Krankenhaus eingeliefert wurde. Für uns war immer die Vorstellung dahinter: Jetzt muss sie doch aufwachen.*

*Mit der Einweisung begann ein „Spiel", das bis heute andauert: Ich nenne es „Böse Eltern – Gute Eltern". Kara zu Hause, war die Eröffnung der Spielvariante „böse Eltern". Kara weg, war die Eröffnung der Spielvariante „Gute Eltern". Häufig wurden wir dabei instrumentalisiert. Wir haben uns immer klargemacht und darauf geachtet, dass es unsere Handlungen nicht beeinflusst. Natürlich ist es viel schöner, als Hero-Papa wahrgenommen zu werden als als Looser-Papa. Als wir Kara später aus der Kinder- und Jugendpsychiatrie geholt haben, war so etwas, wo wir stark merkten, dass wir instrumentalisiert wurden, wir haben das dennoch gemacht und es auch nie bereut. Damals haben wir einen Vertrag aufgesetzt, den ich auch heute noch richtig gut finde. Es ging auch gut, aber mehr und mehr wurden wir wieder zu den bösen*

*Eltern, weil die Auseinandersetzungen um das Essen und um das Verhalten immer an uns hängen blieben. Auch wenn wir oft versucht haben, das zu vermeiden. Dass der Schock heilsam ist, haben meine Frau und ich auch gedacht, als wir Kara in die KJP gebracht haben. Das war kurz vor ihrem 16. Geburtstag – Am nächsten Tag haben wir ausnahmsweise noch einmal Besuchsgenehmigung bekommen, um ein bisschen Geburtstag zu feiern. Die Fahrt dorthin war schlimm, man fühlt sich miserabel, wenn man sein eigenes Kind zur Schlachtbank bringt. Aber man weiß auch, dass es so nicht weitergeht. Aus der Suchtberatung kenne ich die Rede vom „Persönlichen Nullpunkt.“ Solche Menschen müssen ganz unten sein, damit sie endlich anfangen, echte Wege aus der Sucht herauszugehen und nicht immer nur herumtricksen. Man darf als Angehöriger dann nicht Co-Süchtig werden, also den anderen immer wieder so zu stabilisieren, dass es geht, aber er eben nicht wirklich rauskommt. Auch da gibt es viel Instrumentalisierung. Liebe ist dann nur, wenn man das tut, was der andere meint, was man tun soll. Das ist aber nicht Liebe, sondern das lässt den anderen im Elend und hilft ihm nur ganz sporadisch, dass es nicht ganz schlimm wird. Das ist die doofste und schwierigste Form der Liebe, dass man dem anderen nicht helfen darf, dass man ihm nur hilft, wenn man jetzt eben nicht mithilft. Wir haben in der Zeit so viele Dinge aus Liebe gemacht, die Kara uns als Hass, und Ignoranz, Gemeinsein und was nicht noch alles angerechnet hat. Ich glaube, wir konnten das, weil wir uns in der ganzen Zeit immer von Gott getragen wussten, weil wir in all der Tiefe immer wieder seine Hand und wirkliche Wunder erlebt haben. Dass wir die erste ambulante Therapeutin so schnell bekamen, dass die Schulpsychologin eine Gruppe für Essstörung einmal die Woche leitete, das alles gehörte dazu und ganz besonders, dass ich am Tag vor dem 23.12.2014 innerhalb weniger Stunden einen Platz in der Klinik in Bad Bevensen bekommen habe, das ist einfach nur Gottes Führung. Wir waren ihm bei aller Klage und Bitte immer auch dankbar, dass er uns solche Zeichen geschenkt hat. Wir haben auch besprochen, dass wir die Sache nicht geheim halten aus Angst und Scham, oder vor Meinungen der anderen Leute über uns, unsere Kinder und unsere Erziehung. Wir haben das nie herausposaunt, wir sind nie damit hausieren gegangen und haben keine Details preisgegeben, aber wir haben auch immer gesagt: „Kara ist magersüchtig." Wir hatten viele Freunde in aller Welt, von denen wir wussten, dass sie für Kara gebetet haben. Wir haben das in der Klinikzeit jeden Morgen in einer besonderen Gebetsgemeinschaft auch getan.*

*Etwas Weiteres, was sehr schwierig ist: Da ist ein Mensch, der ja nicht verrückt ist, aber der ein paar Sachen nicht rational denken kann, die Emotionen und Verletzungen verhindern das. Aber das ist so schwer zu begreifen. „Warum sieht sie das nicht ein? Warum begreift sie das nicht? Warum kapiert sie nicht, dass sie das Gegenteil bewirkt durch ihr Verhalten, als was sie eigentlich will?" Das ist so schwer zu begreifen und so schwer umzugehen und so schwer zu leben. Und es verstärkt sich durch die Erfahrung, dass man dem eigenen Kind nicht mehr glauben kann, dass man hintergangen, betrogen, belogen wird. Dass Kara alles gemacht hat, was ihr scheinbar dient, und was sie meint, es tut ihr gut und macht Sinn, dass sie dabei alle Grenzen überschreitet, sich nicht an Vereinbarungen hält und natürlich immer wir die sind, die daran Schuld haben.*

# 9. Endlich wieder zu Hause

*Vertrag:*

*Kara, Mama und Papa wollen testen, ob eine Genesung und Heilung von Karas Magersucht auch ohne einen stationären Klinikaufenthalt möglich ist.*

*Dabei werden wir immer wieder die Fragen zu stellen haben:*

*Was ist/gelingt in der Klinik besser?*

*Was ist/gelingt zu Hause besser?*

*Sollte sich durch diesen Test herausstellen, dass eine Heilung ohne Klinikaufenthalt nicht möglich ist (Kriterien: Gewichtsabnahme, andauernde Konflikte zu Hause, Isolation und aneinander vorbeileben, keine Bereitschaft, an der Genesung zu arbeiten) stimmen alle einem stationären Klinikaufenthalt zu.*

*Ziel ist, dass Kara fröhlich und unbelastet mit Essen umgehen kann und ein aus medizinischer Sicht gesundes Gewicht (52 Kilo) erreicht.*

*Wir sind uns einig, dass Kara zum Sieg über die Magersucht professionelle Hilfe braucht.*

*Darum wird angestrebt, dass Kara so bald wie möglich in der Tagesklinik aufgenommen wird.*

*Die Teilnahme an der Selbsthilfegruppe wird vereinbart.*

*Einer ambulanten Therapie bei einem Psychotherapeuten wird zugestimmt.*

*Um eine gute und konfliktfreie Atmosphäre zu*

*schaffen, wird Folgendes vereinbart:*

*Zweimal in der Woche (Dienstag und Samstag) wird ein „Gelingt-der-Test-Gespräch" vereinbart.*

*Hier kann alles besprochen werden. Außerhalb dieses Gesprächs finden Gespräche über das Thema Essstörung und die Inhalte dieses Vertrags nur statt, wenn beide Seiten das wirklich wollen.*

*Der Belastungsplan der KJP wird, was Ausgehzeiten und körperliche Belastung angeht, übernommen. Abweichungen sind gegebenenfalls möglich und im „Gelingt-der-Test-Gespräch" zu thematisieren.*

*Es gibt keine Trickse reien!*

*Im Einzelnen wird vereinbart:*

*Gewicht*

*Grundsätzlich gilt: Wir wollen Essen und Gewicht nicht zum Hauptthema machen.*

*Darum vereinbaren wir folgende Umgangsweise.*

*Derzeit (28.11.2013) liegt der Wert, bis zu dem sich Kara eine Gewichtszunahme vorstellen kann, bei 49 Kilo. Dieser Wert wird als kleinster gemeinsamer Nenner von allen akzeptiert.*

*Das heißt, es gibt keine Diskussionen über ein Zielgewicht von unter 49 Kilo. Wir arbeiten gemeinsam daran, die 49 Kilo zu erreichen.*

*Kara wiegt sich täglich/ zweitägig. Kara, Mama und Papa erfahren das Gewicht. Dabei wird das Gewicht nicht kommentiert, bewertet, beurteilt.*

*Für die Frage, ob Gewicht verloren wurde (es gibt ja normale Tagesschwankungen), gilt der Freitag als Stichtag.*

*Alle Fragen und Konsequenzen werden im „Gelingt-der-Test-Gespräch“ besprochen.*

*Allen ist bewusst, dass sich Kara unter 46 Kilo noch in einem Zustand befindet, der auch ihre seelische und geistige Belastbarkeit stark negativ beeinflusst.*

*Essen*

*Es wird gegessen, was auf den Tisch kommt. Dabei ist das Ziel, ein gesundes und ausgewogenes Essen einzunehmen. Es gibt drei Mahlzeiten und zwei Zwischenmahlzeiten.*

*Gemeinsam kann darauf geachtet werden, dass Kara eine tägliche Kalorienmenge von derzeit 1800 Kalorien nicht überschreitet. Eine Ernährungsberaterin kann als Expertin hinzugezogen werden. Die tägliche Kalorienaufnahme muss im Laufe der Zeit gesteigert werden (bis auf 2200 Kalorien), um ein höheres Gewicht zu erreichen und halten zu können (Richtwert: 45 Kalorien pro Kilo).*

*Es werden keine diätischen, kalorienreduzierten Lebensmittel und Getränke verwendet.*

*Freizeit & Freunde*

*Grundsätzlich gilt der Belastungsplan.*

*Dabei gilt, je weiter der Genesungsprozess fortschreitet, desto mehr*

*Entfaltungsmöglichkeiten sind drin.*

*Kara darf Besuch von Freunden empfangen und Freunde besuchen.*

*Sie besucht am Montagabend den Dornbusch.*

*Kara verzichtet auf sportliche Betätigung, insbesondere Ausdauersportarten.*

*Keine übermäßige Beanspruchung sozialer Medien (Eine Stunde pro Tag, am Wochenende zwei Stunden).*

*Kara arbeitet in der Jungschar mit.*

*Kara schreibt ein privates Gesundheitstagebuch.*

*Familie*

*Wir essen nach Möglichkeit zusammen.*

*Wir bleiben eine normale, freche, liebevolle, chaotische ... Familie. Das heißt auch, hier soll die Krankheit nicht im Vordergrund stehen. Wir dürfen uns freuen und miteinander lachen, aber auch miteinander streiten und diskutieren.*

*Wir vereinbaren die Regel: Möglichst wenig einsam, also kein Rückzug ins Zimmer.*

*Wir vereinbaren einen wöchentlichen Fernsehabend und nach Möglichkeit auch eine gemeinsame Aktivität.*

*Mögliches freiwilliges Therapieangebot.*

*Musiktherapie: Papa bringt Kara Gitarrespielen bei (Wöchentlich eine Stunde).*

*Gestalttherapie: Mama bastelt, werkelt mit Kara (Wöchentlich eine Stunde).*

*Bewegungstherapie: Die Yoga-Dame in unserer Xbox macht mit Kara Yoga-Übungen (Wöchentlich eine Stunde).*

*Und dann hätten wir noch die Spülmaschineausräumtherapie, die „Ich räume mein Zimmer auf"-Therapie und bestimmt noch viele andere ...*

*28.11.2013*

Ich bin so froh und dankbar, wieder zu Hause zu sein. Es ist das schönste Gefühl, das ich seit Langem empfinde. Ich bin jetzt ungefähr sechs Wochen nicht daheim gewesen. Für mich war das die längste Zeit, die ich jemals weg war. Und ich brauche dringend frische Luft. Ich genieße es richtig, draußen zu stehen und mehrmals ein- und auszuatmen.

Von dem Eingeschlossensein habe ich definitiv die Schnauze voll. Ich möchte wieder leben. Doch ich begreife nicht, dass ich vom echten Leben längst zu weit entfernt bin.

In meinen Augen ist alles perfekt, wäre da nicht der Vertrag mit meinen Eltern. Die erste Zeit läuft es ziemlich gut. Papa und ich üben zusammen Gitarre und ich bastle mit Mama Weihnachtsdeko. Das Essen fällt mir schwer, doch ich ziehe gemeinsam mit meinen Eltern am selben Strang, der heißt: Die Krankheit besiegen, denn ich weiß inzwischen, wie krank ich bin. Ich mache regelmäßig Yoga vor unserer Xbox und kann wieder viel mit Mama und Papa lachen und über viele Dinge reden. Ich bin stolz auf mich, weil mein Gewicht nicht weiter sinkt. Es steigt sogar wöchentlich um 500 Gramm. Ich schreibe meine gegessenen Lebensmittel und die Kalorien in ein Heft. Jeden Abend rechne ich meine Kalorien noch einmal zusammen und unterdrücke dabei die Tränen.

Nachdem ich jedoch ein Kilo zugenommen habe, fällt es mir unheimlich schwer zu essen. Einmal die Woche muss ich mich morgens vor der Schule zusammen mit Mama wiegen und das Gewicht aufschreiben. Auf leisen Sohlen tapse ich schon früher ins Bad und überprüfe mein Gewicht. Ich habe jedes Mal Angst, dass plötzlich Mama oder Papa in der Tür stehen. Papa liegt aber meistens noch im Schlafzimmer in seinem Bett, was nur wenige Zimmer weiter liegt, oder, was mir weniger Angst macht, wenn er bereits unten in seinem Arbeitszimmer am Computer sitzt. Dann kann ich wenigstens hören, wenn er hochkommt. Bei Mama ist das anders. Wenn sie die Treppe hochgeht, dann so leise, dass man das Gehör eines Hundes haben müsste, um sie wahrzunehmen. Sie ist immer darauf bedacht, keinen aufzuwecken, was für mich eine große Gefahr darstellt.

Meistens bereitet Mama im Esszimmer schon mein Frühstück zu, während ich langsam aufwache. Am Anfang unterstützen mich meine Eltern sehr und versuchen es mir so einfach wie möglich zu machen, doch was mein Gewicht angeht, kennt mein Vater kein Pardon.

Nach einiger Zeit meckert er, dass ich zu langsam zunehmen würde: „Du hältst dich nicht an den Vertrag."

„Doch, mach ich wohl." Warum ist er nicht einfach glücklich, dass ich wieder daheim bin und es so gut läuft? Ich esse wieder mehr, mein Gewicht ist ein wenig angestiegen und solange ich mein Gewicht halte, ist doch alles gut.

Für meinen Vater leider nicht. Für ihn ist ein Stehenbleiben, also wenn er keine Fortschritte sehen kann, ein Rückschritt. Das sehe ich anders und fühle mich schnell nicht mehr verstanden und vor allem nicht mehr geliebt. Wir haben unterschiedliche Arten, Liebe zu zeigen und uns geliebt zu fühlen. Somit kommunizieren wir aneinander vorbei, was häufig zu Streitgesprächen führt. Sein „Ich will, dass du zunimmst“ kann ich nicht als Liebe ansehen.

Ich interpretiere es als über mich bestimmen und meine Grenzen nicht akzeptieren. Schließlich will er, dass ich zunehme, ich will das nicht. Es ist schließlich mein Leben und meine Entscheidung. Liebe ist doch, wenn man möchte, dass sein Kind glücklich ist. Das bin ich. Mit meinem Gewicht jetzt kann ich leben, aber mit dem Gewicht, das sich mein Vater für mich wünscht, nicht. Er will also, dass ich unglücklich werde.

„Ist das etwa Liebe, Papa?“, frage ich ihn eines Mittags.

Und mein Vater antwortet: „Liebe ist, wenn ich meiner Tochter nicht beim Sterben zusehe.“

Ich schlucke. Seine Antwort sitzt tief.

Zusammen mit Mama gehe ich regelmäßig einkaufen. So kann ich mir das aussuchen, was ich mag. Doch jeder Supermarktbesuch ist eine riesengroße Herausforderung für mich. Ich habe Angst, überhaupt in einen Supermarkt zu gehen. Für Mama ist es der reinste Horror, weil sie mit mir viel länger braucht als gewöhnlich. Ich klammere mich wie eine Vierjährige an sie, weil ich völlig überfordert bin. „Mama, warte auf mich. Bleib stehen. Geh bitte nicht ohne mich weiter." Ich bin unsicher und habe Angst, dass mich irgendjemand sieht.

„Ich esse das nicht, weil ich das will, sondern nur, weil ich muss", würde ich am liebsten jedem Kunden erzählen, doch behalte es für mich. Ich hasse es, in die Supermärkte in unserem Ort zu gehen. Die Wahrscheinlichkeit ist zu hoch, dass mich jemand kennt. Deshalb meide ich alle Supermärkte im Dorf und bevorzuge diejenigen, die weiter weg sind.

Es herrscht die reinste Kalorien-Überflutung in meinem Kopf. Ich kann keine Lebensmittel in die Hand nehmen, ohne vorher zu checken, wie viele Kalorien sie haben. Vor dem Regal mit den Gemüseaufstrichen verbleibe ich oft zwanzig Minuten, weil ich jedes Glas einzeln anhebe, um das mit dem wenigsten Fett- und Kaloriengehalt zu finden. Nehme ich den Champignon-Möhren-Aufstrich (34) oder den Mango-Kokos mit (40)? Diese 6 Kalorien machen für mich einen riesigen Unterschied aus, dabei mag ich Kokos doch so gerne. Egal, ich entscheide mich für den Champignon-Möhren-Aufstrich.

Mama fällt das auf. Sie wird wütend. „Hör auf, immer auf die Kalorien zu gucken, Kara. Du sollst das nehmen, worauf du Lust hast oder was gut aussieht, und nicht das, was den wenigsten Fettgehalt hat."

Ich gehe jedes Regal durch und betrachte Lebensmittel, ohne etwas zu kaufen. Ich studiere die Nährwertkennzeichnungen noch mehr. Ich will die Auseinandersetzungen mit Mama im Supermarkt vermeiden. Deshalb google ich im Nachhinein alle möglichen Joghurtfirmen und suche mir den mit den wenigsten Kalorien heraus. Ich lerne sie auswendig, damit ich beim nächsten Einkauf mit Mama nicht die

Nährwertkennzeichnung checken muss und sie keinen Verdacht schöpft. Irgendetwas muss ich ja nehmen. Mama soll denken, ich sei gesund und alles gut.

Vielleicht sollte ich damit zu „Wetten, dass..?" gehen. Kalorien von Lebensmitteln bestimmen. Ich würde sicher gewinnen. Ich bin stolz darauf, ganz im Gegenteil zu meinen Eltern, die einfach nicht mehr wissen, was sie noch machen sollen.

Die ersten zwei Wochen verlaufen relativ gut, doch das ändert sich schneller als gedacht.

Die Klinik hat nicht viel verändert. Im Gegenteil, sie hat vieles schlimmer gemacht. Dazu zählt vor allem der Bewegungsdrang, den ich mir von den anderen Magersüchtigen abgeguckt habe. Ich kann nicht mehr still stehen. In der KJP standen wir beim Fernsehgucken und drehten unsere Runden um den Esstisch. Still stehen ist Schwäche und Sitzen ist Sünde. Ich will einfach nur so viele Kalorien wie nur möglich verbrauchen.

Zu Hause ändert sich das nicht, ich sitze nicht mehr still. Beim Fernsehgucken laufe ich hin und her, ich muss mich bewegen. Papa sagt mir ständig, ich solle mich hinsetzen, und dann sitze ich zwei Minuten und stehe direkt wieder auf.

Beim Spülmaschineausräumen nehme ich jeweils nur ein einziges Teil heraus, damit ich mehr Gründe habe, mich zu bewegen, ohne dafür von Mama angemotzt zu werden.

Meine Rückkehr im Dezember 2013 zurück in die Schule gestaltet sich schwierig. Am Anfang sind Lehrer und Mitschüler ziemlich unbeholfen, als ich wieder am Schulalltag teilnehme. Zu Beginn gehe ich nur vier Stunden in den Unterricht und werde danach von Mama oder Papa abgeholt. Mit der Zeit würden wir die Stundenanzahl steigern. Ich sehe in lächelnde, aber verunsicherte Gesichter. Manche Klassenkameraden reden gar nicht mit mir, andere meiden mich.

„Die wissen nicht, wie sie mit der Situation umgehen sollen, Kara. Das ist auch nicht einfach für deine Mitschüler", erklärt mir Mama, als ich weinend von der Schule komme, weil ich mich ausgeschlossen fühle.

Auch in der Schule macht sich mein Bewegungsdrang bemerkbar. Mehrmals in der Stunde behaupte ich, auf Toilette zu müssen, und renne stattdessen über den Flur. Ich lasse meine Bücher oder den Taschenrechner extra im Fach liegen, damit ich während der Stunde einen Grund habe, aufzustehen. Fünfundvierzig Minuten am Stück zu sitzen, ist für mich unmöglich geworden. Das halte ich nicht aus. Auch während der Klassenarbeiten werde ich sehr unruhig.

„Du sitzt schon viel zu lange, Kara, mach was, lass dir eine Ausrede einfallen."

Ich fange an, dauerhaft mit dem Knie zu zittern. In der Pause renne ich durch den Klassenraum.

„Beweg dich, Kara, so viel es geht. Los!"

Ich mache meine Mitmenschen vollkommen verrückt, weil ich selbst im Gespräch die ganze Zeit auf und ab renne, immer wieder vor und zurück.

Meine Eltern haben in der Schule Besprechungen mit meinen Lehrern. Die sind ebenfalls überfordert. Mein Klassenlehrer sagt zu meiner Mutter: „Also, Sie haben wirklich eine tolle Tochter. Es ist so bewundernswert, wie sie der ganzen Situation in der Klasse standgehalten hat. Also ich wäre längst nach Hause gelaufen."

Im Nachhinein kann ich diese Unbeholfenheit meiner Mitschüler verstehen. Sie haben Angst, etwas

Falsches zu sagen, mich zu verletzen und alles schlimmer zu machen. Sie verstehen nicht, warum ich nicht einfach wieder esse. Trotzdem hätte ich mir nichts mehr gewünscht, als nicht ausgegrenzt zu werden, dass normal mit mir geredet würde.

Manchmal werde ich mit ziemlich gemeinen Kommentaren bedacht, wenn meine Mitschüler am Kuchenessen sind und ich still danebensitze. Vor anderen essen kann ich nicht und vor allem nicht, wenn ich keinen Schimmer habe, wie viele Kalorien es hat.

„Ja, Magersüchtige essen ja keinen Kuchen. Hat zu viele Kalorien."

Ich mache mich ganz klein und ignoriere den Satz. Trotzdem ist es ein Stich in mein Herz. Warum ist dieses Mädchen nur so gemein zu mir? Ich habe ihr doch gar nichts getan.

Für mein Umfeld ist die Situation unerträglich. Meine Freunde sind genervt und völlig überfordert. Wo ist das fröhliche Mädchen hin? Das Mädchen, das so viel gelacht und viel philosophiert hat. Plötzlich ist dieses Mädchen bleich und blass, ihm fehlen Farbe und ein Lachen im Gesicht, es verliert Haare und kann nicht mehr still sitzen.

Dieses Mädchen bin ich. Ich bin kaum wiederzuerkennen. Meine Mitschüler sind zu jung, um das Ganze wirklich zu verstehen. Ihr Leben dreht sich zu dem Zeitpunkt um ganz andere Dinge als mein Leben.

*Eintrag von Sarah:*

*Wenn ich an Kara und ihre Vergangenheit denke, sehe ich als Erstes das Mädchen aus der siebten Klasse vor mir, das so lebensfroh und verrückt war. Kara und ihre damalige Gang sahen so cool aus und jeder wollte mit ihnen befreundet sein. Sie haben einfach keinen Wert darauf gelegt, was andere von ihnen dachten und das hat mich damals sehr beeindruckt. Ich habe immer noch genau das Bild vor Augen, wie Kara sich etwas in der Cafeteria gekauft hat und genussvoll, ohne jegliche Gedanken an Kalorien zu verschwenden, in das belegte Brötchen gebissen hat. Damals hatte Kara Normalgewicht und sah in meinen Augen wunderschön aus. Wir kamen ins Gespräch und stellten fest, dass es ziemlich viele Gemeinsamkeiten in unseren Familien gibt, was nicht zuletzt auf unsere christliche Erziehung zurückzuführen ist. Wir trafen uns zusammen bei Freunden und verabredeten uns, um in den Pool zu gehen. Zu der Zeit machte es Kara noch nichts aus, sich im Bikini zu zeigen oder Fotos von sich machen zu lassen. Sie sah dabei immer so selbstbewusst aus, was sich später komplett veränderte.*

*In der neunten waren wir dann zusammen in einer Klasse. Eines Tages sagte Kara, sie hätte jetzt einen Ernährungsplan von der Mutter ihrer Freundin bekommen und sie würde versuchen, ein paar Kilo loszuwerden. Im ersten Moment war das nichts Besonderes, da sich fast jeder in diesem Alter ausprobiert hat und oftmals unzufrieden mit sich selbst und seinem Körper war. Es wurde zum Trend, dass man sich die Shape App herunterlud, und darauf achtete, was man am Tag aß. Jedes einzelne Lebensmittel wurde sorgfältig eingegeben, um ja nicht sein*

*Tagesziel an Kalorien, die man am Tag essen durfte, zu überschreiten. Kara hatte auch diese App und sie hatte sie am längsten von uns allen, selbst als der Trend schon längst vorbei war. Kara war mit Ehrgeiz dabei, ihre Kalorien zu zählen und dabei kein Lebensmittel zu übersehen, was sie gegessen hatte. Gleichzeitig nahm sie immer weniger Nahrung zu sich und man bemerkte in kleinen Schritten, wie ihr Gewicht immer weiter abnahm. Fast jeden Tag wurde sie gefragt, ob sie nicht von dem Essen anderer etwas abhaben möchte, aber Kara lehnte immer wieder ab, sodass es nur noch zu einer rhetorischen Frage wurde. Kara und ich gingen häufig zusammen während der Mittagspause in den Supermarkt. Dort angekommen hat Kara alle Lebensmittel nach den Kalorien überprüft und für sich selbst aussortiert. Fünf Minuten Terrine, schon wieder! Bei denen war sie sich sicher, dass sie im akzeptablen Bereich der Kalorien waren, die sie sich selbst erlaubte, zu sich zu nehmen. Es wurde immer schlimmer. Man sah Kara in der Schule gar nichts mehr essen und selbst getrunken hat sie nichts mehr. Durch die Krankheit wurden auch ihre sozialen Kontakte immer weniger, sie hat sich unbewusst komplett isoliert. Keiner wusste mehr richtig, wie er auf sie zugehen sollte.*

*Auf die Frage, wie es ihr gehe, kam immer nur die Floskel „Gut“ als Antwort. Immer und immer wieder. Bis sich irgendwann das ganze Klassenklima ihr gegenüber veränderte, was Kara aber nicht mitbekam, da hauptsächlich hinter ihrem Rücken über sie getratscht wurde. Es war schon etwas Besonderes, wenn es einen Tag gab, an dem jemand nicht über sie herzog. Wir verstanden Kara einfach nicht mehr. Mich eingeschlossen. Im Nachhinein schäme ich mich für mein Verhalten. Ich hätte ihr eine gute Freundin sein sollen. Ich hätte zu ihr stehen und sie verteidigen sollen.*

*Aber ich verstand sie einfach nicht. Ich hatte mich bis dahin nie mit der Krankheit Magersucht auseinandergesetzt. Das Ganze nahm seinen Höhepunkt an, als Kara begann, zusätzlich zu ihrem Essverhalten auch noch einen Sportdrang zu entwickeln. Sie begann Sport zu machen, kurz nachdem sie meine Haustür betrat. Sit-ups standen auf dem Programm. Am schlimmsten war es, als sie gar nicht mehr aufhören konnte, sich zu bewegen. Sie zappelte im Klassenzimmer mit ihren Beinen herum und ging in den Pausen raus, um einen Spaziergang zu machen. Man hätte eher reagieren müssen, doch zu diesem Zeitpunkt war sie schon mitten in dem Teufelskreis und hat niemandem mehr an sich herangelassen. Kara war besessen vom Sport und vom Abnehmen. Irgendwann haben uns die Lehrer erzählt, dass Kara in der Klinik ist. Dann war sie erst mal weg und die bösen Zungen schwiegen. Es entwickelte sich eine mitleidige Stimmung im Klassenzimmer. Der Tag kam, an dem Kara in das Krankenhaus musste, da sie so abgemagert war, dass es um Leben und Tod ging. Und wieder verstand ich Kara nicht. Ich fühlte mich hilflos und etwas alleingelassen, da ich die Einzige aus der Klasse war, zu der Kara in der Zeit richtigen Kontakt hatte. Sie fragte mich, ob ich ihr ein Handy ins Krankenhaus schmuggeln könne, da ihr ihr eigenes abgenommen wurde. Und ich tat es. In Sachen Regelnbrechen war Kara immer schon sehr gut. Mir selbst machte das Krankenhaus Angst. Ganz besonders aber das andere magersüchtige Mädchen, mit dem sich Kara ein Zimmer teilte, da sie mit einer Magensonde ernährt wurde. Ich begann zu realisieren, wie schlimm und gefährlich die Magersucht für Karas Körper war. Nachdem ich sie in der Klinik besucht hatte, wollte jeder wissen, wie es ihr geht. Aber was sollte ich sagen? Ich hatte immer noch NICHT das Gefühl, dass Kara einsichtig war und erkannt hat, was sie ihrem Körper antat. Kara beschwerte sich eher über die Vorgehensweise der Psychologen und sie machte mit ihren Freundinnen aus der Klinik Witze darüber, wie sie Kalorien sparen konnte. An diesem Tag musste ich Karas Stück Kuchen essen, ihre Zwischenmahlzeit, worüber sie mir sehr dankbar war. Dennoch sagte ich in der Schule, dass sie wohl auf dem Weg der Besserung sei.*

*In der Klasse warteten wir gespannt darauf, wie sich Kara nach dem Klinikaufenthalt verändert hatte. Der Tag ihrer Wiederkehr war für die meisten von uns eine Enttäuschung. Wir sahen keine große Veränderung. Sie hatte ein paar Kilo zugenommen, aber dennoch wollte sie nichts essen und nichts trinken. Erst recht nicht vor anderen, das fiel Kara zu schwer, was sie mir anvertraut hat. Auch Lebensmittelläden hat Kara immer noch strikt gemieden und wieder begann ein Anti-Kara-Hype durch die Schulflure zu streifen. Sogar die Lehrer machten mit und redeten hinter ihrem Rücken über sie. Wir alle wussten nicht weiter. Mir persönlich kam es vor, als würde ich gegen eine Wand sprechen. Jeder gutgemeinte Ratschlag wurde mit einem Lachen oder einer wegwerfenden Handbewegung zunichtegemacht. Von da an begann auch ich, innerlich zu brodeln, aber ich traute mich nicht, weder meine Gedanken oder Gefühle mit ihr zu besprechen, noch zu sagen, wie sehr alle anderen über sie herzogen. Ich wusste, es würde Kara zutiefst verletzen. [...]*

Mir ist schon wieder schlecht. Mein Bauch schmerzt so unerträglich, dass selbst die Wärmflasche heute nicht hilft. 2000 Kalorien muss ich essen, so wie morgen, übermorgen und überübermorgen. Ich platze jeden Moment.

Ein gesunder Mensch denkt: „Ja, das ist eine ganz normale Tagesration.“ Aber für mich ist es das Vierfache von dem, was ich vor dem Krankenhausaufenthalt gegessen habe. Das fällt mir unendlich schwer, doch ich bemühe mich wirklich. Ich weiß, dass ich jetzt kämpfen muss. Immer wieder erinnere ich mich an Papas Worte: „Es ist nur ein Versuch, ein Experiment, wenn es nicht klappt, dann musst du wieder zurück in die Klinik.“ Deshalb kämpfe ich. Noch einmal in diese Mästungsanstalt werde ich nicht gehen.

Ich beiße mir auf die Unterlippe, wenn ich kurz vorm Weinen bin, weil mich die hohe Kalorienanzahl überfordert. Ich esse und schreibe brav die Lebensmittel in mein Gesundheitstagebuch, wie es in meinem Vertrag steht.

Wenn ich mit Mama und Papa unterwegs bin, dann kommt irgendwann der Zeitpunkt, den ich am meisten fürchte: Zwischenmahlzeit. Diese besteht eigentlich aus Obst und Joghurt. Das Obst schneide ich vorher klein, weil ich es mit Zahnspange sowieso nicht anders essen kann. Doch wir haben nicht immer die Zeit, so lange zu warten, und eine Müslischale können wir auch nicht jedes Mal mitnehmen. Also muss ich heute meine Zwischenmahlzeit auf dem Weihnachtsmarkt essen. Auswärtsessen stellt einen wichtigen Schritt gegen die Krankheit und in Richtung Normalität dar.

Wir sind weit genug von zu Hause weg, also ist die Gefahr, dass mich jemand kennt, sehr gering. Trotzdem ist es laut um mich herum und das gefällt mir nicht. Ich fühle mich gehetzt und bin überfordert von der großen Auswahl. Deshalb überlege ich schon mehrere Stunden vorher, was ich auf dem Weihnachtsmarkt essen könnte oder welche Möglichkeiten ich an unserem Zielort habe. Manchmal stundenlang. Der Gedanke lässt mich nicht mehr los, bis ich die Zwischenmahlzeit hinter mir habe. Ich schäme mich so sehr, heute das Crêpe verspeisen zu müssen.

„Freiwillig würde ich das nicht essen“, verteidige ich meine Sünde gegenüber der Anorexie. „Aber ich habe keine andere Wahl.“ Es schmeckt mir, ich mag den Crêpe mit Nutella. Doch die Anorexie verbietet es mir. Crêpe gehört zu meinem Lieblingsessen, doch erlauben kann ich es mir nicht. „Guck dich doch mal um. Siehst du denn gar nicht, wo du bist? Auf dem Weihnachtsmarkt, da gehen alle Menschen nur hin, um fettige Sachen zu essen, von denen sie hinterher drei Kilo schwerer sind."

„Bitte mach mir jetzt nicht noch ein schlechteres Gewissen, als ich sowieso schon habe, Ana."

Gott sei Dank sind Mama und Papa da und stellen sich als große Hilfe heraus. Sie helfen mir bei der Entscheidung, was ich kaufen könnte und essen mit mir mit, sodass ich mich nicht verfressen oder alleine fühle. Wenn ich Angst habe, dass meine Zwischenmahlzeit viel zu groß ist, beruhigen sie mich. „Kara, deine Zwischenmahlzeit kann eigentlich nie zu groß sein, denn du hast starkes Untergewicht. Aber nein, das war auf keinen Fall zu viel. Du hast nicht mehr gegessen, als dein Plan es sagt, eher sogar weniger."

„Ich bin dick, Kara, nicht du", sagt mein Papa immer wieder und klopft sich auf seinen rundlichen Bauch. „Ich müsste ganz dringend an Gewicht verlieren und vielleicht mal weniger essen. Ich könnte das nie so wie du, Kara, aber so, wie du das machst, ist es ja auch nicht gesund. Ich will ja kein Magermodel werden."

Magermodel. Das ist sein neues Lieblingswort neben dem Spruch „Hau rein", den er mir jedes Mal beim Abschied im Krankenhaus oder der Klinik gesagt hat. Papa schafft es, mich mit seinen Worten zum Lächeln zu bringen und ein wenig zu beruhigen. Beide, er und Mama, tragen so viele Lasten auf ihren Schultern und nehmen so viele Opfer auf sich, alles nur, damit ich gesund werde. Ich bewundere, mit was für einer Liebe und mit welchem Aufwand sich Mama mit der Zubereitung meines Essens beschäftigt. Sie kocht mir morgens Milchreis, Haferbrei, Vanillepudding oder Grießbrei, den es abwechselnd mit Himbeeren oder Apfelmus gibt. Mir fällt es leichter, mit Löffel zu essen, anstatt das Essen vorher kauen zu müssen. Mittags, wenn ich von der Schule komme, hat sie von jedem Rezept ausgerechnet, wie viel Gramm ich von was essen muss. Sie gibt sich Mühe, das zu kochen, was ich gerne esse wie zum Beispiel Couscous mit Hähnchenfleisch und Gemüse. „Damit kommst du aber nicht auf die Kalorien, dann muss ich noch einen Nachtisch dazu machen."

„Ich brauche keine Soße, Mama!", rufe ich entsetzt, als Mama in der Küche das Mittagessen zubereitet.

„Die gehört aber zu einem normalen Mittagessen dazu."

„Ist mir egal, ich mag keine Soße, die brauche ich nicht, die ist eklig", antworte ich. Sobald ich sehe, dass sie auch noch Butter in den Couscous rührt, will ich das Ganze nicht mehr essen. Butter steht auf meiner verbotenen Liste. Aber tatsächlich gibt es nur wenige Lebensmittel, die nicht auf der Liste stehen. Eigentlich ist alles in meinem Kopf verboten. Butter löst in mir nicht nur Panik, sondern Ekel aus. „Mama, was hast du darein gemacht? Der Couscous schmeckt heute gar nicht. Der ist richtig, richtig eklig."

„Ich habe den aber so wie immer gemacht", verteidigt sich Mama.

„Ja anscheinend nicht, sonst würde er ja schmecken und das tut er nicht", kontere ich.

Alle Gerichte, die auch nur das Wort Butter enthalten, verbiete ich mir zu essen. Dazu gehört auch Buttergemüse. „Warum kaufst du nicht einfach normales Gemüse, Mama? Wo keine Butter draufsteht oder lässt die Butter einfach weg?"

„Das ist viel leckerer mit." Mama kann absolut nicht verstehen, was um alles in der Welt mein Problem ist.

Nach dieser Diskussion darf ich nicht mehr dabei

sein, wenn Mama kocht, denn alleine beim Zusehen werde ich verrückt. Sie wiegt alles ab: Die Erbsen, das Fleisch, die Soße und auch den Nachtisch rechnet sie aus, damit ich auf meinen Kaloriengehalt komme. Das Kochen dauert viel länger als sonst und manchmal flucht sie, weil es so kompliziert ist, jede Kleinigkeit auszurechnen. Der Taschenrechner ist im ständigen Gebrauch.

Aber nicht nur das Kochen kostet sie Nerven, auch das gemeinsame Essen mit mir. Oft beschwert sie sich, wenn ich mit der Gabel alles aussortiere, was in meinen Augen verboten ist: Soße, Sahne, Käse oder auch einfach Sachen, die ich nicht mag. Zum Beispiel Kartoffeln. Das landet dann schnell am Rand und wenn Mama kurz ins Esszimmer geht, verschwindet das Essen in der Serviette. Ich fühle mich von ihr beobachtet und kontrolliert. Diesen Gedanken hasse ich wie die Pest.

Ich bin für die Zwischenmahlzeiten verantwortlich, Mama für die Hauptmahlzeiten. Alles wird in mein Gesundheitstagebuch eingetragen, sodass Mama und ich am Abend kontrollieren können, ob ich auf den richtigen Kaloriengehalt gekommen bin.

Da ich morgens aber in der Schule vor den anderen nichts essen kann, ist meine Nachmittagsmahlzeit riesig. Ich habe starke Bauchschmerzen, weil mein Magen so viel Nahrung nicht mehr gewöhnt ist. Mama bereitet meine Mahlzeiten mit ganz viel Liebe zu, doch ich kämpfe gegen ihre Bemühungen an. Wenn sie ihre Freude bei meiner Gewichtszunahme mal wieder offen kundtut und die Waage 100 Gramm mehr anzeigt, dann lasse ich wieder etwas weg und schreibe einfach irgendwelche Lebensmittel in das Tagebuch, die ich nicht gegessen habe. Käse landet in der Toilette und wird heruntergespült. Es gibt Tage, da esse ich wirklich vernünftig, sogar ein paar Weihnachtskekse, weil ich meine Eltern stolz machen möchte und vor allem, weil ich Angst habe, wieder in die Klinik zu müssen.

An anderen Tagen denke ich: „Scheiß drauf, alles egal. Ich will nicht und kann nicht mehr essen. Mein Bauch ist voll, ich kann wirklich nicht mehr." Dabei habe ich gerade erst das Frühstück hinter mich gebracht. Meine Gedanken sind das reinste Durcheinander. Nach jeder Mahlzeit putze ich mir die Zähne, weil ich den Geschmack von Essen so widerlich finde.

Kurz nach der Entlassung aus der Klinik fanden meine Eltern einen ambulanten Therapieplatz. Ich soll einmal die Woche für zwei Stunden an einer Gruppentherapie teilnehmen. Anfangs sind wir sechs Mädchen und später kommt auch Joline dazu. Meine Therapeutin hat den Vertrag zwischen mir und meinen Eltern als Kopie erhalten. Jede Woche muss ich zunehmen, darauf besteht auch sie. Und jede Woche weine ich, wenn das Gewicht ansteigt.

„Warum weinst du?", fragt Papa, der in mein Zimmer gerannt kommt.

„Ja, Papa, was denkst du denn, warum wohl? Ich weine, weil ich zugenommen habe und aussehe aus wie ein fettes Schwein. Ich bin hässlich."

„Okay, es reicht. Pack deinen Koffer. Es funktioniert zu Hause nicht, wenn das jede Woche so ist, dann müssen wir das jetzt hier abbrechen. Wir haben von Anfang an gesagt, es ist nur ein Experiment, aber das ist gescheitert. Dann pack deine Sachen und ich fahre dich gleich in die Klinik zurück."

Ich bin geschockt. Denkt Papa wirklich, Zunehmen

ist einfach für mich? Wie hat er sich das denn bitte zu Hause vorgestellt?

Ab heute sage ich ihm nicht mehr, wie es mir wirklich mit meinem Körper geht. Wenn er solche Sätze von sich gibt, dann kann ich nicht mehr ehrlich sein, ohne mich vor Konsequenzen zu fürchten. Mama hält Papa davon ab, seinen Plan umzusetzen.

„Guck mal, Kara, konzentrier dich jetzt nicht auf das gestiegene Gewicht, sondern was sagt denn deine Belohnungsliste? Was steht denn jetzt an?"

„Skifahren", antworte ich.

„Das ist doch toll, Kara. Dann fahren wir bald alle zusammen Ski", versucht Mama mich aufzuheitern und ich sehe in ihrem Gesicht, dass sie sich wirklich freut. Meine Eltern haben eine Art Belohnungskalender für mich erstellt. Damit ich nicht nur das Negative sehe, stehen auf dem Kalender in regelmäßigen Abständen Unternehmungen, die ich machen darf oder an denen wir gemeinsam teilnehmen, wenn ich ein bestimmtes Gewicht erreicht habe. Kinobesuch, Tanzabend mit Freunden vor der Xbox oder Schlittschuhfahren mit meinem Bruder und seiner Freundin. Ein ganz besonderer Anreiz ist der versprochene Discobesuch bis nach zwölf Uhr! Für alle anderen in meiner Stufe ist es völlig normal, bis drei oder vier Uhr in der Disco zu sein und zu tanzen. Für mich nicht.

Meine Eltern haben in dem Belohnungssystem festgelegt, dass sie ein einziges Mal einen Erziehungsauftrag unterschreiben und ich länger bleiben dürfe. Das gibt mir zu erkennen, wie wichtig es ihnen ist, dass ich zunehme. Denn sie verstoßen damit gegen ihre eigenen Prinzipien und Regeln. Alles nur, damit ich schneller gesund werde.

Doch der Weg ist unheimlich schwer. Ich nehme nur an Gewicht zu, aus Angst, wieder in die Klinik zu müssen und nicht, weil ich mich zu dünn finde. Die hervorstehenden Hüftknochen sind ein Zeichen für meine Disziplin und mein Durchhaltevermögen, sie sind mein ganzer Stolz. Für mich bedeuten Gesundwerden und eine Gewichtserhöhung zwei verschiedene Dinge. Gesund werden will ich, aber zunehmen, das tue ich nur für meine Eltern. Ich möchte gesund werden und mein Gewicht behalten. Dieser Gedanke ist paradox, denn das eine geht nicht ohne das andere, aber trotzdem klammere ich mich an dieser Überzeugung fest. Ich sehe im Zunehmen keinen Vorteil. Die Nachteile überwiegen meiner Meinung nach. Das bisschen Frieren ist doch nicht so schlimm. Dafür sehe ich wenigstens gut aus. Manchmal muss man eben Opfer bringen, um seine Ziele zu erreichen.

Ich nehme also widerwillig und langsam an Gewicht zu und hasse mich dafür immer mehr.

In meinen Gruppentherapiesitzungen wird das sehr deutlich. Stets ist der Streit mit meinen Eltern das Thema. Ich berichte davon, dass ich mich hasse, weil ich so viel wiege, oder von den Mahlzeiten.

„Kara, das Essen ist nicht das Problem“, sagt mir meine Therapeutin in einer Sitzung, in der ich mal wieder von meiner Pommesangst spreche oder davon, dass ich keine Pfannkuchen mit Weizenmehl essen kann, weil das ungesund ist.

„Würden meine Eltern mich nicht zwingen, sondern einfach akzeptieren, dass ich so etwas nicht esse, dann hätten wir den Streit nicht. Warum macht Mama denn keine Pfannkuchen mit Vollkorn- oder Dinkelmehl? Dann würde sie den Streit vermeiden und es gäbe dieses

Problem jetzt gar nicht."

Eines Morgens habe ich nur 400 Gramm zugenommen und mir fehlen 100 Gramm, damit ich 500 pro Woche an Zunahme erreiche. Die Situation, die wir wenige Tage vorher hatten, wiederholt sich.

„Thomas, jetzt beruhige dich doch erst mal", versucht meine Mutter meinen Vater erneut zu beschwichtigen.

„Nein, Petra. Du spielst Karas Spielchen vielleicht mit, aber ich mache das nicht. Ich weiß, wie gefährlich und betrügerisch die Krankheit ist. Hör auf, ihre Spielchen mitzuspielen."

„Was für Spielchen denn?", mische ich mich unter Tränen ein. „Du übertreibst jetzt total, Papa. Es fehlen nur 100 Gramm."

Doch Papa lässt nicht locker. In meiner Verzweiflung rufe ich während der Französischstunde meine ambulante Therapeutin an und bekomme direkt mit Mama zusammen einen Termin. Sie verhindert, dass Papa mich wieder ins Krankenhaus bringt. Zwischen der ambulanten Therapeutin und mir ist es so eine Sache: Manchmal fühle ich mich von ihr super verstanden und manchmal komplett hintergangen.

Sie schreit mich in dieser Sitzung an, sodass ich für ein paar Sekunden meine Stimme verliere. Ihrer Meinung nach rede ich zu viel über Essen und den Streit mit Mama um das Essen, anstatt die wahren Probleme anzugehen. Ich sei noch so tief in meiner Essstörung verstrickt, dass man an den eigentlichen Grund nicht herankomme und auch meine Eltern endlich entlastet werden müssen, indem ich in eine Klinik gehen solle.

Ich weigere mich strikt. Ich will absolut nicht weg von der Schule, von zu Hause und von meinen

Freunden. Das ist eine sehr schwierige Zeit. Vor allem weil ich einerseits weiß, dass ich krank bin, aber es andererseits sehr verharmlose und fest davon überzeugt bin, meine Eltern würden übertreiben. Ich sehe mein Spiegelbild: Ich bin dünn, aber noch weit davon entfernt, zu dünn zu sein.

Meine anfänglichen Bemühungen und meinen Willen, gesund zu werden, habe ich verloren. Ich lasse keinen an mich heran außer meine Freundin Ana. Von Stunde zu Stunde entferne ich mich mehr von dem Gedanken, gesund werden zu wollen. Das ist spürbar. Ich kämpfe nicht mehr gegen die Magersucht, nein, ich kämpfe gegen meine Eltern und alle, die sie mir nehmen wollen. Doch Mama und Papa sehen mir nicht mehr dabei zu, wie ich mich kaputtmache. Sie holen mir erneut Hilfe. Diese Hilfe heißt Klinik Lüneburger Heide.

# 10. Klinik Lüneburger Heide

*Liebe Anorexie,*

*ich muss dir wirklich von ganzem Herzen danken. Du hast mir geholfen, endlich nicht mehr dick zu sein. Du warst mir immer treu und deinetwegen kann ich endlich richtig shoppen gehen. Ich kann alles anziehen, was ich will und das fühlt sich wahnsinnig gut an. Durch dich bekam ich viele Komplimente, und dadurch wurdest du eine noch bessere und engere Freundin. Ich habe endlich Kontrolle über mich und mein Leben und ich habe viel über gesunde Ernährung, so wie ich sie mir vorstelle, gelernt. Wenn ich jetzt in der Schule bin, dann fühle ich mich neben den anderen nicht mehr ganz so wie ein Walross. Keine Lästereien mehr, dass ich zu dicke Oberschenkel hätte, sondern ich stehe vor den anderen mit einem besseren Gefühl. Nun komme ich viel besser mit mir selbst zurecht und ich glaube, auch in Bezug auf Jungs, hast du, liebe Anorexie, mir deutlich weitergeholfen. Jetzt ernte ich keine abfälligen Blicke mehr. Du hast mich schöner gemacht. Du gibst mir das Gefühl, etwas geschafft zu haben. Manchmal verstehe ich gar nicht, warum alle dich so hassen, denn du hilfst mir, ein besseres Aussehen zu haben und ermahnst mich, so wie man es als gute Freundin machen sollte. Du sagst mir immer die Wahrheit, wenn meine Tagesportion an Essen ausreicht und erreicht ist und du siehst, dass ich oft gar nicht viel brauche, weil ich keinen Hunger habe oder auch sehr gut ohne Essen zurechtkomme. Innerhalb von sechs*

*Monaten hast du ein komplett anderes Mädchen aus mir gemacht. Es ist leichter, mich im Spiegel zu ertragen. Du bist fantastisch, danke! Ich bin nun viel mehr wert als vorher und dieses Gefühl verdanke ich dir. Du hast mich wieder zum Sportmachen gebracht und ich gehe jetzt wieder mehr raus und bewege mich viel mehr.*

*Danke Anorexie, dass du mich und mein Leben schöner gemacht hast.*

Während sich meine Gedanken um Kalorien und Essen drehen, sind meine Eltern damit beschäftigt, für mich eine passende Klinik zu finden. Die Magersucht ist wieder so stark, dass alle Dinge, vor denen ich zuvor Angst hatte, mich diesmal nicht abschrecken können. Die Gedanken, eine Sonde zu bekommen oder wieder in einer Klinik eingesperrt zu werden, dringen nicht mehr zu mir durch. Meine Eltern und die ambulante Therapeutin sind der Meinung, es würde nicht ohne einen weiteren Klinikaufenthalt gehen. Sie suchen nach einer Klinik für Essstörungen, während ich mich immer weiter von ihnen entferne. Ich fühle mich abgeschoben und ungeliebt.

In Wahrheit habe ich nicht geglaubt, dass sie mich tatsächlich noch mal in eine Klinik bringen würden. Sie wollen mir damit nur Angst machen. Das ist nur eine leere Drohung, sie würden doch nicht wollen, dass ich erneut so lange in der Schule fehle. Die Kommunikation zu Hause ist bis auf ein Minimum reduziert. Ich gehe meinen Eltern so gut es geht aus dem Weg. Das verletzt sie sehr. Ich ignoriere ihre Bemühungen, eine Klinik zu finden, ignoriere ihre Angst, ihre Sorge und ihre

Verzweiflung. Stattdessen liege ich abends im Bett und weine mich in den Schlaf. Nie würde ich zugeben, wie traurig ich in Wahrheit bin.

Nach Weihnachten wird es in der Schule immer schlimmer. Von Tag zu Tag fühle ich mich unwohler. Im März hält es keiner mehr aus. Eine Mitschülerin kommt zu mir und sagt, sie habe sehr starke Bauchschmerzen.

„Kara, kommst du mit, eine Wärmflasche aus dem Sekretariat zu holen?“

Warum fragt sie gerade mich und nicht ihre beste Freundin?, frage ich mich, doch der Grund ist mir eigentlich egal, denn so habe ich eine weitere Möglichkeit, ein paar Kalorien zu verbrennen. Also gehe ich mit. Sie hat nicht gelogen, sie hat wirklich Bauchschmerzen, aber der Grund, warum ich mitkommen soll, ist ein anderer.

Auf dem Weg in das Lehrerzimmer kommt uns die Schulsozialarbeiterin entgegen. Sie lächelt mich an, denn ich kenne sie bereits. Neben der Schule leitet sie noch eine Selbsthilfegruppe für Essstörungen, zu der ich einmal die Woche zusätzlich gehe. „Kara, deine Klassenlehrer und Kameraden haben mich gebeten, heute mal zu dir in die Klasse zu kommen, um über deine Krankheit zu sprechen. Aber ich finde, du solltest die Chance haben, das zu wissen und selbst zu entscheiden, ob du daran teilnehmen möchtest oder nicht.”

Natürlich möchte ich dabei sein. Ich will doch wissen, was die anderen über mich denken, was sie über mich sagen und irgendwie wünsche ich mir, dass sie sich nicht mehr so hilflos fühlen. Also gehe ich wieder zurück in die Klasse. Alle richten ihre Worte direkt an mich.

„Kara, ich bin wirklich verzweifelt. Also ich weiß gar

nicht, wie ich damit umgehen soll. Du isst nichts mehr, du trinkst nicht mal mehr Wasser, obwohl das gar keine Kalorien hat. Du bist so dünn, dass ich ständig Angst habe, dass du wieder ohnmächtig wirst und dann läufst du auch noch die ganze Zeit herum. Ich ...“, weiter kam meine Freundin nicht, denn sie fängt an zu weinen.

Ich gucke mich um und sehe, dass fünf andere Mädchen am Weinen sind, auch Leute, mit denen ich gar nicht wirklich etwas zu tun habe. Auch mir kullern Tränen die Wange herunter. Dieses Gespräch geht allen sehr nahe, denn inzwischen haben viele verstanden, dass ich an der Magersucht sterben könnte.

Am Anfang höre ich mir die verschiedenen Aussagen meiner Mitschüler an. Viele wollen etwas sagen, vieles verletzt mich, aber der Höhepunkt des Gespräches steht mir noch bevor.

„Es tut mir leid, ich will das ja auch alles nicht, aber ich kann nicht anders“, verteidige ich mich und nehme das Taschentuch in die Hand, welches meine Sitznachbarin mir reicht.

Irgendwann kommt einer meiner Mitschüler zu Wort und bricht mir mit seiner Unsensibilität das Herz: „Entweder du kommst nach den Ferien gesund wieder oder du kannst gleich wegbleiben, du wirst hier ja nur bevorzugt. Also wenn du nicht normal bist, dann tschau.”

Ich sitze stocksteif auf meinem Stuhl. Hat er das gerade ernsthaft zu mir gesagt? Mit so wenig Einfühlungsvermögen habe ich nicht gerechnet. Das ist mir zu viel. Ich kann nicht mehr, ich will nur noch weg. Ich springe auf und laufe weinend aus der Klasse. Einfach nur weg von diesen doofen Klassenkameraden und Lehrern und dieser scheiß Schule. Ich laufe über den

Schulhof, gucke noch einmal zu meiner Klasse hoch und sehe, dass alle am Fenster stehen und mir nachschauen.

„Kara, warte. Bleib stehen. Bitte bleib endlich stehen“, ruft die Schulpsychologin und rennt mir nach. Sie ruft immer wieder meinen Namen.

Ich will nicht innehalten, ich will nur rennen. Weiter und weiter, so weit weg wie möglich. Am liebsten bis nach Österreich oder Frankreich, egal wohin. Einfach dorthin, wo mich keiner kennt. Am liebsten ans Meer, wo es nur mich und die Wellengeräusche gibt.

Zum Glück ist es der letzte Tag vor den Osterferien. Ich laufe vom Schulgelände und bleibe erst stehen, als ich sicher sein kann, dass mich kein Schüler aus einem Klassenraum sehen kann. Erschöpft und außer Atem ruft meine Schulsozialarbeiterin, die neben mir zum Stehen kommt, meine Mutter an. Sie ist gerade dabei, Mittagessen zu kochen, aber lässt sofort alles stehen und liegen und macht sich auf den Weg, um mich schnellstmöglich abzuholen. Sie nimmt mich in den Arm und ich weine. Dann steige ich eilig ins Auto, da die Schulklingel ertönt und ich nicht will, dass mich irgendjemand sieht.

Die Schulsozialarbeiterin und meine Mutter führen noch ein kurzes Gespräch und Mama bedankt sich bei ihr, bevor wir nach Hause fahren. Ich sitze weinend, aber ansonsten schweigend auf dem Beifahrersitz.

*Eintrag von Sarah:*

*[…] Zur „Eskalation“ kam es, als wir als Klasse um ein Gespräch mit ihr und der Schulpsychologin baten. Zu diesem Zeitpunkt war Kara schon richtig dürr. Wir als Klasse begannen*

*zu sagen, was uns störte, was für Kara sehr hart gewesen sein muss. Auch ich. Ich habe den Moment noch genau vor Augen. Das, was ich gesagt habe, kam aus tiefster Verzweiflung und Hilflosigkeit. Am schlimmsten war, was ein Mitschüler gesagt hatte: „Wenn du nicht gesund bist, dann kannst du in der Klinik bleiben." Kara rannte aus der Klasse. Wir reflektierten das Gespräch. Auch wenn wir fanden, dass die Wortwahl unseres Mitschülers nicht freundlich war, stimmten wir ihm trotzdem zu. Kara war immer noch nicht „gesund" und wir verstanden nicht, warum sie dann trotzdem in die Schule kam und so tat, als wäre nichts, als ginge es ihr wunderbar. Wir wollten ihr die Augen öffnen, aber im Nachhinein betrachtet war das nicht die feine Art.*

Zu Hause erwartet uns schon mein Vater. Er kommt aus seinem Arbeitszimmer in den Flur, um von mir zu erfahren, was passiert ist. Aber ich will es ihm nicht erklären. Ich will einfach in mein Bett und mir die Decke über den Kopf ziehen.

„Kara, kommst du bitte mal aus deinem Zimmer? Wir würden gerne im Wohnzimmer mit dir reden", ruft meine Mutter, als ich mich unter meiner Bettdecke verkrieche. Ich setze mich zu den beiden aufs Sofa. „Also, Kara, wir haben einen Besichtigungstermin in der Klinik. Wir wollen uns gemeinsam die Klinik mit dir angucken."

Mein Herz setzt für einen kurzen Moment aus. Ich kann nicht glauben, was meine Eltern mir gerade offenbaren. „Ich fahre da nicht hin, das könnt ihr vergessen“, schreie ich völlig wütend. „Ihr wollt mich loswerden. Ihr seid doch nur froh, wenn ich weg bin, weil ihr mich nicht liebt.”

Ich sehe noch heute die schockierten und verletzten Gesichter meiner Eltern. Sie können nicht verstehen, dass ich so etwas wirklich denke und warum ich nicht erkennen kann, dass sie mir nur helfen wollen. Meine Eltern wollen nichts lieber, als mich bei sich zu Hause haben, nur eben gesund. Und das bin ich noch lange nicht.

Die Autofahrt zur Klinik ist schrecklich, sie kommt mir so unendlich lang vor. Ich kann nicht still sitzen und ständig halten wir an, damit ich aussteige, um ein paar Schritte hin- und herzugehen. Je weniger die Minuten auf dem Navi werden, desto größer wird meine Nervosität. Ich will nicht dorthin.

„Gleich sind wir da, Kara“, sagt Papa und ich spüre einen Kloß im Hals. „Da ist sie“, ergänzt er und ich starre aus dem Fenster auf das große, weiße Gebäude.

Mama und Papa bekommen einen Kaffee und wir setzen uns in die Empfangshalle, wo wir auf die Ärztin warten. Alle Patienten, die an uns vorbeigehen, starren mich und vor allem meinen Körper an. Um ehrlich zu sein, tue ich genau dasselbe.

„Oh, Kara, hast du die gesehen. Die war ja eklig dünn”, sagt Mama zu mir, als eine Frau mit der Empfangsdame diskutiert und dabei aus ihrem Rollstuhl aussteigt.

Ja, ich habe sie gesehen, Mama. Aber du anscheinend nicht richtig, ergänze ich in Gedanken, sonst wüsstest du genau, dass ich hier fehl am Platz bin. Guck mich doch mal an und dann die anderen Mädchen. Ich bin viel zu gesund, um hier zu sein. Was soll ich überhaupt hier? Alle Mädchen sind richtig dünn und ich? Ich wundere mich darüber, dass die anderen mir nicht direkt „kleiner Fetti“ zurufen. Ich musste zu Hause zunehmen und gehöre jetzt zu den Dicken und Fetten. Ich nehme anderen den Klinikplatz weg, die ihn viel dringender bräuchten und wir alle vergeuden hier wirklich unsere Zeit. Alle, jeder einzelne Patient wird über mich lästern, wenn Mama und Papa mich wirklich in diese Klinik stecken. Jeder würde lachen. Ich wäre ja auch die größte Lachnummer. Was will die denn hier?, werden sich alle fragen. Die und magersüchtig? Jeder würde sich umdrehen und kichern.

Ich zweifle keine Millisekunde, dass meine Gedanken nicht der Wahrheit entsprechen.

Unser Gespräch mit der Ärztin ist schrecklich, jedenfalls habe ich es so in Erinnerung. Wir sitzen zu dritt unten in ihrem Büro. „Ich fange erst an, wenn du aufhörst, mit deinen Beinen zu wackeln. Das macht hier alle nervös.“ Sie wartet, bis ich meine Füße still halte.

„Das kann ich nicht“, antworte ich.

„Ja, aber bevor du deine Füße nicht still gehalten hast, fange ich nicht an.“

Mama redet mir gut zu: „Versuch es, Kara, versuch wenigstens nicht zu zappeln.“

Ich gebe mir wirklich Mühe, doch es fällt mir unheimlich schwer.

„Ah, geht doch. Dann können wir ja jetzt endlich beginnen“, sagt die Ärztin mit einem Grinsen und nimmt sich einen Stift, um das Gespräch zu notieren. Am liebsten würde ich ihren Mund mit Papier vollstopfen, so genervt bin ich von ihrer Art zu sprechen.

Mama und Papa sind von der Klinik begeistert. Nach einer Führung durch das Gebäude haben sie das Gefühl, hier wäre ich gut aufgehoben.

„Also die Klinik ist ganz anders als die alte“, sagt Mama, aber ich ignoriere diesen Satz. In meinen Augen ist die Klinik zwar besser als die vorherige Mästungsanstalt, aber eben immer noch eine Mästungsanstalt, nur auf Essstörungen spezialisiert.

„Wenn ihr das wirklich macht, dann werde ich euch das nie verzeihen“, sage ich ernst, als wir auf der Rückfahrt nach Hause sind. „Niemals. Ich bin viel zu gesund, um hier zu sein.“

„Kara, es kommt nicht nur auf das Gewicht an“, sagt mein Vater und wirft meiner Mutter einen hilflosen Blick zu.

„Es kann so, wie es jetzt ist, nicht mehr weitergehen“, ergänzt Mama. „Du rennst den ganzen Tag herum, deine Beine sind so dünn und dein Essverhalten ist immer noch sehr, sehr“, sie macht eine kurze Pause, „krank.“

Ich drehe den Kopf zur Seite, stecke mir Kopfhörer in die Ohren und schaue aus dem Fenster. Ich will nichts mehr hören. Ich will einfach nur nach Hause und mich mit meiner Freundin Joanna auf einen langen Spaziergang treffen. Schon wieder kullern mir Tränen über die Wangen. Ich bin ein Freak, ein Niemand ohne Zukunft.

Kurz vor Ostern ist es dann so weit. Die Klinik ruft an, um meinen Eltern mitzuteilen, dass ein Platz für mich frei geworden sei. „Sie können mit Kara an Karfreitag kommen, wenn Ihnen das vor den Feiertagen recht ist.“

„Ja, natürlich passt uns das. Je schneller, desto

besser", antworten sie. Meine Schwester Laura ist zu dem Zeitpunkt noch immer in Thailand, aber auch sie ist so froh, dass mir endlich noch mal ein weiterer Klinikaufenthalt bevorsteht. Alle hoffen, dass es dadurch endlich bergauf gehen würde. Alle, außer ich. Ich bin zufrieden, so wie es ist. In meinen Augen wäre kein Klinikaufenthalt notwendig. Warum auch? Jetzt ziehe ich mich noch mehr zurück und esse wieder viel weniger.

Ich stoße alle Versuche meiner Eltern, mit mir ins Gespräch zu kommen, ab. Wie können sie mir nur so etwas antun? Der Karfreitag kommt viel zu schnell. Die Tage zuvor habe ich kaum mit Mama und Papa gesprochen. Ich will ihnen meine Empörung verdeutlichen und ihnen zeigen, dass sie nicht so mit mir umgehen können. Doch meine Eltern wissen keinen anderen Ausweg mehr.

Es ist Karfreitag 2014, als ich mit meinem gepackten Koffer vor unserer Haustür stehe. Ich verabschiede mich nicht von meinem Vater. Er trägt den Koffer ins Auto und ich sehe ihn nicht einmal an. Joanna kommt noch vorbei, um sich zu verabschieden. Wir umarmen uns lange, bis Mama drängelt, wir müssten jetzt wirklich los.

Mama und ich steigen ins Auto, während Papa und Joanna draußen winken. Auf der Autofahrt spreche ich kein Wort mit ihr, so wütend bin ich, dass sie mich tatsächlich abschieben und loswerden will. Ich denke, ihr würde das Spaß machen und für sie wäre das einfach. Doch das stimmt natürlich nicht. Wer schickt seine eigene Tochter schon mit sechzehn Jahren gerne für mehrere Monate in eine Klinik, die mehrere Stunden weit weg ist? Keine Mutter macht das gerne, meine auch nicht. Sie tut es aus reinster Verzweiflung und Hilflosigkeit. Sie tut es aus Liebe, weil die Angst, dass ich an meiner Magersucht sterben könnte, so groß ist.

Doch das alles sehe ich nicht. Ich beschwere mich lauthals: „Ich kann nicht in die Klinik. Ich muss zur Schule, sonst werde ich nicht versetzt. Und wenn ich nicht versetzt werde, bin ich ein Niemand, eine Looserin. In einer Stufe unter mir kenne ich dann gar keinen. Aber vom Sehen weiß ich, dass es einfach kleine Kinder sind. Ich wiederhole auf keinen Fall."

„Es ist nicht schlimm, Kara, wenn du das Schuljahr noch mal wiederholst, das Wichtigste ist, dass du gesund wirst", antwortet meine Mutter.

Hat sie mir etwa nicht zugehört? Ich muss zur Schule! Das ist das Wichtigste. Was wäre ich denn für eine Versagerin, wenn ich das Schuljahr wiederholen müsste, dann hätte ich ja gar keine Freunde mehr. Außerdem stehen am Ende des Sommers die Zentralen Abschlussprüfungen der zehnten Klasse an. „Ich muss die mitschreiben, Mama. Sonst werde ich nicht für die Oberstufe zugelassen. Ich muss diese Prüfungen bestehen. Wir fangen jetzt an dafür zu üben. Das darf ich nicht verpassen."

Nach gefühlten Ewigkeiten sind wir am Ziel. Vor dem Eingang steht das Schild: *Klinik Lüneburger Heide*. Ich komme mit zwei weiteren Mädchen an, so fühle ich mich nicht ganz so alleine. Ich muss zuerst zu ärztlichen Untersuchungen. Meine zuständige Ärztin hat bei allen nur den Spitznamen Ente, weil sie so klein und ihr Hintern so geformt ist. Schon nach dem ersten Gespräch ist klar, wir zwei werden niemals Freundinnen werden.

„Wie viel Kilo hast du abgenommen? Das ist aber gar nicht gut. Du bist hier, um gesund zu werden. Wann hast du deine Periode das letzte Mal bekommen?"

Mein „Ich weiß es leider nicht" akzeptiert sie nicht. Aber ich weiß es wirklich nicht. Diese Frau nervt mich abgrundtief. Und es ist nicht das letzte Mal, dass ich mich mit ihr in die Haare kriege.

Danach gehe ich widerwillig zum Mittagessen. Ich sitze mit den anderen beiden Mädchen an Tisch eins. Das ist der Ankunftstisch, an dem jeder neue Patient die ersten Mahlzeiten essen muss. Dort sitze ich, damit die Diätassistentinnen erst mal gucken können, wie mein Essverhalten ist.

Schaffe ich es, das Gericht innerhalb von dreißig Minuten zu essen? Wie ist mein Esstempo, langsam, schnell oder esse ich gar nichts? Schiebe ich das Essen mit der Gabel hin und her oder starre ich es nur an? Diese Dinge werden bei jedem neuen Patienten genauer unter die Lupe genommen. Für die drei Hauptmahlzeiten hat man dreißig Minuten Zeit.

Wer länger braucht oder nicht aufisst, muss mit Frisubin, einem hoch kalorienhaltigen Getränk, ausgleichen. Diese Astronautennahrung kenne ich schon vom Sehen. Meine Oma mütterlicherseits verlor im Alter immer weiter an Gewicht, bis sie nur noch aus Haut und Knochen bestand. Sie konnte kaum noch Nahrung zu sich nehmen und baute weiter ab. Meine Tanten kauften Frisubin, um meine Oma wieder aufzufrischen. Und jetzt wollen sie mich damit aufpeppeln.

Ich schaffe es beim ersten Mal nicht, alles aufzuessen. Ich bin zu sehr damit beschäftigt, das Essverhalten der anderen Patienten zu beobachten. Somit kann ich mich ablenken. Die Portion ist für mich zu groß.

„Das ist voll viel", höre ich die andere neue Patientin flüstern und ich nicke nur.

Mein Kopf ergänzt noch: „Und hat viel zu viele Kalorien." Außerdem sind dreißig Minuten für ein so großes Mittagessen viel zu wenig Zeit. Folglich muss ich diesen ekligen Saft trinken. Ich würge ihn herunter.

So schnell es geht will ich von diesem Tisch weg. Doch mein Essverhalten ist zu schlecht, ich esse zu langsam, stochere angeblich zu viel herum, was ich absolut nicht nachvollziehen kann, und sortiere das aus, was „verboten" ist.

Als ich zurück zu Mama gehe, die in der Cafeteria auf mich wartet, nehmen wir uns zum ersten Mal in den Arm. Vorher habe ich sie ignoriert, weil ich so sauer auf sie gewesen bin. Doch jetzt brauche ich ihre Liebe.

„Ich hab dich so lieb, Kara", sagt sie und bei ihren Worten wird mir ganz warm ums Herz. Ich will nichts mehr, als meine Mama bei mir und um mich zu haben, denn alles ist so fremd und beängstigend.

*Eintrag von Mama:*

*Es war der 18.04.2014, Karfreitag. Früh morgens mussten wir aufbrechen, denn es lag eine Fahrt von zwei Stunden vor uns. Kara hat gar nicht mehr mit mir gesprochen. Sie wollte einfach nicht. Mein Mann konnte wegen des Gottesdienstes nicht mitfahren und deshalb fuhren Kara und ich alleine. Kara hat sich nicht von ihrem Papa verabschiedet und noch heute sehe ich sein verletztes, trauriges Gesicht vor Augen, wenn ich mir die Situation in Erinnerung rufe. Unterwegs wollte Kara immer aussteigen und laufen, aber wir hatten keine Zeit, da wir zu einer bestimmten Uhrzeit da sein mussten. Der*

*Weg war soooooooooooooooo weit, so kam er mir jedenfalls vor. Auf der letzten Strecke habe ich dann angehalten, denn Kara konnte kaum still sitzen, sie hat immer mit den Beinen gewackelt. Das war ganz schlimm. Als wir ankamen, waren wir nicht die einzigen. Kara wurde über ihren Aufenthalt und den Ablauf des Hauses informiert. Wir trafen zwei Mädchen mit ihren Eltern, diese waren vorlaut und sehr bockig. Kara war im Gegensatz sehr ruhig. Das Mittagessen haben die drei in dem Speisesaal eingenommen und ich mit den anderen Eltern zusammen in der Cafeteria. Ich konnte und wollte mich nicht mit den anderen Eltern unterhalten, irgendwie war ich nicht ganz da oder mir fiel das alles zu schwer. Als die drei aus dem Speisesaal kamen, haben sie nur gemeckert und geschimpft. Ich blieb noch bis zum Nachmittag, bevor ich mich auf den Heimweg gemacht habe. Ich weiß nicht mehr, wie wir uns verabschiedet haben. Ich weiß nur noch, dass ich Kara gefragt habe, ob wir sie Ostern besuchen dürfen und Kara hat Ja gesagt. Dann flossen erst mal wieder die Tränen. Auch jetzt, wenn ich daran denke.*

Nach dem Essen muss ich zur Mittagsrunde. Wir sind circa sechzig Mädchen in diesem großen, mit roten Stühlen ausgestatteten Raum. Einige stricken, andere lesen Bücher.

„Wir haben heute drei neue Patientinnen. Möchtet ihr euch einmal vorstellen? Wie ihr heißt, woher ihr kommt, warum ihr hier seid und dann bitte auch euer

Gewicht“, sagt die Diätassistentin.

Ich blicke zu den anderen beiden herüber. Was? Das Vorstellen wäre ja noch in Ordnung, aber ich soll auch mein Gewicht sagen? Bei dem Gedanken überkommt mich Scham. Das ist mir viel zu peinlich. Schließlich ist es in meinen Augen viel zu viel.

„Fängst du bitte an?“, fragt die Diätassistentin.

Ich habe das Gefühl, jeder starrt mich an. „Ich bin Kara Ehlert, ich bin sechzehn Jahre alt und komme aus Minden.“

„Gut. Und warum bist du hier, Kara?“

„Weil meine Eltern mich hierhergebracht haben.“

Ein paar Mädchen lachen leise.

„Weil, weil ich Anorexie habe.“ Ich nehme das Wort Magersucht niemals in den Mund. Dadurch, dass ich nur den Fachbegriff verwende, schiebe ich die Krankheit noch ein Stück von mir weg. Die Wörter „Mager“ und „Sucht“ gefallen mir gar nicht.

Während ich mich vorstelle, werde ich unterbrochen. „Entschuldigung, könntest du bitte aufhören, mit deinem ganzen Körper zu wackeln? Wir dürfen das auch nicht und das macht viele hier nervös“, sagt eine Mitpatientin in einem scharfen Ton, sodass ich mich direkt angegriffen fühle.

„Ich versuche es“, antworte ich schüchtern und halte meine Beine ein wenig ruhiger. Doch bereits nach wenigen Sekunden fange ich wieder damit an. Da ich nicht weiß, wie ich meine Beine still halten soll, zeigt mir die Diätassistentin einen Trick. Ich soll die Beine übereinanderschlagen. Doch ich halte es nicht lange aus und fange wieder an zu wippen, diesmal etwas weniger als vorher. Mein Gewicht sage ich so leise, dass so wenige Leute wie möglich es hören können.

Nach der Mittagsrunde beziehe ich mein Zimmer im zweiten Stock. Das Zimmer hat sogar einen Balkon, von dem aus man in den Garten blicken kann. Ich teile es mir mit einem Mädchen, das ungefähr achtzehn Jahre alt ist. Sie ist ruhig, aber unglaublich liebevoll und freundlich.

Mama versucht, auch mir den Start ein wenig leichter zu machen, indem sie immer wieder betont, wie schön mein Zimmer sei. „Guck mal, Kara. An der Schnur hier kannst du Bilder aufhängen und an der Wand hast du noch Platz, um ein paar Karten anzukleben. Das Badezimmer ist auch sehr groß." Sie hilft mir, ein paar meiner Klamotten in den Schrank zu packen.

Doch wir haben nur wenig Zeit, da mir mein erstes Gespräch bei den Diätassistentinnen bevorsteht. Ihre Aufgabe ist es, mit mir gemeinsam einen individuell auf mich eingestellten Ernährungsplan zu erstellen. Ganz anders als in der KJP darf ich viel mehr mitbestimmen und ich werde nicht gezwungen, Butter auf mein Brot zu schmieren. Jetzt kann ich auch sehen, was die Diätassistentin direkt nach meiner ersten Mahlzeit in ihrem Computer notiert hat. Das machen sie immer, wenn ein neuer Patient in der Klinik eingetroffen ist oder besonders auffällig bei einer Mahlzeit war: *Kara isst sehr verunsichert, sehr langsam und stochert in ihrem Essen herum. Sie muss mit Frisubin ausgleichen. Allerdings haben wir große Schwierigkeiten, auf den richtigen Fettgehalt zu kommen, da sie alles Fettige vermeiden will.*

„Wie wäre es mit Quark?"

Ich schüttle den Kopf.

„Nutella?"

Erneutes Kopfschütteln.

„Wurst?"

„Ja."

„Ah endlich."

„Aber nur die Putenwurst."

„Nein, Kara, das muss schon richtige Wurst sein, wir brauchen Fettanteil in deinem Essensplan."

„Ich mag gar kein Fett", antworte ich und ich merke, wie mir die ersten Tränen in die Augen schießen.

Dann legt sie ihren Arm um meine Schulter, beruhigt mich und mit viel Geduld schaffen wir es, einen Essensplan zu erstellen.

Zu schnell ist Mama weg und ich sitze mit den anderen beiden Neuen zusammen und wir quatschen, bis wir zum Abendbrot müssen. Zu Beginn habe ich Tellerservice. Ich nehme mir mein Essen nicht selbst vom Buffet, sondern ich komme in den Speisesaal, setze mich auf meinen Platz und der bereits gefüllte Teller steht schon vor mir.

Jeder gesunde Mensch hätte diesen Service super gefunden, ich allerdings nicht. Meine Freunde und Familienmitglieder hätten sich hingesetzt, Messer und Gabel in die Hände genommen und direkt angefangen, genüsslich den Teller zu leeren. Ich kann das nicht.

Ich starre das Gericht an und untersuche genau, was böse ist, was ich weglassen muss und wie ich das anstelle.

Das Brot kann ich nicht in die Hand nehmen und davon abbeißen, das fühlt sich falsch an. Ich schneide es mit meinem Messer in winzige Stücke. Mehrmals werde ich aufgefordert, mein Brot nicht in zwanzig Stücke zu teilen, doch ich höre nicht darauf.

Fertig, ich habe mein erstes Abendessen geschafft. Ich muss nicht mit Frisubin ausgleichen, aber habe trotzdem zu lange gebraucht.

Ich melde mich, damit die Diätis kontrollieren können, ob noch Reste auf dem Teller liegen. Das ist eine der Regeln hier: Im betreuten Speisesaal überprüft immer ein Diäti, ob der Teller geleert wurde.

In den folgenden Tagen stellen die Diätis fest, dass bei mir des Öfteren Soße übrig bleibt. Das Essen schwimmt ja auch förmlich da drin. „Den Rest Soße müssen wir dann mit Kakao ausgleichen“, sagen sie und ich habe alle Mühe, den Kakao zu trinken. Kakao gehört schließlich zu meinen verbotenen Lebensmitteln.

Andere im betreuten Speisesaal nehmen sich die Lebensmittel selbst vom Buffet. Sie können sich die Marmeladensorte oder Salate aussuchen, da ihr Essverhalten und die Zeit, die sie für die Mahlzeit benötigen, besser sind. Sie erhalten ein Stück weit mehr Eigenverantwortung. Sie müssen nur ihren gefüllten Teller bei den Diätis vorzeigen, damit kontrolliert wird, ob der Teller dem vorgeschriebenen Essensplan entspricht. Das will ich auch. Doch das dauert noch.

Die Patientinnen im unbetreuten Saal müssen nichts vorzeigen. Sie sind so weit, dass man ihnen zutraut, alle Lebensmittel, die auf ihrem Essensplan stehen, zu nehmen und vernünftig aufzuessen. Nur die Zwischenmahlzeiten werden von jedem Patienten abgehakt.

In der Klinik kann ich nicht mehr ungestört schummeln. Das Risiko erwischt zu werden, ist größer als zu Hause. Daheim saß ich häufig zum Mittagessen im Wintergarten. Da ich so langsam aß, stand Mama irgendwann auf, um die Küche aufzuräumen oder machte ihren Mittagsschlaf im Wohnzimmer. So ungestört und unbeaufsichtigt war es ziemlich leicht, Dinge zu verstecken.

In der Klinik ist das anders. Hier sitzt man an runden Tischen.

Es ist deutlich schwieriger, etwas verschwinden zu lassen, weil Mitpatientinnen dabeisitzen und ich mich stets beobachtet fühle.

Schnell bekomme ich Heimweh. Ich vermisse meine Familie, meine Freunde und am meisten meine Freiheit. Ich fühle mich eingesperrt und abgeschnitten von der Außenwelt. Meine einzigen Bezugspersonen sind Essgestörte, Ärzte und Therapeutinnen. Für meine Eltern ist es eine Erleichterung, mich hier zu wissen. Sie können Verantwortung abgeben. Ich glaube, sie können an diesem Abend, auch wenn sie traurig sind, das erste Mal wieder richtig durchatmen.

Ich freunde mich schnell mit drei Mädchen an: Aylin, Katha und Julia. Ich mag meine neuen Freunde sehr, wir haben Spaß zusammen, obwohl ich sie lieber auf einem anderen Weg kennengelernt hätte.

Abends veranstalten wir Karaokeabende, gucken gemeinsam DVDs, spielen Bohnanza in der Cafeteria oder sitzen einfach beieinander, um zu quatschen. Das lenkt mich ab. An schlechten Tagen, und davon habe ich leider viele, bin ich stinkwütend, hier zu sein. Ich rufe vorwurfsvoll meine Mutter an und entlade die Wut, die sich mit der Zeit angesammelt hat. „Hol mich sofort hier raus oder lass mich verlegen, wenn ich schon in so eine Anstalt muss, aber sitz nicht nur dumm zu Hause rum, sondern mach endlich was."

Schließlich hören sich meine Eltern zwar meinen Frust und meine Wut an, aber wollen, dass ich hierbleibe.

Ich schreie sie immer öfter an. Ich hasse mich dafür,

dass ich sie so behandle und so mit ihnen umgehe. Ich bin eine schlechte Tochter. Ich weiß einfach nicht mehr, wohin mit meiner Wut und meinen Gefühlen. Normalerweise richte ich den Hass und alles, was in mir brodelt, gegen mich, indem ich mir verbiete zu essen. Ich weiß nicht, wohin mit mir selbst, denn das Nichtessen ist mein Ventil, um mich ertragen zu können. Jetzt in der Klinik kann ich meinen Hass nicht mehr gegen mich selbst richten, denn ich muss fünf Mahlzeiten am Tag essen. Daran führt kein Weg vorbei. Mein Selbsthass steigt kontinuierlich an.

*Für dich:*
*In den ungewissen Zeiten, in dem unbekannten Land wirst du Mut und Stärke brauchen, und du hast wenig in der Hand. Doch bevor die Ängste wachsen und bevor dein Herz verzagt, hör auf das, was Gott dir heute und für alle Zeiten sagt: Ich lasse dich nicht fallen, ich lasse dich nicht los, Mit mir wird kein Weg zu steil, mit mir wird kein Weg zu groß. Ich lasse dich nicht fallen, verlass dich darauf. Auch wenn du dich selbst aufgeben willst, ich gebe dich niemals auf. - Manfred Siebald*

*Diese Zuversicht, mein lieber Schatz, haben auch wir, dein Papa und Ich. Sie lässt uns die für uns schwere Zeit etwas hoffnungsvoller erscheinen. Wir sind an deiner Seite, vor vielen Jahren haben wir dich erwünscht und als Geschenk erhalten, und wir sind so dankbar dafür. Du warst wirklich ein Wunschkind und das bist und bleibst du immer noch. Wir lieben dich so sehr und es tut so weh, dass du dich selbst nicht mehr lieb hast. Gott hat dich wunderbar gemacht. Du hast so viele Gaben, die du selbst noch gar nicht alle entdeckt hast. Ich wünsche dir, dass du dich selbst wiederfindest.*

*Alles Liebe,*

*deine Mama*

Das Gedicht, welches Mama mir per Post zugeschickt hat, hänge ich in meinem Zimmer auf. Es ermutigt mich, wenn ich mich trotz der vielen Menschen um mich herum einsam, alleine und vor allem leer fühle. Ich kann nicht alle Wörter glauben, die meine Mutter schreibt. „Du bist wunderbar gemacht."

Die innere Stimme sagt, dass es eine Lüge sei. „Du kannst nichts, du bist nichts. Du bist nicht wunderbar gemacht. Davon bist du weit entfernt mit deinen Schwächen und Macken und Fehlern."

# 11. Klinikalltag

Nach einer Woche esse ich zwar immer noch langsam und werde jedes Mal aufgefordert, schneller zu essen, aber ich sitze immerhin nicht mehr an Tisch eins. Mir fallen die Mahlzeiten sehr schwer, besonders wenn das Essen wieder in Öl schwimmt. Eklig, einfach widerlich. Da hilft nur Bewegung.

Ich darf in der Klinik das Gelände verlassen, aber es wird ungerne gesehen. Laut den Diätis sei es viel besser, draußen auf der Terrasse zu sitzen. Das ist das Letzte, was ich will. Ich sitze doch schon die ganze Zeit in der Therapie, beim Essen und beim Filmegucken. Nein, ich muss laufen, spazieren gehen und alles verbrennen, was ich zuvor gegessen habe. Ana wird nach jeder Mahlzeit lauter und fordert mich immer öfter auf, zu laufen und Sport zu treiben. So kommt es ständig vor, dass ich, sobald meine Zimmernachbarin nicht im Zimmer ist, die ganze Zeit hin- und herrenne, Sit-ups mache oder in den Keller ausweiche, wo ich des Öfteren weitere Mädchen entdecke, die genau dasselbe vorhaben wie ich. Laufen!

Nach wenigen Tagen wird mein Bewegungsdrang in der Mittagsrunde angesprochen. Ich leugne natürlich alles, da ich mir über die Konsequenzen bewusst bin.

„Ich sehe dich aber auch häufig draußen rumrennen und ich habe erst gestern wieder einen Anruf bekommen, dass du beim Rennen gesehen wurdest und das schon morgens vor dem Frühstück“, sagt der Diäti.

Mist, können sich die anderen nicht um ihren eigenen Kram kümmern?

„Wir machen uns nur Sorgen um dich, Kara. Wir wollen dir nur helfen”, behauptet eine meiner

Mitpatientinnen.

Ich interpretiere das ganz anders. Für mich wollen sie einfach nur von sich selbst und ihren eigenen Problemen ablenken. Aber es hilft nichts, immer und immer wieder werde ich von verschiedenen Leuten gesehen. Somit muss ich nach jeder Mahlzeit bei der medizinischen Zentrale eine halbe oder eine ganze Stunde sitzen, damit die Schwestern ein Auge auf mich werfen können.

Oft hocken wir mit acht Leuten an dem runden Tisch vor der Rezeption, einige, damit sie nicht die Möglichkeit haben, direkt nach den Mahlzeiten zu erbrechen, und andere wegen ihres Bewegungsdranges. Trotzdem nutze ich jede freie Minute für einen Spaziergang.

Ich habe mehrere Begegnungen mit Personen, die mich unglaublich verletzen. Im Krankenhaus sagt eine Mutter zu ihrer circa siebzehnjährigen Tochter: „Guck mal, da ist wieder so eine Magersüchtige."

Ich gehe schnell weiter. Warum sagt sie das so laut, dass ich es hören kann?

Bei einem Spaziergang im Park begegne ich einer Gruppe Jungs, die mit ihren Kommentaren deutlich extremer sind: „Guck mal die an. Die ist ja übelst dünn, oh, das muss ja wehtun beim Vögeln."

Im Nachhinein hätte ich ihm gerne eine Backpfeife gegeben, doch dazu bin ich nicht in der Lage. Ich bin schockiert und fange an zu weinen. Zusammengesunken kauere ich im Wald und brauche ein bisschen Zeit, um mich zu beruhigen, bis ich zurück zur Klinik gehen kann.

Ein anderes Mal sitzt eine Gruppe Jugendlicher im Park zusammen. Dort höre ich den schlechtesten Witz aller Zeiten über Magersüchtige.

„Wie viele Magersüchtige passen in eine Dusche? Keine Ahnung, die rutschen den Abfluss herunter, bevor man mit dem Zählen fertig ist.“

Was für eine Frechheit, so über uns zu reden. Auch heute bin ich immer noch empört, wie wenig Einfühlungsvermögen und Respekt Menschen in so einer ernsten Situation haben können.

Meiner Therapeutin und den Mitpatienten erzähle ich davon nichts. Ich habe keine Lust erklären zu müssen, wie ich mich in solchen Momenten fühle.

Meine Therapeutin ist jung und sieht ein bisschen aus wie ein Hundewelpe, jedenfalls guckt sie so, wenn sie gute Laune hat.

Aber was soll ich mit dieser Frau bereden? Am Anfang weiß ich es einfach nicht. Ich habe ihr von dem Mobbing erzählt und dass ich mich selbst nicht mag. Nein falsch, dass ich mich hasse, dass ich aussehe wie ein Walross und alle anderen viel dünner sind als ich. Ich nehme jemandem diesen Klinikplatz weg, der ihn nötiger hat.

„Du brauchst diesen Platz wirklich, Kara. Hör dir doch mal selbst zu. Denk doch mal nach, wie lange du gehungert hast."

Gehungert, pfff. Ich habe nie gehungert. Andere haben gar nichts mehr gegessen, ich hatte ja die letzten Monate wieder jeden Tag mehr zu mir genommen. Und sogar zugenommen! Ich bin hier falsch! Los, jetzt sind Sie dran, heilen Sie mich. Machen Sie mich gesund. Ich habe meinen Beitrag geleistet, jetzt sind Sie dran. Sprechen Sie Ihre Zauberformel und morgen stolziere ich stolz in mein altes Leben zurück.

So läuft es leider nicht. Das muss ich schweren

Herzens erkennen. Therapie kann nur funktionieren, wenn beide, Therapeut und Patient, zusammenarbeiten und am selben Strang ziehen, wenn man sich vertraut und ehrlich zueinander sein kann. Wir beide ziehen den Strang in entgegengesetzte Richtungen.

Bei jeder Sitzung fragt sie mich: „Wie geht es dir, Kara?"

„Gut und Ihnen?"

„Dir kann es nicht gut gehen, du bist krank. Wenn es dir gut gehen würde, wärst du gar nicht hier."

Wut baut sich in mir auf. Ich hasse diesen Satz. Ich soll ihr jede Stunde irgendwas erzählen, dabei weiß ich nicht was. Krampfhaft überlege ich schon Stunden vorher, was ich ihr berichten könnte. Und wenn ich endlich nach langem Überlegen ein Thema habe, das nicht heißt: Ich will nach Hause, ich bin hier falsch, Verlängerung des Aufenthaltes Ja oder Nein, die Reise zu meiner Schwester nach Thailand oder mein Plan, nach Indien zu fliegen, dann soll ich das Thema in der Gruppe vor allen ansprechen.

Sie weigert sich, mit mir alleine darüber zu reden. „Die Gruppe hat da bestimmt auch etwas zu zu sagen", behauptet sie immer.

Ich will unbedingt meine Schwester in Thailand besuchen, aber dafür muss ich gesund sein. Was ist denn gesund? Ich werde niemals gesund sein, die Chance beträgt meiner Meinung nach ungefähr ein Prozent. „Sie müssen meinen Eltern sagen, dass ich nie gesund werde, und ihnen beibringen, dass sie das wohl oder übel akzeptieren müssen. Deshalb ist es wichtig, dass sie mir meine Freiheiten zurückgeben, auch mit der Krankheit. Ein stabiles Untergewicht ist nichts Schlimmes."

Sie starrt mich schockiert an. „Da bin ich aber ganz

anderer Meinung“, startet sie ihren Satz und redet auf mich ein. Erfolglos.

An einem sonnigen Nachmittag allerdings haben wir ein Gespräch, das ich so schnell nicht vergessen werde. „Kara, was liegt dir auf dem Herzen?”, fragt sie mich, als wir gemeinsam auf dem Weg zu ihrem Büro sind. „Ich habe schon den ganzen Tag gemerkt, dass du heute unbedingt mit mir reden willst.”

Ich mustere sie erstaunt. Sie hat also wirklich wahrgenommen, dass ich mir schon seit Längerem den Kopf zerbreche.

„Magst du vielleicht draußen sitzen und wir reden dann?”, ergänzt sie. „Heute ist so schönes Wetter.”

Ich nicke. Von der Idee bin ich absolut begeistert und kaum sitzen wir, betrachtet sie mich und es sprudelt aus mir heraus: „Ich habe einfach immer Angst.” Schon bei dem ersten Satz kullern mir die Tränen herunter. „Ich habe Angst, Menschen zu verlieren, dass sie eines Tages nichts mehr mit mir zu tun haben wollen und ich ihnen von heute auf morgen nichts mehr bedeute. Ich habe Angst, andere zu enttäuschen, zu verletzen, weil ich nicht gut genug bin, weil ich so viele Fehler und Macken habe, die einfach so schnell auffallen. Ich fühle mich wie die größte Enttäuschung der Welt. Mich mag keiner. Und wenn mich jemand mag, lässt er mich eh wieder eines Tages fallen und das verstehe ich auch, weil man es mit mir nicht aushalten kann. Aber ich wünsche mir doch wirklich nur jemanden, der bleibt, der mich nicht fallen lässt, der einfach da ist. Ich habe Angst vor Veränderungen, dass sich alles ändern wird und nichts mehr ist wie vorher. Ich weiß, das gehört zum Leben dazu und das ist normal, aber es macht mir höllische Angst. Mein Bruder ist ausgezogen und ich vermisse ihn wirklich sehr, meine Schwester ist in Thailand und stößt mich immer mehr von sich fort."

„Warte, Kara", werde ich von ihr unterbrochen. „Warum macht dir das alles Angst?"

„Weil, weil ich darauf keinen Einfluss habe und ...", ich überlege kurz, „das nicht kontrollieren kann."

Da ist die Antwort, die so viel aussagt. Kontrolle ist das Stichwort. Darum geht es bei der Magersucht. Ich habe das Gefühl, über diese und noch weitere Punkte in meinem Leben die Kontrolle verloren zu haben. Die Ungewissheit, was passieren kann und wie es weitergehen wird, macht mir so große Angst, dass ich die Essstörung als Ventil benutze.

Diese Angst wird in der Klinik noch stärker. Natürlich geht das Leben in meiner Heimat weiter, aber ohne mich. Auf die Dinge, die dort jetzt passieren, habe ich keinen Einfluss. Ich bin außen vor. Ich kann den Dingen oder Menschen keinen Tritt mehr in eine bestimmte Richtung geben.

Ich klammere mich also an meine neue Freundin Ana, weil sie mir das verspricht, was ich mir so sehr wünsche: Jemanden, der mich nie verlässt. Letztendlich kralle ich mich an einen Traum, der zum Albtraum geworden ist. Mein Körper ist gezeichnet von meinen inneren Wunden, Verletzungen und Kämpfen, die ich mit mir selbst austrage. Hier finden alle Schlachten und Duelle statt, die ich in der realen Welt mit anderen Menschen und mit mir selbst nicht bewältigen kann. Ich muss lernen, die Dinge im wahren Leben anzusprechen und zu zeigen: Meine Gefühle, meine Ängste, meine Bedürfnisse. Für mich ist das unheimlich schwierig.

„Dann werde ich angreifbar und das nutzen die Menschen aus", sage ich immer wieder.

Die Gründe, warum ich in die Essstörung gerutscht bin, liegen noch weitaus tiefer und die wahren, ausschlaggebenden Beweggründe finde ich erst viel später heraus. Dieses Gespräch habe ich nur so genau im Gedächtnis, weil ich zum ersten Mal über meine Gedanken und Gefühle sprechen kann.

„Kara, ich möchte, dass du das morgen in der Basisgruppe ansprichst."

Ich schaue ihr in die Augen und merke, dass sie es wirklich ernst meint. „Nein, bitte nicht. Nein, das kann ich nicht, das will ich nicht."

„Doch, Kara, das ist wichtig. Du darfst auch Raum in der Gruppe einnehmen. Du denkst, die anderen Themen sind wichtiger und du nervst und langweilst die anderen. Aber das stimmt nicht. Du gehörst genauso zur Basisgruppe wie die anderen, du hast ein Recht, deine Themen anzusprechen und dir den Rat von den anderen Mädchen einzuholen. Und ich möchte, dass du morgen dieses Recht einforderst. Ich wette mit dir, vielen der Mädchen geht es genauso. Das ist doch ein gutes Thema für morgen. Guck mal, diese Woche hatten wir schon zweimal das Thema Essensplan. Das ist okay, aber bringt uns nicht wirklich weiter. Das möchte ich nicht jeden Tag in meiner Basisgruppe als Thema haben. Aber das, Kara, das sind deine Gedanken und deine Gefühle. Du bist hier in Therapie, weil du gesund werden willst."

Gesund werden? Will ich das wirklich? Geht das überhaupt? Ganz frei werden von den Gedanken in meinem Kopf? Einfach wieder in den Supermarkt gehen und sich innerhalb von fünf Minuten etwas aussuchen? Jetzt brauche ich circa fünfundzwanzig Minuten, um mich für ein Teil mit den wenigsten Kalorien zu entscheiden. Ob sich das jemals ändern wird? Kann man wirklich frei werden? Ich bezweifle das.

„Was die hier unter ‚gesund‘ verstehen, wird dein Leben schlimmer machen, als es jetzt ist. Sie manipulieren dich, sie machen dich dick und fett und hässlich. Ihre Versprechen sind falsch, sie stürzen dich nur ins Unglück”, höre ich die Krankheit zu mir sprechen.

„Musst du gerade sagen? Wer ist denn dafür verantwortlich, dass Kara hier ist. Du stürzt Kara ins Unglück. Alles, was du sagst und was du ihr versprichst, stellt sich als Lüge und Fehler heraus. Ohne dich wäre Kara jetzt zu Hause und glücklich”, widerspricht die gesunde Stimme.

„Ohne mich wäre Kara ein fettes Walross und wäre nicht glücklich, weil sie keiner lieb haben würde.”

„Hallo, Kara, hörst du mir noch zu?”, unterbricht die Therapeutin das Stimmengewirr in meinem Kopf.

„Ja, tschuldigung”, antworte ich.

„An was hast du gerade gedacht?”

Ich zucke mit den Schultern. „An gar nichts eigentlich. Also nur daran, dass ich nicht will, dass die anderen Mädchen so viel über mich wissen. Also Julia und Katha, das ist okay, aber es sollen jetzt nicht alle wissen.”

„Das ist deine Basisgruppe, ein geschützter Raum. Hier kannst du alles sagen, was du willst.”

„Ich möchte aber nichts sagen”, erwidere ich schnell. „Ich rede mit Ihnen in der Einzelsitzung, das reicht mir, und sonst höre ich einfach zu und sage zwischendurch bei den anderen etwas.“

„Ich möchte aber, dass du das morgen alleine ansprichst, Kara, ohne dass ich dich darauf hinweisen muss”, sagt sie plötzlich ganz ernst. „Du kriegst das hin.

Das ist der Sinn der Gruppentherapie, dass du mehrere Meinungen und Hilfestellungen hörst. Und vor allem, dass du siehst, du bist nicht alleine. Sprich das morgen an, ohne dass ich dich dazu auffordere."

Wir überziehen die Zeit unserer Therapiesitzung und als ich zurückkomme, sitzen meine Freundinnen schon im Garten und essen ihre Zwischenmahlzeit. Sie sehen, dass ich geweint habe und springen auf, um mich in den Arm zu nehmen. „Manchmal braucht man einfach eine Umarmung", sagt meine Freundin und ich lächle. Es war eines der wenigen guten Gespräche, die ich mit meiner Therapeutin hatte.

Am Abend kann ich nicht schlafen. Ich bin irgendwie nervös und habe den gesamten Nachmittag über Veränderungen nachgedacht. Frustriert hole ich meinen Laptop und stoße im Internet auf ein Zitat. „Wenn sich eine Tür schließt, öffnet sich eine andere, aber wir gucken oft so lange und so bedauernd auf die geschlossene Tür, dass wir die, die sich für uns geöffnet hat, gar nicht mehr sehen." Dieses Zitat passt wie die Faust aufs Auge. Wie sich ein kleines Äffchen an seine Mutter klammert, so klammere ich mich an meine Vergangenheit, dass ich offene Türen gar nicht wahrnehme. Ich trauere und starre auf die alte Tür, sodass ich den Blick für andere Dinge verliere. Ich sehe meinen Schmerz und dass sich mein Leben von Grund auf verändert hat. Wie soll ich damit umgehen? Wie kann ich endlich loslassen, was mich runterzieht? Warum trage ich eine ständige Angst mit mir herum? Warum will ich allen gefallen, nur mir selbst nicht? All diese Fragen gehen mir durch den Kopf, sodass ich irgendwann Kopfschmerzen bekomme, weil alles, was ich an diesem Abend fühle, Schmerz ist.

Der Satz, den wir in der Klinik am meisten hören, lautet: „Das ist essgestört! Hör auf mit diesem essgestörten Verhalten.“ Im Laufe der Zeit machen meine neuen Freundinnen und ich uns ständig darüber lustig. Bis heute verstehe ich allerdings nicht, was daran essgestört ist, Obst klein zu schneiden, in eine Müslischale zu geben und den Joghurt unterzurühren. Aber laut den Diätassistentinnen sei das essgestört. Selbst unsere Familien und gesunden Freunde machen das.

Menschen mit einer Essstörung schneiden ihr Essen oft in winzige Krümel, damit man möglichst wenig essen muss und viel auf dem Teller liegen bleibt. Aber bei Obst mache ich das nie. Mir schmeckt die Mischung von beidem einfach sehr gut und es fällt mir leichter, den Joghurt gemischt zu essen. Außerdem bin ich dann viel schneller mit der Mahlzeit fertig, denn ich brauche ewig, was auch an meiner Zahnspange liegt. Für einige meiner Mitpatientinnen wird das zu einer Überforderung. Einige setzen sich an einen anderen Tisch, da sie sonst das Gefühl haben, genauso langsam zu essen wie ich. Sie können sich nicht abgrenzen und würden in ein „altes, essgestörtes Verhalten” zurückrutschen.

Die mögen mich einfach nicht, nur sie trauen sich nicht, das zu sagen. Ich verstehe das. Dass Menschen vor mir wegrennen und mich ausgrenzen, bin ich schon gewöhnt.

„So ist das nicht, Kara. Echt nicht“, erklären sie mir immer wieder, doch ich höre nicht mehr zu. Ich renne aufs Zimmer und klage Mama mein Leid.

Ich esse nicht langsamer als die anderen, oder etwa doch? Da ich den Anschluss nicht verlieren will und

Angst habe, die anderen würden mich nicht mehr mögen, stopfe ich alles in mich hinein. Danach geht es mir noch schlechter und mein Magen fühlt sich fünf Kilo schwerer an.

Der Tag beginnt morgens mit dem Wiegen. Es gibt bestimmte Wiegetage, die individuell nach Gewicht, Stufe und Absprache festgelegt werden.
Die Mittagsrunden am Wiegetag sind mein größter Albtraum. Es wird viel diskutiert und jeder möchte natürlich einer Kalorienerhöhung umgehen. Wenn jemand einen starken Bewegungsdrang hat, fragt die Chefin der Klinik, die wir alle nur liebevoll „Wülei" nennen, in der Mittagsrunde, ob es nicht Mädchen gebe, die sich nach jeder Mahlzeit mit der Betroffenen gemeinsam zum Spielen oder Musizieren verabreden würden. Gerade deshalb will ich eine Konfrontation mit ihr vermeiden und habe Angst, sie würde meinen ganzen Essensplan erhöhen wollen.

„Oh, dein Essensplan ist viel zu niedrig. Den müssen wir noch heute unbedingt erhöhen", sagt sie zu Julia, die daraufhin mit den Tränen kämpft.

„Aber mit dem Plan habe ich zugenommen", beschwert sie sich.

„Ja, das kann sein, aber das nützt nichts. Der Plan ist niedrig. Spätestens in zwei Tagen taugt der nichts mehr. Also, wann hast du Zeit zum Erhöhen?", fragt Wülei hartnäckig.

Ich fühle mit Julia und weiß, wie schwer es ist, noch mehr zu essen, wenn man sowieso schon das Gefühl hat, nichts anderes mehr zu machen. Sie kommt nicht drum herum, doch ich kenne sie zu gut. Ich weiß, sie wird eine Erhöhung in die Zwischenmahlzeit aufnehmen und sie niemals essen. Ich kann sie dafür nicht verurteilen, denn ich würde genau dasselbe machen.

Einen Tag später bringt ein Diäti mehrere Stühle in die Mittagsrunde. „Wer hat sein Nutella und den Frischkäse an diese Stühle geschmiert?“ Katha und ich schauen uns an und unterdrücken ein Lachen. Erst neulich wurde Wurst in die Lampen an der Decke geworfen und Käse in der Unterhose versteckt.

Auf diese Ideen bin ich nie gekommen. Ich schütte immer nur mein Glas Apfelsaft hinter mir in den Blumentopf. Ihr hättet die Blume sehen sollen, sie ist prächtig gewachsen. Entweder bin ich wirklich so geschickt, dass es keinem aufgefallen ist, oder die Leute, die etwas bemerkt haben, haben nichts gesagt. Ich weiß es nicht. Ist ja gar nicht so schlimm, verteidige ich meine Tat, die Blume muss schließlich Flüssigkeit bekommen, sonst stirbt sie.

„Ja, genauso ist es bei dir auch. Du brauchst diese Nahrung. Du warst gar nicht so weit vom Tod entfernt”, sagt die gesunde Stimme.

Und Ana kontert: „Hör nicht auf sie, Kara, du isst hier genug, du isst hier schon viel zu viel. Schau dich an, Tag für Tag wirst du gemästet. Wunder dich nicht, wenn du hier als adipös wieder heraus spazierst. Nein, spazieren kannst du dann nicht mehr, weil dich dann fünf Leute gemeinsam tragen müssen, weil du so schwer und fett geworden bist.“

Wieder ein Duell zwischen den beiden Stimmen in meinem Kopf. Ich halte mir die Ohren zu. „Schluss jetzt“, befehle ich und für einen kurzen Moment habe ich meine Ruhe.

Ich entsorge mein Essen auf eine andere Art und Weise. Statt meine Kleidung vollzuschmieren, füttere ich die Eichhörnchen mit meinen Nüssen. Im Park, der nahe der Klinik grenzt, springen die Eichhörnchen von Baum zu Baum. Manchmal begleitet mich Julia auf diese Spaziergänge und ich verteile sie. Wir lachen dann jedes Mal. Meine Jackentasche ist voller Nüsse. Die Kekse, die eigentlich für mich bestimmt sind, schenke ich Aylin, die so schnell wie möglich zunehmen möchte und deshalb immer extra isst. Ich bin ihr sehr dankbar dafür. Wenn sie mal keine Lust hat, meine Mahlzeiten zu essen, dann landen sie in der Toilette.

Wülei kommt mit ihren hohen Schuhen den Gang entlanggelaufen. Wir sitzen gerade in der Mittagsrunde. An dem Klang ihrer Schritte weiß man schon, dass sie es ist, die in den Raum stürmt und direkt das Kommando übernimmt: „Hallo, Mädels, ah und einen Jungen haben wir ja auch. Tschuldigung, ich hoffe, sie nehmen mir das nicht übel." Der Junge schüttelt den Kopf und Wülei setzt ihren Satz fort: „Die ADHSler kamen heute von einem Spaziergang zurück und haben eine interessante Entdeckung gemacht. Sie haben im Wald einen von oben bis unten geschmückten Baum mit UNSEREN Schokoladenriegeln vorgefunden."

Lautes Murmeln, Flüstern und Lachen hallt durch den Raum. Da hat doch tatsächlich jemand all seine Schokoriegel von den Zwischenmahlzeiten an eine Tanne im Wald gehängt wie normalerweise Deko an einen Weihnachtsbaum. Wer auch immer das war, für diese Aktion verdient er wirklich einen Orden. Ich kann ihn verstehen, ich kann sie alle verstehen, auch die, die ihre Wurst an die Decke oder in die Lampe werfen. Einige Methoden finde ich zwar ekelerregend und ich würde sie persönlich nie anwenden, doch ich kann diese Verzweiflung nachvollziehen. So geht es mir auch. Bis auf wenige Ausnahmen will kaum einer ernsthaft zunehmen. Die meisten wollen gesund werden, aber trotzdem ihr Untergewicht behalten. Keiner will Normalgewicht. Was bleibt mir denn anderes übrig, als zu schummeln? Ich habe gar keine andere Wahl.

„Das ist keine adäquate Zunahme, Kara“, sagen die Diätis. Adäquat ist ihr absolutes Lieblingswort. Damit mein Ernährungsplan den richtigen Fettgehalt erreicht, muss ich ständig Oliven in meinen Plan nehmen. Ich mag Oliven nicht. Ich habe sie noch nie gemocht.

Warum hast du sie dann in deinen Essensplan genommen?, fragen sich vermutlich viele. Sie sind leicht weg zu schummeln. Ich verstecke sie in der Hosentasche oder im Pullover und schmeiße sie hinterher weg, ohne dass es jemand bemerkt. Ich bin einfach ein Genie!

Als mein Gewicht gesunken ist, muss ich den Essensplan erhöhen. Entweder 200 Kalorien und 6 Gramm Fett oder 100 Kalorien und 7 Gramm Fett. Dabei ist mein Essensplan schon so hoch. 2350 Kalorien und 96 Gramm Fett. Und jetzt eine Erhöhung? Das können die nicht machen! Ich kann nicht noch mehr essen, mir ist jetzt schon immer schlecht. Es macht mir Angst, mein Gewicht wird dadurch nächste Woche noch viel höher steigen. Bestimmt um zwei Kilo. Ich merke nicht, in was für Übertreibungen ich denke – alles, was ich sehen kann, ist meine Angst.

# 12. Ein Tag im Leben einer Essgestörten

Als Außenstehender ist es schwer, sich vorzustellen, was in dem Kopf einer Magersüchtigen vorgeht. Das ganze Leben dreht sich plötzlich um Kalorien, Gewicht, Essen und Sport. Deshalb möchte ich einen meiner Tage in der Klinik beschreiben. Während meiner Krankheit bekomme ich nicht mit, wie viel ich eigentlich verpasse. Ich bin so auf mich und meine Krankheit fixiert, dass ich alles andere ausblende. Die Sorge meiner Familie, meiner Freunde und das Leben um mich herum. Während alle anderen Spieleabende machen, feiern gehen und auf Sportfesten wild tanzen, sitze ich in der Klinik fest. Das ist frustrierend und macht mich ständig traurig.

„Sieh das doch als Ansporn, Kara", versucht mich meine Basisgruppe zu ermutigen. „Dann hast du ein Ziel vor Augen. Natürlich ist das Ziel gesund zu werden, aber man braucht auch weitere Dinge, die einen bestärken."

Ich nicke, aber ich habe etwas ganz anderes, das mich anspornt: Thailand. Ich will meine Schwester unbedingt besuchen und das ist meine Motivation. Die meisten haben eine andere und einige haben leider gar keine.

06:30 Uhr: Ich wache auf. Gerne hätte ich länger geschlafen und mich von dem Wecker wecken lassen, doch so geht das schon seit mehreren Wochen. Nachts schlafe ich unruhig, rede und schreie sogar manchmal. Morgens wache ich früh auf und kontrolliere als Erstes meinen Bauch. Merke ich schon eine Wölbung, spüre ich, dass mein Gewicht gestiegen ist? Ja, mein Bauch ist weniger flach als gestern, denke ich und husche schnell ins Bad. Meine Zimmernachbarin schläft noch. Ich mache ein paar Sportübungen, ziehe mich eilig an und schleiche leise zur Garderobe, wo ich mir die Schuhe schnappe und rausgehe. Die Schwestern sind gerade sehr beschäftigt, sodass ich durch die Eingangstür flitzen kann, ohne erwischt zu werden.

Draußen atme ich dreimal tief durch. Diese morgendliche, frische Luft ist einfach zu schön. Ich treffe auf ein anderes Mädchen, das eigentlich gar nicht rausdarf, und sehe, wie es hin- und hergeht. „Ich wollte nur etwas frische Luft schnappen", sagt sie.

Ich weiß, dass es eine Ausrede ist, aber ich verpetze sie nicht. Ich hasse petzen, denn irgendwie verstehe ich sie. Also sage ich, dass ich kurz eine kleine Runde gehen werde, denn ich weiß, sie würde mich ebenfalls nicht verraten.

In den Park oder in den Wald? Wald, dort begegne ich keinen Ärzten, die auf dem Weg zur Arbeit sind. Das ist mir zwei Tage vorher passiert und dann wurde ich von meiner Therapeutin darauf angesprochen. „Warum machst du denn morgens vor dem Frühstück schon einen Spaziergang, Kara?"

„Ich habe nur kurz frische Luft geschnappt."

„Ja klar, morgens um halb sieben im Park."

Ich nicke.

„Du kannst mich nicht verarschen, Kara. Wenn könntest du dich zum Frische-Luft-Schnappen auch einfach auf eine Bank setzen, aber auch das ist sehr kalt."

Deshalb bin ich dieses Mal vorsichtiger. Ich will unbedingt vermeiden, wieder gesehen zu werden.

07:05 Uhr: Zeit zum Frühstücken. Ich bringe schnell

meine Jacke hoch. Meine Zimmerkollegin ist nicht da. Sie sitzt vermutlich wie jeden Tag in der Cafeteria und liest vor dem Essen noch die Tageszeitung. Rasch zehn Sit-ups, zwanzig Kniebeugen und wieder zehn Sit-ups, bevor ich mich fertig mache und zum Frühstück gehe. Ich versuche mich so in die Schlange zu stellen, dass ich eine der Ersten bin, die den Raum betritt. Ich nehme mir meine zehn Löffel Joghurt, einen Apfel (dankbar, dass ich rechtzeitig da bin, sonst hätte ich die Banane nehmen müssen), das Brötchen, einen Löffel Erdbeermarmelade und einen Löffel Nutella. Dann zeige ich den Teller den Diätis und sie nicken ihn ab. Ich setze mich an meinen Platz und fange an zu essen. Morgens ist es leichter als bei den anderen Mahlzeiten. Ich mag das Frühstück, auch wenn die Brötchen von zu Hause deutlich leckerer sind.

Nicht nach rechts und links gucken, Kara, denke ich mir. Einfach jeden Bissen kauen, es ist morgens. Alles, was du isst, kannst du wieder verbrauchen. Und du warst eine halbe Stunde spazieren und bist zwischendurch ein bisschen gerannt, das heißt, du hast schon vor dem Frühstück etwas verbraucht. Das ist gut. Also jetzt nicht so viele Gedanken machen.

Tatsächlich, es klappt ausnahmsweise und ich unterhalte mich mit einigen Patientinnen darüber, was sie heute auf ihrem Tagesplan stehen haben.

08:15 Uhr: Kunsttherapie. Ich hasse Kunst, ich kann das nicht, ich kann weder malen noch zeichnen. Wir sitzen alle in einem Kreis und jeder sagt, wie es ihm geht.

„Kara, wie geht es dir heute?“

„Gut“, antworte ich.

„Und was möchtest du heute machen?“

Eigentlich gar nichts, denke ich, aber das kann ich

nicht sagen. „Ich weiß es nicht“, erwidere ich stattdessen.

„Wie wäre es, wenn du heute mit einem Thema anfängst. Hast du eine Idee?“

Ich schüttle den Kopf.

„Hm, was geht dir denn momentan durch den Kopf? Was beschäftigt dich?“

Ich weiß es nicht, also will sie später unter vier Augen mit mir sprechen, damit wir gemeinsam ein Thema finden. Ich wackle mit den Beinen. Ich kann und will nicht still sitzen, während die anderen einige ihrer fertigen Bilder vorstellen. Ich wackle immer weiter. Ich kann nicht aufhören. „Mir ist kalt“, sage ich und frage, ob ich meinen Schal holen dürfe.

„Kannst du das nicht in der Pause machen, Kara?“

„Nein, das kannst du nicht“, sagt eine Stimme in meinem Kopf, „denk daran, du wolltest noch weiter dein Essen abtrainieren. Das hast du mir versprochen, enttäusche mich nicht.“

„Nein, mir ist wirklich kalt und auf Toilette muss ich auch noch“, behaupte ich.

„Dann mach schnell, Kara.“

Ich husche durch die Tür und springe die Treppenstufen hinauf.

12:10 Uhr: Ich sitze vor dem Mittagessen und starre es an. Ich überlege, was die meisten Kalorien und den höchsten Fettgehalt hat. Heute gibt es Hähnchenfleisch mit Reis und buntem Gemüse. Das fällt mir nicht so schwer, wäre da nicht diese braune Soße, in der das Gemüse schwimmt. Ich esse es also so, dass ich zuerst mit der Gabel das Gemüse aus der Soße nehme und an den Rand des Tellers lege. Dann streiche ich noch einmal mit dem Messer darüber, um weitere Soße wegzukratzen. Wenn ich dann das Gemüse mit der Gabel zum Mund führe, sauge ich es in den Mund, sodass die Soße an meinen Lippen hängen bleibt und ich den Rest schnell mit einer Serviette abwischen kann.

Ich weiß in diesem Moment, dass ich krank bin. Das ist nicht normal, so essen meine Verwandten nicht. Ich begreife, dass es für meine Familie und meine Freunde kein Spaß ist, mit mir zu speisen.

Ich will das ändern, ich will nicht mehr mit meinem Essverhalten überall auffallen. Ich will beim Essen lachen und mich richtig unterhalten können. Aber momentan bin ich noch zu konzentriert und zu sehr mit dem Gericht beschäftigt, dass ich nicht an den normalen Konversationen teilnehmen kann. Wenn ich etwas gefragt werde, antworte ich, manchmal stelle ich auch den anderen Mädchen Fragen, sodass ich etwas abgelenkt bin und es mir leichter fällt, jeden weiteren Bissen runterzuschlucken. Doch wirklich reden will ich nicht.

„Kara, schneid dein Essen nicht so klein", höre ich eine Stimme hinter mir. Die Diätis machen ihre übliche Runde und fordern danach ein anderes Mädchen auf, endlich mit dem Essen anzufangen, da alle anderen schon viel weiter sind.

Ich gucke auf die Uhr. Ich muss mich beeilen, zwei Mädchen sind schon aufgestanden. Ich esse jetzt schneller und fühle mich damit gar nicht wohl. Doch ich weiß, dieses unwohle Gefühl ist Ana, meine Freundin und mein Feind. Es ist paradox, doch je nach Laune entscheide ich, was Ana für mich ist. Heute kann ich mich nicht entscheiden.

Fertig! Den letzten Bissen habe ich im Mund und schnell melde ich mich.

„Super, Kara. Du hast es rechtzeitig geschafft", sagt eine Diätassistentin und lächelt mir zu. Ich lächle zurück, stehe auf und verlasse den Speisesaal, indem ich den unbetreuten Raum durchquere. Hier geht es anders zu. Die Mädchen lachen und reden mehr, sie starren nicht mehr so auf den Teller wie ich. Da will ich hin, denke ich, und nehme mir vor, mein Essen nächstes Mal nicht mehr ganz so klein zu schneiden. Ich werde begleitet. Ich muss nach jeder Mahlzeit beaufsichtigt werden, schließlich darf ich keinen Sport machen. Ein paar Essensreste habe ich im Mund behalten. „Ich muss noch kurz auf Toilette", sage ich.

„Moment, du brichst nicht, oder?"

„Nein, habe ich nie."

„Okay, beeil dich."

Und schon schlüpfe ich auf die Toilette und spucke die Reste aus. Wenigstens ein paar Kalorien gespart.

13:00 Uhr: Mittagsrunde. Heute musste ich Gott sei Dank nicht zum Wiegen. Deshalb sitze ich einfach entspannt da, schreibe meinen Freundinnen bei WhatsApp und höre den Diskussionen zu. Ich bin froh, dass ich hier, anders als in der KJP, mein Handy und meinen Laptop jederzeit benutzen darf und dass jederzeit Besuch vorbeikommen kann, ohne dass es eine Zeitbegrenzung gibt.

14:00 Uhr: Die Mittagsrunde ist vorbei und ich habe Gruppentherapie. Normalerweise könnte ich jetzt an dem Angebot „Stretch und Relax" teilnehmen, wo wir verschiedene Dehn- und Entspannungsübungen machen, aber das ist leider zur selben Zeit wie meine Gruppentherapie. Gruppentherapie ist Pflicht, die Übungen freiwillig.

Ich hoffe innig, dass ich heute nicht drankomme und

etwas erzählen soll. Mir geht es nicht gut, ich fühle mich in meinem eigenen Körper nicht wohl und vor allem fremd, aber das will ich nicht ansprechen. Erstens geht es hier jedem Mädchen so und zweitens wollen die Patientinnen, die länger da sind, nicht ständig darüber sprechen. Ich kann es auch verstehen.

Ich werde direkt nach meiner Freundin aufgerufen, die sagt, wie groß ihr Heimweh sei. Ich stimme ihr zu, genauso wie Julia, die rechts neben mir sitzt. Wir drei wollen heute nichts ansprechen, wir wollen nur, dass die Zeit schnell umgeht und wir uns gemütlich in die Sonne legen können.

„Ich hasse mich so sehr", sagt schließlich ein Mädchen in unserer Gruppe und fängt an zu weinen. Ich hasse mich auch, denke ich, aber sage es nicht laut. Wir reden über ihre Gedanken und Gefühle, warum sie sich hasst und sagen ihr, wie wir sie wahrnehmen und sehen. Das tröstet sie, aber auch nur für einen kurzen Moment. Das Thema Selbsthass ist ein großes, auch für mich, und es kommt immer wieder in der Therapie vor.

15:40 Uhr: Zwischenmahlzeit. Es gibt Pink-Lady-Äpfel, hmmm lecker. Ich stecke mir direkt mehrere ein, damit ich für die nächsten Zwischenmahlzeiten das Obst austauschen kann. Schließlich könnte es morgen Bananen oder Trauben geben und diese stehen auf meiner verbotenen Liste.

Meine Zwischenmahlzeit ist riesig. Sie beinhaltet eine doppelte Milchspeise, ein Stück Obst, Joghurt und einen Keksriegel. Heute gibt es Balisto in verschiedenen Sorten. Glück gehabt, ich habe den orangenen Riegel erwischt. Den, den fast alle haben wollen. Die Balistos unterscheiden sich um höchstens 5 Kalorien, doch es gibt haufenweise Mädchen, die nur den orangenen wollen, weil er weniger Kalorien hat als der lilane oder grüne. Das ist bei mir nicht so. Ich mag den orangenen einfach am liebsten. Diese 5 Kalorien mehr machen mir keinen Stress. Im Gegensatz zu meiner Freundin, der wir heute ihre Zwischenmahlzeit mitbringen sollen, weil sie noch ein Gespräch hat.

„Ich möchte als Erstes den Orangenen. Wenn es den nicht gibt, den Grünen, sonst den Lilalen und als letztes Duplo." Sie hat sich tatsächlich eine Reihenfolge nach ansteigendem Kaloriengehalt zurechtgelegt.

Wir sind geschockt und verhalten uns ziemlich gemein, als wir ihr dann absichtlich den Duploriegel mitnehmen, weil wir dieses essgestörte Verhalten nicht unterstützen wollen.

Endlich sitze ich draußen mit meinen Freundinnen zusammen und jeder fängt an, sein Obst zu schneiden. Heimlich natürlich, da es verboten ist. Donnerstag: Milchreistag. Das fällt mir leicht, da ich Milchreis schon immer gern gegessen habe. Und da ich mit meinen Freunden zusammensitze, denke ich nicht viel darüber nach. Erst, als ich die leere Schüssel zurückbringe und über meinen Bauch streiche, ist wieder das Ekelgefühl da. Stärker als vorher. Ich will mich selbst nicht mehr in meinem Körper befinden. Zum Glück wollen die anderen auch einen Spaziergang machen, sodass wir zusammen in den Park gehen können.

Würden die Diätis uns fragen, wohin wir denn wollen, hätten wir geantwortet: „Wir setzen uns mit einer Picknickdecke in den Schatten. Nein, wir laufen nicht viel. Wir wollen ja eine adäquate Zunahme."

Das Gegenteil ist der Fall. Wir laufen durch die Stadt, stöbern im Drogeriemarkt, im Wollladen oder gehen kurz in einen Supermarkt. Ich bleibe draußen stehen.

„Kommst du nicht mit rein?“, fragt Julia.

„Nein, ehm, ich kann das nicht so“, antworte ich und stoße auf Verständnis.

Katha wartet mit mir draußen. „Warum fällt dir das so schwer, in den Supermarkt zu gehen?“, möchte sie wissen.

Ich vertraue ihr und schäme mich nicht, ihr von der Kalorienüberflutung in meinem Kopf zu erzählen, dass ich jedes Mal den Kalorien- und Fettgehalt checken muss und generell bei jedem Regal denke: Nein, das darfst du nicht essen, das willst du auch nicht, weil das eklig ist.

Sie hört mir zu und ich fühle mich wirklich verstanden, auch wenn sie diese Gedanken nicht hat. Auf dem Rückweg machen wir noch ein Fußbad. Solche Spaziergänge gibt es fast täglich. Katha und ich führen dann immer unsere Wutgespräche. Wir gehen häufig spazieren oder sitzen in ihrem Zimmer und kotzen uns über alles aus, was an diesem Tag vorgefallen ist oder was uns traurig macht. Katha und ich haben unser Zimmer auf demselben Flur. Wenn wir hochgehen, dann ganz außen, damit der Weg wenigstens ein paar Meter länger ist und wir ein bisschen mehr Bewegung haben, bevor wir gemeinsam zum Abendessen gehen.

18:10 Uhr: Es gibt Abendessen. Ich starte heute eine Konversation über den Tag, damit ich nicht die ganze Zeit auf mein Essen starre und morgen in den unbetreuten Speisesaal wechseln darf, wo meine Freundinnen sitzen. Es gelingt mir. Es gibt Gurkensalat, der leider in Öl schwimmt.

Ich versuche es zu ignorieren, lasse so viel wie möglich in der Schale und wische das Öl, das an meinem Mund klebt, schnell mit einer Serviette ab. Das Tuch ist voller Öl, als ich mein Abendbrot beendet habe. In meiner Hand sind ein paar Walnüsse, die ich flink in der Hosentasche verschwinden lasse. Es fällt Gott sei Dank nicht auf und ich habe gute Chancen, bald in den anderen Speisesaal zu kommen.

19:00 Uhr: Ich gehe wieder spazieren. Schnell gucke ich, dass mich keiner sieht, und dann husche ich aus dem Gebäude in Richtung Wald. Dreißig Minuten gehen und, wenn weit und breit keiner in Sicht ist, ein bisschen rennen.

„Kara, hör auf damit. Du weißt, du schadest dir nur selbst damit", höre ich die gesunde Stimme in mir. Doch ich kann nicht auf sie hören, ich laufe weiter und weiter, bis ich merke, wie müde ich werde, weil mein Körper zu geschwächt ist. Ich werde müde und drehe um.

21:00 Uhr: Baaaaaaaaaah, ich bin so eklig. Ich habe so viel gegessen. Ich sitze mit meinen Freundinnen unten im „Kinosaal" (der nur so heißt, weil er treppenartig gebaut ist), aber konzentriere mich nicht auf den Film. Ich rechne zum wiederholten Male nach, was ich alles gegessen habe und bin bei jeder Kleinigkeit stolz, die ich weggelassen habe. Aber mein Körper gehört in diesem Moment nicht mir. Ich will ihn nicht, nicht so.

23:00 Uhr: Bitte lieber Gott, mach, dass die Wölbung am Bauch morgen früh weg ist. Als ich im Bett liege, streichle ich über die Haut. Ich fühle die Wölbung und nehme mir vor, am nächsten Tag mehr zu schummeln.

„Nein, Kara", sagt jetzt eine Stimme, „du willst doch hier raus."

Ich nicke.

„Aber was du noch mehr willst, ist hier rauszukommen und dann nicht von allen angeguckt zu werden, weil du wie ein Warzenschwein aussiehst", erwidert Ana.

Ich nicke wieder. Ich will hier raus und ich entscheide mich, nicht noch mehr wegzulassen, sondern meinen selbst reduzierten Essensplan wenigstens so einzuhalten, wie ich es heute getan habe. Dann schlafe ich, nachdem ich im Bad noch zwanzig Kniebeugen gemacht habe, endlich ein.

William Shakespeare hat einmal gesagt: „Mach deine Gedanken nicht zu deinem Gefängnis." Doch das ist bei mir zu spät. Die Gedanken sind schon längst zu meinem persönlichen Gefängnis geworden.

# 13. Zu Hause hört der Kampf nicht auf

Am Wochenende finden bis auf das Essen und die Mittagsrunde keine Therapien statt. Es ist so viel freie Zeit, dass ich gar nicht weiß, was ich anstellen soll. Manchmal haben wir samstagmorgens ein Tanzangebot, welches mir jedes Mal riesigen Spaß macht und wodurch die Zeit rascher verfliegt. Nachmittags bekomme ich häufig Besuch, was das Wochenende wiederum zu schnell vergehen lässt. Mit meinen Eltern ist es jedes Mal sehr schön. Sie mieten sich eine kleine Wohnung in der Nähe und kommen oft freitagnachmittags und bleiben bis Sonntag nach der Kaffeemahlzeit. Mal sitzen wir in der Cafeteria und spielen Gesellschaftsspiele, mal holen sie mich mit dem Auto ab und wir verbringen Zeit in ihrer Ferienwohnung. Besonders mein Vater kommt gerne zu Besuch, weil es in der Cafeteria leckeren, selbstgemachten Kuchen und einen großen Kaffee für kleines Geld gibt. Auch heute noch macht er manchmal Witze, dass wir mal wieder zur Klinik fahren sollten, weil es so Leckeres zum Kaffee gibt, wenn ihm das Selbstgebackene meiner Mutter nicht zusagt.

Manchmal traue ich mich, meine Zwischenmahlzeit in der Klinik gegen ein Eis in der Stadt zu tauschen, weshalb ich ziemlich stolz auf mich bin. Natürlich lasse ich die Sahne weg. Die ersten Male in der Eisdiele möchte ich auf keinen Fall draußen sitzen, weil ich das Gefühl habe, die Spaziergänger würden mich alle anstarren. Deshalb setzen wir uns, auch bei strahlendem Sonnenschein, nach drinnen. Meine Eltern haben meist ihr Eis schon aufgegessen, während ich erst bei der zweiten Kugel bin. Währenddessen will ich kaum angesprochen werden. Das Eis zu essen und dabei zu reden, stellt für mich eine Überforderung dar. Ich kämpfe mit den Tränen. Ich werde so fett! Ich bin so hässlich. Doch je öfter wir die Eisdiele besuchen, desto einfacher wird es für mich. Es wird die Lieblingseisdiele meines Vaters. Dort gibt es für siebzig Cent eine Kugel und dann noch eine Sorte, die Papa für sich entdeckt: Marula – oder bei ihm heißt es nur Elefantenpisse, weil auf dem Schild ein Elefant abgebildet und die Farbe des Eises gelb ist.

Am liebsten aber fahre ich am Wochenende nach Lüneburg. Mit der Zeit habe ich mich in diese Stadt verliebt und es tut mir jedes Mal gut, rauszukommen und etwas anderes als die Klinik und immer dieselben Menschen zu sehen. Eigentlich ist es verboten, nach Lüneburg zu fahren, doch Gott sei Dank sind meine Eltern da nicht so streng und wir verbringen schöne Stunden zusammen. In dieser Zeit, außerhalb der Klinik, so weit weg wie nur möglich, fühle ich mich lebendig. Es tut gut unter „normalen Menschen“ zu sein und Personen mit normalem Gewicht zu sehen, mit denen ich mich vergleichen kann, ohne jedes Mal schlecht abzuschneiden. In der Klinik verliere ich den Blick zur Realität. Ich muss mir stets vor Augen führen, dass nicht jedes Mädchen einen BMI von 18,5 oder weniger hat. Dafür sind die Ausflüge optimal.

Während der Besuche meiner Eltern beschwere ich mich über alles, was in meinen Augen falsch und unsinnig ist. Ich rege mich über Mitpatientinnen, Ärzte, Diätis und Therapeuten auf. Ich weine in den Armen meiner Eltern, aber vor allem habe ich auch viele Gründe zu lachen. Mein Papa ist schon immer ein Scherzkeks. Meine Mutter kauft gerade in einer Bäckerei in Lüneburg ein, als mein Vater sie, obwohl er zwanzig Meter entfernt steht, anruft. Er weiß genau, dass meine Mutter ihr Handy mal wieder tief in ihrer Handtasche vergraben hat und es nicht auf lautlos oder im Vibrationsmodus eingestellt ist.

„Hey – Pippi Langstrumpf hollahi-hollaho-hollahopsasa –Hey – Pippi Langstrumpf – die macht, was ihr gefällt", hallt es plötzlich durch die gesamte Bäckerei. Meiner Mutter ist es furchtbar peinlich, alle in dem Café starren sie an. Ich lache mich draußen kaputt und halte meinen Bauch, da ich vom Lachen Bauchschmerzen bekomme. Meine Mutter findet ihr Handy auf Anhieb natürlich nicht, sodass sich Papa den Spaß zwei weitere Male erlaubt. Sie mochte es noch nie, ihr Handy in der Hosentasche zu haben. Sie finde das lästig und unbequem. Als sie aus der Bäckerei herauskommt, ist sie ziemlich wütend. Ihr ist das Ganze sehr peinlich. Papa zwinkert mir zu und ich zwinkere zurück. Wir hatten unseren Spaß.

Ein anderes Mal fahren wir Kajak. Meine Eltern haben ihr zusammenfaltbares Boot mitgenommen und wir fahren auf dem Fluss hin und her. Es gibt einige meiner Freundinnen, die mich darum beneiden. Wir wissen, dass es eigentlich verboten ist. Jeglicher Sport, jegliche Bewegung soll vermieden werden, doch genau diese kleinen Ausflüge zeigen mir immer wieder die Schönheit des normalen Lebens und spornen mich an, so schnell es geht gesund zu werden und wieder nach Hause zu kommen. Gesundsein definieren meine Eltern und ich allerdings vollkommen anders, doch wir versuchen das Thema während unserer gemeinsamen Zeit zu vermeiden, damit keine Konflikte aufkommen. Denn das Thema Gewicht hält sehr viel Konfliktpotenzial bereit. Mama stellt nur noch wenige Fragen und akzeptiert, wenn ich ihr keine Antwort in Bezug auf mein Gewicht geben will.

Nur die Familiengespräche sind sehr anstrengend, da wir über unterschiedliche Sachen reden wollen: Papa eher über die Situation zu Hause (das Wiegen, den Bewegungsdrang, das Essverhalten und so weiter), ich über meinen Wunsch nach Thailand zu fliegen, oder über das Mobbing, das ich erlebt und wo ich mich nicht ausreichend unterstützt gefühlt habe. Nach solchen Gesprächen, die immer in einer Streiterei und mit Tränen enden, ist es gut, auch anderen Besuch zu empfangen. Mal kommen Oma, Opa und meine Tante zu Besuch, ebenso Tante Helga und Onkel Ernst. Manchmal meine Freundinnen Sarah, Joanna oder Joline. Ich bin jedes Mal traurig, wenn der Besuch wieder fährt. Dann merke ich noch mal mehr, was mir fehlt und was ich vermisse.

Mit der Zeit machen sich Fortschritte bemerkbar. Mein Essverhalten hat sich verändert. Ich stochere weniger herum, kann mich beim Essen unterhalten und bin viel schneller geworden. Während des Sitzens wackle ich nicht mehr mit den Beinen und renne nicht mehr auf und ab, wenn jemand mit mir redet.

Echte Fortschritte! Die Therapie und der nötige Druck von den Schwestern und Diätis haben mir geholfen, einen Teil meiner Essstörung loszulassen. Teilweise hatte ich gar keine andere Möglichkeit. Hätte ich nicht nach und nach kleine Teile meiner Essstörung unter Druck aufgegeben, dann würde ich immer noch im betreuten Speisesaal sitzen, dann hätte ich betreute Zwischenmahlzeiten, dann müsste ich eine Stunde nach dem Essen in der Empfangshalle sitzen, während meine Freundinnen andere Sachen machen können. Jetzt sitze ich im unbetreuten Speisesaal und die Situation beim Essen ist entspannter geworden.

Nach zweieinhalb Monaten in der Klinik ist endlich der langersehnte Tag gekommen. Meine Schwester kehrt aus Thailand heim und ich erhalte zwei Tage Beurlaubung, um sie abzuholen. Ich weine schon, bevor sie überhaupt da ist, weil ich mich so sehr freue, sie wiederzusehen. Nervös stehe ich vor der Tür. Und dann erscheint Laura. Sie lässt alle Sachen stehen und liegen, fängt an zu weinen und rennt mir entgegen. Sie drückt mich immer und immer wieder. Ich habe mein Versprechen gehalten, ich bin noch hier. Ich lebe! Dann kommt auch Mama zu uns und wir veranstalten ein langes Gruppenkuscheln. Der Weg zum Auto und das erste Stück auf der Fahrt vergehen friedlich und entspannt, bis es Zeit wird zu frühstücken. Meine gute Laune verschwindet von hundert auf fünfzehn Prozent, denn es stellt sich alles als sehr schwierig heraus.

Meinen Essensplan halte ich in der Zeit nicht ein. Ich will diese zwei Tage nutzen, um wieder Gewicht zu verlieren. Ich möchte mir selbst beweisen, dass ich noch abnehmen und vor allem das Zunehmen bremsen kann. An der Tankstelle, wo wir zum Frühstücken anhalten, gibt es nicht die richtigen Sachen für mich.

„Was willst du, Kara?“, fragt meine Mutter und die Stimme im Kopf antwortet: Gar nichts.

Doch ich weiß, ich muss etwas essen, auch wenn ich

es nur für meine Schwester tue.

„Guck mal, so ein Brezel hier oder ein Brötchen mit Marmelade und einen Joghurt. Und im Auto haben wir hinterher auch noch ein Stück Obst“, sagt sie und versucht mir bei der Auswahl zu helfen.

Hauptsache, ich enttäusche Laura nicht an ihrem ersten Tag in Deutschland. Diese Ungewissheit, ob mein Frühstück nicht vielleicht doch zu viele Kalorien hat, nimmt mir in dieser Zeit das Lachen und die Freude, während meine Schwester viel aus Thailand erzählt. Ich versuche, ihren Worten zu lauschen, aber bleibe mit den Gedanken bei dem Essen hängen. Ich darf nicht so viel zu mir nehmen. Ich merke, wie leicht mir das Essen in der Klinik im Gegensatz zum Essen in der Außenwelt fällt. Ich bin noch nicht gesund, doch ich will endlich nach Hause.

Die Zusage der Krankenkasse läuft bald aus und ich habe sehr deutlich gemacht, dass ich nicht verlängern werde.

Mein letzter Tag in der Klinik sorgt für einen schlechten Start daheim. In dem Abschlussgespräch, das wir alle zusammen führen, hat meine Therapeutin auf die Frage meiner Mutter, wie das mit dem Essen generell ablaufen solle, eine eindeutige Antwort: „Nein, auf gar keinen Fall abwiegen. Das ist richtig essgestört. Kara hat ihren Essensplan aus der Klinik und daran muss sie sich halten. Ganz normale Portionen, kein essgestörtes Verhalten mehr, sonst muss sie zurückkommen. Ich bin ja eh der Meinung, Kara ist noch nicht so weit, aber ich kann sie nicht zwingen, hier zu bleiben und Karas Entschluss steht fest: Sie will nach Hause, oder Kara?”

Ja, ich will nach Hause. Ich sitze schon zu lange hier

fest und mein Gewicht steigt immer weiter an. Ich kann das nur verhindern, indem ich zu Hause wieder die Kontrolle übernehme. Ich habe das Gefühl, bei dem Gespräch gar nicht wirklich anwesend zu sein, es wird zwar *über* mich geredet, aber nicht *mit* mir. Es wird alles über meinen Kopf hinweg entschieden.

„Aber es gibt einfach Lebensmittel, die mag ich nicht mehr", protestiere ich.

„Was denn, Kara?", fragt meine Therapeutin.

„Zum Beispiel Käse."

Mama und Papa tauschen undefinierbare Blicke aus. Sie glauben mir nicht. Für sie ist es meine Krankheit.

„Du magst das, Kara. Du willst es nur nicht mögen", ist die Standartantwort meiner Mutter. Früher habe ich Käse wirklich geliebt. Lasagne, Cannelloni mit Käse und Brie hätte ich haufenweise verschlingen können. Doch mein Geschmack hat sich verändert. Bis heute mag ich keinen Käse. Nachdem ich gesund geworden bin, habe ich mehrmals Käse probiert und dabei nur zwei Sorten entdeckt, die ich mag. Genauso ist es mit Schokolade. Ein Stückchen Rittersport konnte ich damals einfach so verschlingen. Als ich es drei Jahre später kostete, mochte ich den Geschmack nicht mehr.

„Kara geht auch nicht mehr in den Einkaufsladen neben unserem Haus."

Wir diskutieren lange und schließlich muss ich versprechen, wieder in den Laden zu gehen.

„Das gehört zur Normalität dazu", behauptet Papa. Das ist eine der Bedingungen, damit ich nach Hause darf.

„Und Kara muss auch ihre Zwischenmahlzeit morgens in der Schule essen", höre ich meine Mutter sagen.

„Das kann ich nicht“, erwidere ich daraufhin. „Ich esse die einfach abends und versuche, mich langsam wieder heranzutasten und mit Freundinnen wie Joanna oder Sarah anzufangen. Ich bin nicht gesund, Mama. Ihr könnt nicht erwarten, dass ich hier rauskomme und alles ist so wie vor einem Jahr.“

„Vor dir liegt noch ein langer Weg, Kara“, sagen sie immer wieder und ich weiß, sie haben recht. Ich fühle mich schuldig und schlecht, weil ich ihnen das Leben so schwer mache, weil alles so schön sein könnte, wäre da nicht meine Magersucht, die zwischen uns steht.

Das Gespräch dauert ungefähr eine Stunde, es kommt mir viel länger vor. Ich halte mir einmal sogar die Ohren zu, weil mir das Ganze schwerfällt, obwohl ich weiß, dass dieses Verhalten wirklich kindisch ist.

„Kara meckert immer, wenn es etwas gibt, was ihr schwerfällt.“

Kara dies, Kara das, Kara jenes. Hallo, ich bin auch anwesend. Alle drei sind auf einer Seite. Alle drei sind gegen mich und bestimmen über mein Leben und mein Essverhalten.

Als das Gespräch vorbei ist, renne ich in die Klinik zurück und direkt in die Arme meiner Freundinnen, die mir behutsam über den Kopf streicheln.

„Deine Eltern können doch nicht erwarten, dass jetzt alles so ist wie zu der Zeit, als du gesund warst“, sagen sie empört, als ich von dem Gespräch erzähle.

„Also, ich finde das unmöglich. Du musst dich erst mal wieder eingewöhnen und dann Stück für Stück mit deiner ambulanten Therapeutin weiterarbeiten.“

Dankbar lächle ich sie an, denn sie verstehen mich. Ich bin nicht gesund, also kann ich mich auch nicht so verhalten.

Auch meine Schwester wartet am Eingang. „War nicht gut?“, fragt sie und ich schüttle den Kopf.

„Aber egal, jetzt geht es erst mal nach Hause“, antworte ich.

„Pass auf dich auf!“, sagt meine Freundin, als ich sie zum Abschied umarme.

„Viel Glück, Kara. Wenn was ist, kannst du dich jederzeit melden“, sagt meine Lieblingsdiäti zum Abschied. Ich umarme die Schwestern und bedanke mich. Meine Basisgruppe winkt, als ich durch die Tür gehe und die Klinik hinter mir lasse. Nur leider nehme ich die Krankheit mit nach Hause.

Freiheit Baby, denke ich, und versuche das Gespräch beiseitezuschieben und mich auf mein altes, neues Leben zu freuen.

Als wir losfahren, drehe ich mich noch mal um und schaue zurück auf die Klinik. Mein Aufenthalt endet am Anfang der Sommerferien 2014.

Ich winke meinen Freundinnen und denke: Ich will nie wieder in eine Klinik. Auf Wiedersehen Bad Bevensen, ich komme nur noch, um andere zu besuchen!

Doch da habe ich mich leider getäuscht.

Auf der Rückfahrt bin ich zickig und stinkwütend. Ich rede kein Wort mit meinen Eltern, auch wenn Mama einige liebevolle Versuche startet. Ich habe große Angst, zu viel zu essen und den Essensplan weiterzuführen. Unmöglich, den habe ich doch nie eingehalten, niemals. Ich habe immer etwas weggelassen. Erst wollte die Therapeutin den Tagesplan für meine Eltern ausdrucken, doch ich habe wiederholt betont, dass ich ihn im Zimmer habe, sie brauche ihn nicht ausdrucken. So spare sie Papier und das sei doch umweltbewusster.

„Gibst du den auch deiner Mama?“, fragte sie.

Mama guckte mich an, ich nickte und überlegte mir direkt, wie ich das vermeiden könnte. Wäre ich ein Computergenie, würde ich den Essensplan einscannen und dann bearbeiten, sodass nur noch wenige Kalorien darauf stehen. Meinen Fettgehalt würde ich auf ein Minimum reduzieren. Doch leider bin ich kein Genie, ich kann mit Computern kein bisschen umgehen. Ich weiß, wie man chattet, auf Facebook und YouTube geht, bei Word Texte schreibt, aber mehr auch nicht. Ich überlege, einen Freund zu bitten, den Plan einzuscannen, sodass ich ihn verändern kann, doch er würde mein Verhalten niemals unterstützen. Deshalb frage ich ihn nicht.

*Eintrag von Joanna:*

*Auch wenn Kara oft behauptete, dass es ihr nach der Klinik besser gehe, erinnere ich mich noch an eine Schlüsselsituation, in welcher Kara heute anders gehandelt hätte, wäre sie nicht die Betroffene gewesen. Es ging um die Besetzung der Mitarbeiter für eine einwöchige Kinderfreizeit. Kara hatte im Vergleich zu vorher zwar einige Fortschritte gemacht, doch eine gute Beziehung zum Thema Essen hatte sie nicht. Die Meinung der anderen Mitarbeiter, dass sie in so einer stressigen Woche genug Essen brauche und auch den Kindern kein gutes Vorbild sei, wenn sie wenig bis gar nichts oder gar zu anderen*

*Zeiten alleine esse, konnte Kara nicht nachvollziehen. Für Kara war das ein Rückschlag, dass sie nicht mitfahren durfte, aber aus dem heutigen Standpunkt heraus war das die richtige Entscheidung. Auch Kara kann das heute sachlicher und unemotionaler verstehen.*

Ich bin nicht gesund. Ich bin zwar daheim, aber noch lange nicht gesund. Man kann nicht gesund sein, wenn hinter allem, was man macht, ein Angstgedanke steckt. Was ist, wenn mein Umfeld etwas essen gehen will? Wie umgehe ich die Gerichte auf einem Geburtstag? Was mache ich, wenn sie mir einen Kuchen anbieten? Natürlich würde ich dankend ablehnen, aber dann würde wieder hinter meinem Rücken über mich getuschelt werden. Ich würde meine Familie - Eltern, Geschwister, Oma, Opa, Tanten, Onkel –, einfach alle enttäuschen. Auf viele Veranstaltungen werde ich entweder gar nicht eingeladen oder sage selbst ab, weil ich dort fehl am Platz wäre und kein Essen umgehen könnte.

„Hast du mit den Diätis gesprochen, Kara?“

Ja, Mama, habe ich. Es ist keine Lüge. Ich habe sogar wirklich angerufen und mit einem Diäti geredet. Ich habe ihr gestanden, meinen Plan nie eingehalten zu haben, und fordere einen neuen Essensplan mit weniger Kalorien und weniger Fett. Das wollen die Diätis natürlich nicht tun. Keiner der fünf. Ich habe mehrere Male, an unterschiedlichen Tagen angerufen.

Ich vergesse dabei, dass sie auch nach einem Telefonat Eintragungen in meine Akte schreiben. Sobald ein anderer Diäti die Akte öffnet, ist er darüber informiert, was ich mit seinem Kollegen beredet habe.

„Iss drei Wochen lang deinen Essensplan weiter, so wie er ist, und danach schauen wir, wie sich dein Gewicht verändert hat.“

„Ich kann das nicht. Bitte, können wir nicht einen ganz neuen Essensplan erstellen?“, flehe ich verzweifelt. „Es ist doch viel sinnvoller, wir erstellen jetzt einen neuen, als wenn ich mich gar nicht an den alten halte.“

„Du hast noch kein Normalgewicht, Kara, also musst du weiter zunehmen. Iss den Plan, so wie er jetzt ist, und dann schickst du mir nächste Woche dein Gewicht. Das machen wir jede Woche, bis du dein Normalgewicht erreicht hast, und dann sehen wir, ob wir ein bisschen den Fettgehalt reduzieren. Aber erst mal kannst du mir jetzt dein Ankunftsgewicht von zu Hause sagen, also dein erstes Nüchterngewicht.“

Ich verstehe absolut nicht, warum keiner der Diätis bereit ist, mir zu helfen.

„Die helfen dir“, höre ich eine Stimme im Kopf sagen. „Die wissen, was sie tun. Sie haben doch jahrelange Erfahrung.“

Doch die Anorexie ist stärker.

„Dann kürze ich den Essensplan eben allein“, sage ich mir und setze meinen Plan nach einem Tag in die Tat um. Ich fange wieder an, mein Umfeld anzulügen, denn bereits nach den ersten paar Tagen habe ich an Gewicht verloren.

„Das ist aber ganz normal“, rechtfertige ich mich.

„Kara, dein Gewicht ist auch jetzt schon wieder gesunken“, sagt Mama, als sie die Zahl auf der Waage sieht.

„Ja, das ist ganz normal, weil die Waage hier zu Hause eine andere ist als die in der Klinik. Dann kann da schon mal ein Unterschied von 700 Gramm stehen. Das haben die Diätassistentinnen sogar gesagt. Die kennen sich ja aus, Mama. Die wissen Bescheid und wenn die sagen, das ist normal, dann müssen wir das so hinnehmen. Das ist bestimmt bald wieder mehr."

Die Hälfte von diesem Satz ist gelogen, vor allem der letzte Teil. Es ist nicht mein Ziel, dass sich das Gewicht noch erhöht. Beim nächsten Wiegen trinke ich also ein paar Tassen Wasser, sodass mein Gewicht auf demselben Stand wie beim Verlassen der Klinik ist.

Die erste Zeit haben die Erfahrungen, die ich in der Klinik gemacht habe, noch einen positiven Effekt auf mich und die Anorexie spricht nicht dauerhaft zu mir. Ich bin motiviert, nicht weiter abzurutschen, gleichzeitig will ich aber nicht zunehmen. Ich esse sehr unflexibel und nach meinem selbsterstellten Kalorienplan, mit dem ich mein Gewicht halten würde. Ich esse jeden Tag das Gleiche - nur eine Kleinigkeit zu verändern, fällt mir unheimlich schwer.

Ich will gesund werden! Das ist mein Ziel. Ich habe so hart gekämpft, ich darf jetzt nicht aufgeben, ich muss mit meiner ambulanten Therapeutin weiterkämpfen. Also halte ich mein Gewicht die ersten sechs Wochen, esse 2250 Kalorien jeden Tag. Doch meine Inflexibilität bleibt. Mir fällt alles so schwer. Das Verhältnis zu Laura wird immer schlechter. Aus ihrem anfänglichen Verständnis wird Verständnislosigkeit und vor allem Wut. Es kommt der Tag, an dem ich kein Wort mehr mit ihr darüber spreche, denn ihre Verzweiflung und Angst verwandeln sich in böse Kommentare, die mich sehr verletzen. Ihre Umarmungen werden weniger, bis es irgendwann keine mehr gibt. Zu dem Zeitpunkt habe ich das Gefühl, meine Schwester für immer verloren zu haben, so viel Distanz ist zwischen uns.

*Eintrag von Laura:*
*Als ich gerade gehen wollte, blickte er mich an und fragte, was meine Schwester jetzt am meisten brauche. Ich zögerte. Als ich schließlich antworten wollte, sagte er: „Sie braucht Liebe, alles, was sie braucht, ist pure Liebe." Etwa ein halbes Jahr später saß ich am anderen Ende der Welt, 10.000 km entfernt von dem Ort, den ich meine Heimat nannte, so viele Kilometer entfernt von meiner Schwester Kara, die zwischenzeitlich nicht nur einen Klinikaufenthalt hinter sich hatte. Gerade habe ich mit meiner Familie geskypt, die Gespräche näherten sich dem Ende und meine Eltern verabschiedeten sich von mir. Dann saß ich dort; das Gesicht meiner Schwester auf dem Bildschirm. Mit dem Zuklappen meines Laptops überkamen mich meine Gefühle und in wenigen Sekunden waren meine Augen tränengefüllt. An diesem Abend zog ich die Laufschuhe an und bin stundenlang gelaufen – bis ich nicht mehr konnte und zurückging. Das, was meine Schwester in der Zeit am meisten brauchte, war die Liebe, die ich ihr nicht geben konnte. Ich fühlte mich so hilflos: Ich sah meiner Schwester beim Sterben zu und konnte nichts dagegen tun. Dieser Satz, diese Realität hat mich in diesen Jahren begleitet. Glaubt man den Statistiken, ist es nicht unmöglich, aber unwahrscheinlich, dass man die Krankheit Anorexia nervosa wirklich besiegen kann. Einige werden sie wohl „in den Griff*

*bekommen", aber besiegen?*

*Da war eine Freundin von Kara, eine der wenigen, die in dieser schweren Zeit bei ihr geblieben sind, die ihr genau diese Liebe geben konnte. Und ich, als ihre große Schwester, blickte mit Bewunderung zu dieser Freundin auf. Daneben fühlte ich mich so klein. Ich, und da wird es wahrscheinlich vielen Freunden und Angehörigen genauso gehen, ertrug es nicht, so hilflos zu sein.*

*Viele Jahre trug ich diese Hilflosigkeit mit mir herum. Kara verstand zu dem Zeitpunkt nicht, wieso ich mich so distanzierte und ich sagte ihr es auch nie. Ich weiß nicht, ob ich es irgendwann erträglicher gefunden hätte oder meine Hilflosigkeit ein wenig an Ballast verloren hätte, doch es sind nun einige Jahre vergangen, seitdem Kara erkrankte. Dass sie jetzt wieder eine gesunde Figur hat und ihre Probleme anders verarbeitet, als an ihrem Essverhalten zu schrauben, grenzt an ein Wunder. Kara hat einen schweren Weg beschritten und ist wirklich eine Kämpferin! Diesen Kampf zu verstehen; das vermag ich nicht, ich kann es nur bewundern. Und übrigens; Dass ich ihr nach einem Streit einmal extra viel Butter und Sahne in ihr Essen gemacht habe, dafür möchte ich mich an dieser Stelle auch noch entschuldigen.*

Ich weiß zu dem Zeitpunkt nicht, wer ich bin, wenn nicht die magersüchtige Kara. Die Magersucht ist ein Teil von mir geworden, sodass ich mir ein Leben ohne sie nicht mehr vorstellen kann. Dann wäre ich ja gar nichts mehr wert, denke ich. Ich definiere mich über die Essstörung. Ich habe Angst, sie loszulassen, weil sie mir irgendwie so viel gibt. Ich übersehe, dass die Magersucht mir meine Freude, Energie und das Lachen nimmt.

In der Klinik gibt man die Kontrolle ab. Diätassistentinnen, Therapeuten und Ärzte kümmern sich um dein Wohl. Fakt ist, man muss erst mal anerkennen, dass diese Menschen nur das Beste für einen wollen und das hat bei mir sehr lange gedauert.

Zu Hause habe ich ganz andere Schwierigkeiten als in der Klinik. An einem Tag bin ich noch so stolz auf mich, dass ich endlich DAS verbotene Lebensmittel gegessen habe, und am nächsten Tag, wenn die Waage eine Gewichtserhöhung anzeigt, verfluche ich den Schokoriegel. So kommt es öfter vor, dass ich stolz erzähle, ich hätte mich endlich getraut, Nutella zu essen, und am nächsten Tag weine ich nach dem Wiegen, weil das Gewicht angestiegen ist. Die Schuld hat dann dieser eine Riegel oder der eine Löffel Nutella! Schneller als gedacht wird die Waage wie früher zu meinem besten Freund und schlimmsten Feind. Sobald die Waage 300 Gramm mehr anzeigt, ändert sich der Essensplan und vor allem meine Stimmung.

Nutella wird durch Marmelade (15) ersetzt, vegetarischer Aufstrich durch eine Putenwurst (12), Brot wird zu zwei Knäckebroten (60) und die Zwischenmahlzeit besteht nur noch aus Joghurt und Obst (150). Mein Kopf ist ein Taschenrechner, dabei mag ich Mathe gar nicht. Er rechnet automatisch alle Kalorien zusammen, ohne dass ich das verhindern kann. Nichtessen ist zu meinem Gott geworden, zu meiner persönlichen Religion. Die Anorexie gibt mir zehn

Gebote vor – wenn ich diese breche, dann ist das Sünde. Ich habe schon viele dieser zehn Gebote gebrochen, seitdem ich in der Klinik war, und dafür schäme ich mich einerseits, doch andererseits weiß ich, dass die Klinik mir auch geholfen hat, meine Ansicht zu verändern.

Nach den Sommerferien gehe ich wieder ganz normal zur Schule. Vor einigen Wochen durfte ich trotz der vielen Monate in der Klinik die Zentralen Abschlussprüfungen der zehnten Klasse mitschreiben und hielt freudestrahlend die Qualifikation für die Oberstufe in der Hand.

Ich bin ziemlich aufgeregt, weil in diesem Schuljahr neue Leute von anderen Schulen dazukommen und für die Einführungsphase der Oberstufe neue Klassen zusammengestellt werden. Das sehe ich als Chance. Eine Chance auf einen Neuanfang, die Chance darauf, neue Leute kennenzulernen, die nichts von meiner Krankheit wissen. Meine Angst, dass jeder mir sagen würde, wie fett ich geworden sei, erweist sich als Trugschluss. Keiner sagt auch nur ein Wort über meine Figur. Einige mustern mich von der Seite, doch ich bin so froh, dass keiner sagt: „Du siehst viel besser aus als vorher. Schön, dass du wieder zugenommen hast." Solche Sätze kann sich jeder sparen. Das will keine Magersüchtige hören!

Wenn ich mittags nach Hause komme, macht Mama das Mittagessen in der Mikrowelle warm. „Was gibt es denn heute?", frage ich und jedes Mal, wenn ich diese Frage stelle, fürchte ich mich vor der Antwort.

„Suppe."

Meine gute Laune verschwindet direkt. „Und was für welche?"

„Linsensuppe mit Würstchen."

Ich verdrehe die Augen. Warum macht Mama heute denn ausgerechnet das Essen, das ich nicht mag? Ich setze mich hin und schiebe den Löffel in der Suppe hin und her. Alle Würstchen auf die eine Seite oder auf den Tellerrand.

Mama beobachtet mich dabei. „Die Würstchen werden auch gegessen. Die gehören zu deinem Essensplan dazu", sagt sie in einem strengen Ton und ich weiß, sie wird mich heute nicht lange aus den Augen lassen. Sie will feststellen, dass ich wirklich alles von der Suppe esse.

„Die mag ich aber nicht, Mama."

„Doch, die magst du. Du willst sie nur nicht mögen. Aber das ist heute das Mittagessen."

„Bitte, ich gleiche die irgendwie aus, aber ich kann die nicht essen. Ich esse dafür etwas anderes, aber die machen die ganze Suppe kaputt."

„Kara, ich sage es nicht noch ein drittes Mal. Es wird gegessen, was auf den Tisch kommt. Das hat die Klinik gesagt und daran halte ich mich."

Nicht weinen. Nicht jetzt vor Mama weinen. Doch die ersten Tränen laufen meine Wangen herunter. Schnelle wische ich sie weg. Ich kann das nicht essen!

Mama räumt die Spülmaschine aus und verschwindet für eine Sekunde im Wohnzimmer. In der Zeit nehme ich ein paar Würstchen, die am Tellerrand liegen, und stecke sie zügig in die Hosentasche. Das kann ich natürlich nicht mit all den Würstchen machen. Wenn Mama das sähe, hätte ich weitaus größere Probleme. Heimlich und schnell wie ein Eichhörnchen, das von Baum zu Baum springt, entsorge ich den Rest im Mülleimer.

Ich gehe wieder zu der ambulanten Therapeutin, die meine Eltern nach der KJP für mich ausgesucht hatten, und bin viel offener als vor dem Klinikaufenthalt. Durch die Gruppentherapie in der Klinik schäme ich mich nicht mehr, Dinge in einer kleinen Gruppe anzusprechen. Eher verspüre ich den inneren Druck, von meinem Erlebten erzählen zu müssen, damit ich mich besser fühle. Damit ich ein Stück weit freier bin. In der wöchentlichen Gruppentherapie und auch in der Einzeltherapie, die aber unregelmäßig und nur nach Bedarf stattfindet, spreche ich an, was mich die Woche über genervt hat und versuche, die Auslöser der Krankheit herauszufinden und zu behandeln. Jedes Mal, bevor die Sitzung losgeht, muss ich allerdings meinen Gewichtszettel zu der Therapeutin bringen. Das hasse ich wie die Pest. Vor allem, weil ich wirklich jede Woche mindestens 300 Gramm zunehme. Ich will nicht, ich muss. Es ist unerträglich, ihren Blicken standzuhalten. Entweder lächelt sie, weil das Gewicht nach oben gegangen ist, und sagt, wie sehr sie sich darüber freue, oder ermahnt mich, weil das Gewicht gleichgeblieben ist.

„Es war anders abgemacht, Kara. Da musst du die Woche wirklich mehr essen, aber das besprechen wir gleich noch. Die anderen haben bestimmt auch eine gute Idee."

Wenn mein Gewicht gesunken ist, traue ich mich nicht, ihr in die Augen zu sehen. Sie soll einfach zufrieden sein, wenn es gleich bleibt, und mich endlich in Ruhe lassen. Doch ich muss weiter zunehmen. Normalgewicht ist das Ziel. Ihr Ziel, nicht meins. Mehrere Male lüge ich sie und meine Eltern an, ich würde mich mit den Diätis in Verbindung setzen, oder wenn sie fragt, was ich denn noch mehr essen könne, dann schlage ich schnell irgendetwas vor, was ich aber nie vorhabe zu essen. Ich bin schon sehr großzügig mit meinem Vorschlag, doch sie behauptet immer, das würde nicht ausreichen.

„Was denkt ihr denn? Habt ihr Ideen, was Kara noch in ihren Essensplan reinnehmen könnte?", fragt sie die Mädchen, die gemeinsam mit mir jede Woche in ihrer Gruppentherapie sitzen. Ich bin fassungslos. Hallo, ich bin krank, aber nicht dumm.

Ich weiß genau, was ich hätte mehr essen können, da brauchen mir die anderen keine Lebensmittel zu nennen. Ich will einfach nicht. Das ist der Unterschied. Sie kann sich abschminken, dass ich mehr esse und dadurch zunehme. Sie soll andere mästen, aber ich habe meine Grenze erreicht. Das will sie doch von mir: Ich soll Grenzen setzen. Genau das mache ich jetzt. Natürlich meint sie andere Grenzen, ich solle körperliche und emotionale Grenzen wahrnehmen, aber besser eine Grenze setzen als gar keine. In diesem Moment drehe ich jedes Wort, das irgendwann mal ein Spezialist zu mir gesagt hat, um. So kann ich mein Denken und mein Handeln rechtfertigen. Ich übe mich eben im Grenzensetzen, indem mein Gewicht eine Grenze hat. Was das Thema Gewicht angeht, da kann ich mich wirklich auf den Kopf stellen.

Ich habe das Gefühl, alle sind gegen mich: die Welt, meine Therapeutin, Klassenkameraden, Eltern und letztendlich auch ich selbst. Es ist keine leichte Zeit, weil ich einerseits alle zufriedenstellen möchte, große Angst vor Konsequenzen habe, und andererseits einen liebevollen Umgang mit mir pflegen will. Doch das ist keinesfalls möglich.

Zum Wiegen gehe ich in die Arztpraxis hinein, während Mama im Auto wartet. Ich bin siebzehn und kann deshalb noch nicht alleine zur Therapie fahren. Ich will mich nicht wiegen und ich habe keine Kraft, vorzutrinken oder zu schummeln. Also warte ich ein paar Minuten auf der Toilette bei dem Arzt. Ich tue so, als würde ich mich dort wiegen lassen. Dann komme ich aus der Arztpraxis heraus, halte einen anderen Zettel in der Hand, sodass es so aussieht, als hätte die Arzthelferin darauf etwas notiert.

Mama bemerkt nichts. Der Therapeutin erzähle ich, der Arzt sei im Urlaub, auf Fortbildung oder die Praxis wegen Krankheit geschlossen. Das tue mir sehr leid, aber da könne ich ja nichts für. Ja, nächste Woche würde ich einen Zettel mitbringen. Ja, das wusste ich vorher wirklich nicht, dass der Arzt nicht da ist. Ja, ich nehme natürlich weiter zu.

Ich bin zu gut im Lügen. Als Mama und Papa für fünf Tage in den Urlaub fahren, lüge ich auch sie an, indem ich behaupte, genug zu essen. Dabei ernähre ich mich jeden Tag von einem Apfel. Mehr erlaube ich mir nicht.

Es wird zu einer Tradition, dass meine Mutter und ich jede Woche Dienstag meine Zwischenmahlzeit im Bäcker wenige hundert Meter neben der Therapie kaufen. Irgendwann kennt uns die Verkäuferin schon sehr gut, ebenfalls unsere Bestellung. Wir sind neue Stammkunden. Ich esse nur wenig Kuchen, aber wenigstens esse ich überhaupt wieder süßes Gebäck. Allerdings nur bestimmtes, das 180 Kalorien nicht überschreitet. Der Kuchen muss eine gewisse Größe haben, damit sich die Kalorien auch gut verteilen und ich nicht alles auf einmal im Mund habe.

Während ich in der Therapie sitze, liest meine Mutter im Auto Bücher oder geht Lebensmittel einkaufen. Ich habe immer ein schlechtes Gewissen, da sie fast drei Stunden jeden Dienstag meinetwegen an diesem Ort verbringen muss. „Das macht mir nichts aus, Kara. Ich mache das gerne", behauptet sie wiederholt, doch irgendwie habe ich Zweifel.

Auf dem Heimweg esse ich meine Zwischenmahlzeit und will dabei nicht reden.

„Wie war es heute?", fragt Mama.

Meine Antwort fällt stets sehr kurz aus. Entweder antworte ich mit „Scheiße, wie immer" oder einfach nur „Gut." Das Essen im Auto fällt mir wirklich schwer. Ich achte genau darauf, die Gabel zum Mund zu führen, wenn kein Mensch im anderen Auto zu mir rüberguckt.

Ich schäme mich dafür, wieder vier Mahlzeiten am Tag zu verspeisen. Essen ist mir furchtbar peinlich. Essen ist Schwäche. Deshalb hasse ich Ampeln und höre bei Rot kurz auf zu essen. Ich weiß, dass das nicht gesund ist, aber ändern kann ich es nicht. Ich würde gerne so wie alle anderen essen können, ganz normal und überall, aber ich schaffe es nicht.

# 14. Noch eine Extrarunde

Kurz vor Weihnachten, knapp ein halbes Jahr später, werden Mama und Papa immer misstrauischer, und da sind sie nicht die Einzigen. Mein gesamtes Umfeld starrt an meinem Körper herunter. Die Blicke, die ich in der Schule von der Seite ernte, zeigen mir, dass ich, obwohl ich extra weite Kleidung trage, meinen Gewichtsverlust nicht verbergen kann. Es ist nicht zu übersehen. Ich esse wieder weniger und meine Mitschüler, Lehrer und Familie wissen, irgendwas ist faul. In der Schule ist es besser geworden, ich fühle mich wohler als vorher und habe neue Freundinnen kennengelernt.

*„Kara, ich höre von allen Seiten, dass du wieder so stark abgenommen hast. Jeder spricht mich darauf an. Ich habe dich selbst schon mehrere Mal darauf hingewiesen, aber da hast du es immer verneint. Aber Kara, ich sehe das und die anderen sehen das auch. Wir sind nicht blind. Bitte pass einfach auf dich auf, denn so gut wie du denkst, läuft es wirklich NICHT!*“, schreibt mir Sarah auf WhatsApp und ich erkenne ihre Besorgnis und Verzweiflung.

*„Alles gut, Sarah. Mach dir keine Sorgen*“, antworte ich.

Sie ist beunruhigt ebenso wie mein restliches Umfeld. Ich weiß, dass ich abgenommen habe, ich weiß, dass mich die Essstörung wieder voll im Griff hat und dass ich alleine gegen sie machtlos bin. Ich ärgere mich darüber, aber mir fehlt die Kraft, irgendetwas zu ändern. Ich nehme mir vor, mehr zu essen, doch sobald ich vor dem Kühlschrank stehe, mache ich ihn wieder zu und greife doch lieber zum Obst. Ich gehe regelmäßig zum Arzt, um mich wiegen zu lassen, und das Gewicht wird jede Woche von der Therapeutin überprüft. Auch meine

Eltern starren wieder sehr auf mein Essen und Essverhalten. Ich belüge sie. Ich belüge alle in meinem Umfeld. Es gibt keinen, der die Wahrheit kennt, außer ich selbst. Bis zwei Tage vor Weihnachten, als meine Mauer, meine Lügen und mein größtes Geheimnis aufgedeckt werden.

Meine Augen und Hautfarbe sind auf einmal gelb. Mama telefoniert mit mehreren Freundinnen. „Kann ich dich mal was fragen? Ich mache mir gerade große Sorgen um Kara. Ihre Augen sind ganz gelb ebenso wie ihre Haut. Was kann das sein? Sollen wir direkt ins Krankenhaus fahren?"

Mir macht ihre Besorgnis große Angst. Was stimmt nicht mit mir? Woher kommt das Ganze? Doch die Antwort kann ich mir selbst geben. Ich esse nichts, ich habe starkes Untergewicht und finde das auch noch schön. Ich bin unter keinen Umständen bereit, mein Gewicht zu erhöhen. Im Gegenteil, es soll sogar noch weniger werden. Mein Vater würde jetzt sagen, ich sehe aus wie ein Strich in der Landschaft und die Beine gleichen denen von Störchen. Doch für mich ist das ein Kompliment, ich mag Störchenbeine.

Wir fahren ins Krankenhaus. Meine Familie ist sehr besorgt, an diesem Sonntag kommt keiner zur Ruhe. Im Krankenhaus beginne ich zu weinen, weil all die Erinnerungen von damals wieder hochkommen. Ich will hier nicht sein, ich möchte so schnell es geht wieder aus der Tür hinausgehen und frische Luft einatmen. Hier riecht es nach schrecklichen Erinnerungen, nach Magensonden, der Schreckschrauben-Therapeutin, nach Unfreiheit und schlechtem Essen.

Die Ärztin, die mich behandelt, liest in meiner Akte. „Wow, du warst letztes Jahr mehrere Wochen hier. Ist das richtig, Kara? Du hattest Magersucht. Also, ich muss ja echt sagen, du siehst jetzt wieder gut aus."

Ich lächle und bin verunsichert. Mein Gewicht ist unter dem des letzten Krankenhausaufenthaltes. Aber wenn sie mir sagt, ich sehe gut aus, dann ist ja alles in Ordnung. Dann kann ich sogar noch weiter abnehmen.

Mama ärgert sich tierisch über den Kommentar und behauptet, irgendetwas würde mit der Frau nicht stimmen. Nervös sitze ich auf dem Behandlungsstuhl, als sie mir mit einer Lampe in die Augen leuchtet. „So, deine Mama kann draußen Platz nehmen und wir wiegen dich dann einmal."

„Wiegen? Was, warum?", frage ich schockiert und habe plötzlich schreckliche Angst davor. „Ich wiege immer nur einmal die Woche und ich soll nicht öfter wiegen, sondern nur bei meiner Therapeutin", argumentiere ich. Doch es hilft nichts.

„Wenn wir dich hier wirklich aufnehmen müssen, wovon ich stark ausgehe, wenn ich deine gelben Augen sehe, dann brauchen wir deine Größe und dein Gewicht", antwortet die Ärztin.

Nein, das geht wirklich nicht. Was ist, wenn sie die Wahrheit sieht? Ich brauche mindestens eine Stunde Zeit, um mich darauf vorzubereiten und eigentlich muss ich schon morgens damit anfangen. Ich kann jetzt nicht auf die Waage steigen, nicht so, mir fehlen doch die ganzen Materialien und Wasser. Viel Wasser. Ich drehe mich in dem Zimmer um und suche danach, doch kann nirgendwo welches entdecken. Ich kann hier nicht schummeln, ich kann mein echtes Gewicht nicht verbergen. Ich brauche doch das Werkzeug aus dem Keller und die Hantel aus dem Wohnzimmer!

Alles wird auffliegen und das würde mich zerstören.

Ich ziehe mir so langsam wie es nur geht meine Kleidung aus, in der Hoffnung, sie würde von ihrer Idee abweichen. Ich stelle mich nervös und verunsichert auf die Waage. Bitte lieber Gott, mach, dass sie mein Gewicht nicht kommentiert und ich nicht wegen meiner Essstörung hierbleiben muss. Ich esse auch heute Abend mehr und morgen auch.

Das ist der Moment, in dem alles auffliegt.

42,6! Mein Hausarzt denkt, ich würde zwischen 49 und 50 wiegen. Jedes Mal vor dem Arzttermin trank ich Unmengen an Wasser. Ich steckte mir Geld in den BH und irgendwie schaffte ich es immer, dass ich beim Arzt meine Jogginghose anlassen durfte. Die Seitentaschen waren voller Werkzeug, welches ich mir jede Woche aus unserem Keller ausleihte. In der Mitte meiner Jogginghose versteckte ich Gewichte. Große Gewichte. Wochenlang hat alles funktioniert. Das Gewicht sank weiter.

„Sie können mit Ihrer Tochter nach Hause fahren, bis die Ergebnisse da sind. Das dauert so etwa zwei Stunden", teilt uns die Ärztin mit. Sie erwähnt mein Gewicht mit keinem Wort.

„Möchtest du in der Zeit nach Hause, Kara?", fragt meine Mutter. Natürlich will ich das. Bloß weg aus dem Krankenhaus und weg von all den schrecklichen Erinnerungen. Ich bete erneut zu Gott, dass die Ergebnisse gut sein würden.

Wir fahren heim und werden von der restlichen Familie erwartet. Da mein Bruder Weihnachtsferien hat, sind auch er und seine Freundin bei uns zu Hause. Alle warten auf die Ergebnisse.

Zum ersten Mal seit Langem esse ich wieder eine Waffel, weil ich plötzlich unheimlich große Angst habe.

Nach zweieinhalb Stunden liegen die Ergebnisse vor. Wir fahren mit meinem Rucksack, der schon mit allen wichtigen Sachen wie Zahnbürste und Kleidung gepackt ist, zurück ins Krankenhaus. Ich bin nervös und meine Mutter auch. Zuvor haben wir Oma und Oma angerufen und Mama hatte ihnen mitgeteilt, dass sie für mich beten sollen.

„Karas Leberwerte sind erhöht, aber es ist nicht so schlimm. Sie kann wieder nach Hause", sagt die Ärztin, als wir sie mit erwartungsvollen Augen angucken. Mir fällt ein Stein vom Herzen. Glück gehabt! Wir sind ziemlich erleichtert und als Opa erfährt, dass ich nach Hause darf, fängt er an zu weinen. Auch er hat große Angst gehabt und ist voller Sorge gewesen. In meinen Augen gibt es jetzt nur noch ein Problem: Der Krankenhausbericht.

„Nehmen Sie noch einmal kurz im Wartezimmer Platz, bis der Krankenhausbericht ausgedruckt ist."

Dort steht mein Gewicht. Mist, das ist mein persönlicher Untergang. „Kann man das Gewicht vielleicht nicht mit abdrucken? Meine Mutter darf das nicht sehen. Das ist eine Vereinbarung mit meiner Therapeutin", versuche ich die Ärztin zu überzeugen, als ich mit ihr alleine bin. Ich muss es schaffen, sonst ...

„Nein, tut mir leid. Dann gib den Bericht einfach an deinen Hausarzt weiter und deine Mutter soll nicht drauf gucken", antwortet sie. Nimmt die Ärztin mich etwa nicht ernst? Sie hat doch selbst eine Mutter und müsste wissen, wie Mütter ticken. Aber anscheinend weiß sie das nicht. Mein Plan geht nicht auf und so landet der Bericht in Mamas Handtasche.

„Ich gebe den Bericht morgen bei deinem Hausarzt ab."

„Ich nehme den Bericht, Mama."

„Nein, ich gebe ihn morgen ab." Ihr Ton ist hart und macht deutlich: Hier gibt es nichts mehr zu diskutieren.

Die Nacht kann ich nicht schlafen. Wie soll ich das erklären? Wie soll ich ihnen jemals wieder in die Augen blicken können? Wie um alles in der Welt kann ich verhindern, dass mein Arzt den Bericht bekommt? Ich habe im Krankenhaus genau gesehen, wie Mama den Zettel in ihre Tasche gesteckt hat.

Also stehe ich auf und schleiche mich in den Flur, um den Bericht aus ihrer Tasche zu nehmen oder wenigstens mein Gewicht mit einer Schere abzuschneiden. Nur Mama ist zu schlau. Sie hat ihn schon aus ihrer Handtasche genommen und an einem anderen Ort versteckt. Wo könnte er nur sein? Einkaufskorb? Nein. Andere Handtasche? Nein. Jacke? Nein. Andere Jacke? Auch nicht. Ich suche mehr als eine halbe Stunde, bevor ich die Hoffnung aufgebe.

Kein Wunder, dass ich in dieser Nacht kaum schlafe. Meine Angst ist zu groß. Am nächsten Morgen bekomme ich nur ein kleines Stück Obst herunter. Ich weiß schon, als das Telefon klingelt, dass es Mama ist, die Papa umgehend über meinen Betrug informieren will. Den Betrug, für den ich mich einerseits schäme und auf den ich andererseits sehr stolz bin. Ich lausche kurz dem Telefonat und als Papa auflegt, gehe ich ins Wohnzimmer, wo mein Bruder gerade an der Xbox spielt. Mir steigen direkt Tränen in die Augen.

Papa kommt auf mich zu und nimmt mich in den Arm. Mit dieser Reaktion habe ich nicht gerechnet. „Ich wollte euch nicht so belügen", wimmere ich, „es tut mir leid."

Papa nimmt mich fester in den Arm: „Kara, du musst

noch mal in die Klinik, es geht nicht anders." Er schreit mich nicht an, nein, er ist nicht einmal wütend.

Ich habe mir nachts alle möglichen Reaktionen durch den Kopf gehen lassen. Bis heute bin ich ihm unheimlich dankbar, dass er seine Enttäuschung und eventuell auch seine Wut über meine Lügen nicht zum Ausdruck brachte.

Lügen ist meine stärkste Eigenschaft in dieser Zeit. Ich hätte eine Meisterschaft und eine Goldmedaille gewinnen oder einen Weltrekord aufstellen können, so gut bin ich. Zu dem Zeitpunkt habe ich nicht nur andere belogen, sondern auch mich selbst.

Mama, die heute um elf Uhr von der Arbeit nach Hause kommt, stellt ihre Tasche ab und geht direkt zu Papa. Sie weint, wie so häufig, wenn es um meine Krankheit geht. Ich bin oben im Zimmer und schäme mich. Langsam gehe ich die Treppen herunter und betrete vorsichtig das Wohnzimmer, wo mein Bruder immer noch an der Xbox spielt und schweigt. Ich weine ebenfalls. Als Mama ins Wohnzimmer kommt, nimmt sie mich in den Arm. So viele Menschen haben meinetwegen so viel geweint. Irgendwann kann ich das nicht mehr ertragen, es tut mir so weh, meine Liebsten zu verletzen, sie traurig zu machen und vor allem ihnen schlaflose Nächte zu bereiten.

„Komm, Kara, wir spielen ein bisschen Baseball", sagt mein Bruder und ich gehe zusammen mit ihm in den Garten, wo wir uns den Ball hin und her werfen. Er versucht mich abzulenken und für diese Ablenkung bin ich sehr dankbar.

In der Zwischenzeit ruft Papa in der Klinik an. Er schildert die Situation und bittet darum, schnellstmöglich einen Platz für mich zu bekommen.

Ich bin gerade bei der Jungscharprobe für das Weihnachtsstück, als zu meiner Überraschung meine Schwester ins Gemeindehaus kommt, um mich zu holen. Irgendetwas stimmt nicht. Warum sitzen Mama und Papa auf dem Sofa und sehen so ernst aus? „Klinik! Es ist ein Platz frei."

„Wann?"

„Morgen!"

Mir bleibt ein Kloß im Hals stecken. „Nicht morgen, nicht vor Weihnachten. Bitte nicht. Ich möchte mit euch Weihnachten feiern und ich leite das Weihnachtsstück. Ich kann da nicht so einfach weg." Ich versuche, sie zu überreden, das Ganze zu verschieben, doch es hat keinen Zweck. Sie nehmen den hohen Gewichtsverlust ernst und haben Angst, dass das Gewicht über die Feiertage noch mehr sinken würde. Ich schreie meine Eltern nicht an, ich ignoriere sie nicht, ich bin sogar das erste Mal nicht wütend, dass sie mich in die Klinik bringen wollen, auch wenn ich den Zeitpunkt unpassend finde. Ich kann es das allererste Mal verstehen. Sie sind überfordert und sehen ein, dass sie mir zu Hause nicht helfen können.

Und auch ich bin irgendwie erleichtert. Meine Kräfte sind am Ende. Die Gedanken machen mich fertig, mein Körper ist schwach und ich bin völlig übermüdet.

Ich gehe wieder zurück zur Weihnachtsprobe. Immer wieder kullern mir Tränen herunter. Ich habe das Stück gemeinsam mit Joanna umgeschrieben. Wir hatten beim Schreiben und bei den Proben jedes Mal so viel Spaß.

Zusammen mit dem Mitarbeiterteam haben wir die beste Location auf die Beine gestellt, die unsere Kirche jemals gesehen hat. Wir haben aus der Grundschule, an der sein Vater stellvertretender Direktor ist, eine große

Eisenbahn ausgeliehen, die wir auf der Bühne platzierten und aus der jedes Mal, wenn die Lok losfährt, Dampf rauskommt. Wir sind ziemlich stolz und fest davon überzeugt, dass das Weihnachtsstück alle von den Stühlen reißen würde. Nur ich werde das nicht mit ansehen können.

Ich sitze bei der Probe und will nicht weinen, doch ich kann es nicht verhindern. Joanna kommt auf mich zu. „Wir müssen dringend reden, jetzt sofort", sage ich und wir gehen zu zweit in den Mitarbeiterraum, um unter vier Augen sprechen zu können. Ich erzähle ihr die ganze Geschichte.

Auch ihr ist meine erneute Gewichtsabnahme natürlich nicht entgangen. Sie nimmt mich in den Arm und tröstet mich. Wir stehen eine Ewigkeit an der warmen Heizung und schweigen.

Diesmal ist alles anders. Ein Jahr und neun Monate ist es her, dass ich meine Diät angefangen habe. So lange trage ich diese Gedanken schon mit mir herum. So lange schon bin ich krank. Ich will gesund, ich will endlich frei werden und ich bin so unendlich sauer, dass ich Weihnachten nicht bei meiner Familie verbringen kann. Meine Einstellung zu der Krankheit verändert sich langsam, Stück für Stück. An diesen Tagen realisiere ich, dass die Krankheit nicht mein Freund ist – sie ist mein Feind. Den Gedanken hatte ich vorher schon einmal, aber dieses Mal hege ich einen echten Hass auf meine Anorexie. Seit ich krank bin, muss ich auf so viele Sachen verzichten: Auf die Klassenfahrt nach München, auf Mädelsabende, auf Cocktails!

Während alle anderen ihr Leben leben, sitze ich unter dieser Glasglocke namens Klinik Lüneburger Heide fest.

Ich will nicht noch einmal in die Klinik, aber ich kann auch nicht aufhören abzunehmen. Ich finde mich immer noch nicht schön, immer noch zu dick, sobald ich mein eigenes Spiegelbild sehe. Nur zwei Kilo, dann halte ich das Gewicht, doch der Plan ging schief. Ich hörte nicht mehr auf. Mein Leben drehte sich schon wieder nur um mich selbst und darum, mich ständig anzupassen. Ich will die Beste sein und habe furchtbare Angst davor, dass andere über mich lästern.

Meine Unsicherheit versuche ich durch Leistung und Ehrgeiz zu kompensieren, doch irgendwann macht das der Körper nicht mehr mit.

Seit zwei Jahren habe ich nun schon meine Tage nicht mehr. Mein Körper ist auf Energiesparmodus. Meine Tage kosten zu viel Energie, die der Körper für andere Funktionen benötigt. Deshalb bleiben sie aus. Auf der einen Seite hat das Vorteile und einige meiner Freundinnen beneiden mich darum: Ich habe keine Bauchschmerzen oder Krämpfe, muss keine Angst haben, dass ich sie unerwartet früher bekomme, oder dass meine Tage von starken Stimmungsschwankungen geprägt sind. Auf der anderen Seite bedeutet es, dass ich niemals Kinder bekommen kann. Und dieser Gedanke jagt mir wahnsinnige Angst ein. Wie soll ich das später meinem Freund erklären? Welcher Mann würde dann mit mir zusammen sein wollen? Mein unstillbarer Wunsch, dünn zu sein, ist stärker als der Gedanke, vielleicht später niemals Kinder kriegen zu können.

Viele denken: Ach, da in der Klinik jetzt alles klappt, wird es das auch zu Hause. Doch das ist ein Trugschluss. Man kann nicht annehmen, dass das Kind nach einer stationären Psychotherapie geheilt ist. Der Kampf fängt zu Hause erst richtig an. In der Klinik bekommt man sein Essen vorgesetzt. Man hat bestimmte Uhrzeiten, wann es Essen gibt, und man muss sich nur auf seinen Platz setzen. Man muss nichts selbst zubereiten oder einkaufen gehen. Man hat Therapien, kurz gesagt: Man hat einen durchstrukturierten Tag. Diese Struktur fehlt einem zu Hause. Daheim ist alles deutlich schwieriger. Man hat keinen festen, strukturierten Tagesablauf mehr. Man geht zur Schule, zur Universität oder zur Arbeit und auch dort läuft jeder Tag unterschiedlich ab. In der Klinik kommt eigentlich nie etwas dazwischen, es gibt jeden Nachmittag um halb vier die Zwischenmahlzeit. Jeden Tag! Zu Hause ist man selbst für die Mahlzeiten verantwortlich und hat den Aufwand, sich alles zubereiten zu müssen. Man weiß genau, um halb vier wird man sich zu Hause die Zwischenmahlzeit machen, aber dann ruft die beste Freundin an und fragt, ob man nicht um halb vier einen Spaziergang machen möchte. Natürlich kann man sagen: Ja, aber ich muss erst noch schnell was essen, danach können wir los. Doch die Wahrscheinlichkeit, dass man so diszipliniert ist, ist gering, denn schneller als man es sich vorstellen kann, ist die Essstörung wieder das Ventil für alles, was passiert, für alles, was man nicht kontrollieren und womit man nicht umgehen kann. In der Klinik sieht immer jemand, wenn man das Mittagessen nicht aufisst, zu Hause kann man das Ganze viel besser umgehen.

An dieser Stelle können Angehörige ihre Unterstützung und Hilfe anbieten, nicht aufzwingen! Denn an die Flexibilität, egal wann und wo, überall jedes Lebensmittel schnell auf der Hand essen zu können, muss sich erst wieder Stück für Stück herangetastet werden. Es gibt kein Rezept wie im Kochbuch. Manchen hilft es, mit der Familie zu essen, anderen nicht. Deshalb sind Gespräche darüber unheimlich wichtig, doch sollten diese Gespräche unter keinen Umständen bei den Mahlzeiten geführt werden. Und ganz wichtig: Fordert keine Versprechungen wie: Bitte versprich mir, dass du nicht noch einmal Abführmittel nehmen wirst. Bitte versprich mir, dass du dein Gewicht jetzt hältst. Bitte versprich mir, dass du mir immer ehrlich dein Gewicht sagst.

Die Betroffenen können die Versprechen – nicht zu erbrechen, keine Abführmittel zu nehmen oder jeden Tag eine bestimmte Menge zu essen – oft nur kurzfristig einhalten. Der Druck, der sich dadurch aufbaut, die Angst zu enttäuschen und zu versagen, führt sofort wieder in die Arme der Essstörung, denn Essgestörte können nicht von heute auf morgen mit ihrem Verhalten aufhören, denn die Ursachen der Krankheit liegen woanders. Ambulante Therapie soll dabei helfen, das Essverhalten zu verbessern, indem die Ursachen der Krankheit behandelt werden.

Viele Magersüchtige erleben Rückfälle, auch während ambulanter Therapie, da sie noch nicht genügend gestärkt sind, um den Alltag, ihre Probleme, Stress, Ängste, Enttäuschungen, Verletzungen anders zu verarbeiten als durch die Magersucht.

In den meisten Fällen wird man zurück in das alte Umfeld geworfen und muss sich ganz neu behaupten. Das ist schwierig. Man hat zwar viele neue Ansätze und eine erweiterte Sozialkompetenz erworben, doch die Umsetzung fällt noch sehr schwer. Man rutscht schnell in alte Muster zurück. Muster, bei denen die Anorexie anfängt zu lächeln.

Sie streckt ihre Arme aus und greift zu. Magersüchtige

sind schnell überfordert und verunsichert. Sie greifen die Hand der alten Freundin, weil sie einem wieder Sicherheit zu geben scheint. Genau das Gleiche passierte mir.

# 15. Schwere Monate

Am 22.12.2014 beginnt mein zweiter Klinikaufenthalt in Bad Bevensen. Ich will mich noch unbedingt von Joanna verabschieden. Also renne ich die sechshundert Meter zu ihrem Haus. Sie steht im Schlafanzug vor mir und wir drücken uns ganz fest.

„Du schaffst das, Kara", ermuntert sie mich. Und ich nicke, obwohl ich mir nicht so sicher bin.

Ich war schon einmal in der Klinik und sie hat mich nicht gesund gemacht. Warum sollte es dieses Mal anders sein? Ich werde an Gewicht zunehmen, aber im Kopf wird sich nichts verändern. Alles wird sich wiederholen. Ein halbes Jahr nach meiner Entlassung werde ich wieder beim gleichen Gewicht sein, oder sogar noch tiefer. Dass ich in die Klinik komme, macht in meinen Augen absolut keinen Sinn. Doch mit dieser Meinung stehe ich alleine da, keiner, auch nicht meine Freundinnen, geben mir recht. Ich weiß, dass ich dringend Hilfe benötige, aber ich glaube nicht daran, dass mir irgendjemand wirklich helfen kann. Trotzdem möchte ich dem Klinikaufenthalt eine Chance geben, denn wenn mir jetzt jemand helfen kann, dann die Klinik Lüneburger Heide.

Schließlich hupt Mama. Ich steige ins Auto und los geht es. Die Autofahrt zur Klinik vergeht viel zu schnell. Ich erinnere mich an so viele Sachen. Wir stoppen an derselben Tankstelle wie bei meinem ersten Aufenthalt. Damals habe ich gesagt, ich müsse ganz dringend auf die Toilette. Auch das war eine Lüge, ich musste nie auf Toilette, aber die Autofahrt von zwei Stunden war einfach zu lang, ohne dass ich mich bewegen konnte.

Heute ist das anders. Ich habe keinen Bewegungsdrang und kann stillsitzen, ohne dass mir Tränen in die Augen steigen oder ich in Panik ausbreche. Ein Fortschritt. Ich schaue die ganze Zeit aus dem Fenster und erinnere mich an die Wege und Felder, an denen wir vorbeifuhren. Schon wenige Kilometer vorher fallen mir Orte und Häuser ein, an denen ich so oft vorbeigegangen bin. Mir ist flau im Magen. Ich bin wieder hier. Ich bin wieder an dem Ort, an dem ich mir doch geschworen habe, nie wieder hinzumüssen. Ich habe es nicht geschafft.

„Wir sind da", sagt Mama und ich blicke auf. Ja, da ist die Klinik. Ich habe Angst vor der Reaktion meiner alten Therapeutin.

Was wird sie wohl sagen? „Ja, Kara, war doch klar, dass du wieder hier landest. Ich habe dir von Anfang an gesagt, du sollst länger bleiben. Hättest du mal auf mich gehört."

Doch sie sagt gar nichts dergleichen, sondern umarmt mich, als sie mich im Eingangsbereich sieht. Sie hat sich verändert, ihre Haare sind gefärbt und sie sieht hübsch aus. Bald schon würde sie eine andere Stelle annehmen und ist deshalb nur noch vorübergehend hier. Das ganze Personal kennt mich noch, auch die Rezeptionistin erinnert sich an mich. Sie ist wie immer freundlich und super nett. „Dein altes Zimmer ist noch frei. Ich dachte, du würdest dich bestimmt freuen, wieder dort zu schlafen." Ich lächle ihr dankbar zu.

Wir nehmen in der Cafeteria Platz. Die erste Zwischenmahlzeit der anderen ist gerade vorbei, als ich meinen Augen nicht traue. Vor mir steht Joline, die ich vom ersten Aufenthalt kenne. Wir sind beide geschockt einander zu sehen, was wir uns in dem Moment natürlich nicht sagen, sondern erst Wochen später. Wir umarmen uns und es ist eindeutig erkennbar, dass die Krankheit sie voll im Griff hat. Ich starre an ihr herunter und sie genauso an mir. Das passiert mir an diesem Tag noch öfter. So dünn ist sie wieder geworden, so traurig sieht sie aus.

„Wir reden später, Kara, okay? Ich muss noch ein paar Dinge erledigen." Schon ist sie verschwunden.

Ich habe gehofft, die erste Zwischenmahlzeit umgehen zu können. Schade! Ich bekomme im betreuten Speisesaal einen Joghurt und einen Apfel. Dieses Mal kann ich mich mit anderen ungezwungener unterhalten.

„Kara, aber den Joghurt kannst du noch etwas mehr auskratzen. Da ist noch zu viel drinnen", meint die Diäti, als ich ihr meinen „leeren" Joghurt zeige.

„Ja, tut mir leid", antworte ich und meine es ernst. Warum zeige ich direkt am Anfang so ein essgestörtes Verhalten? Damit werde ich mir nur Steine in den Weg legen.

Das Schöne ist, dass ich in mein altes Zimmer zurückkomme, nur diesmal in das andere Bett. Ich mag das Zimmer sehr, nicht nur wegen des Balkons, sondern weil das Badezimmer riesig ist. Ich teile es mir mit einem gleichaltrigen Mädchen. Sie ist anders als ich: Zwanghaft in jeglichen Dingen und im Laufe der Zeit würden wir noch einige Probleme miteinander bekommen.

Es hat sich aber einiges seit meinem letzten Aufenthalt verändert: Es gibt neue Diätassistentinnen und Therapeuten. Ich komme in die Basisgruppe Nummer drei, die von einer anderen Therapeutin geleitet wird. Sie trägt ihr langes, orangefarbenes Haar meistens zusammengebunden und wirkt ein wenig unsicher.

Das Weihnachtsfest ist traurig. In der Kirche weinte meine Mutter die ganze Zeit. Das wird mir noch am selben Abend von Freunden berichtet. Sie wurde von vielen Bekannten und Freunden in den Arm genommen und getröstet. Jeder kannte den Grund, warum ich nicht im Gottesdienst war, selbst die Kinder von Mamas Freunden fingen an zu weinen, als sie davon erfuhren. Allesamt lassen mir Grüße und gute Besserung ausrichten.

An Heiligabend skype ich mit meiner Familie und mir kullern die Tränen haufenweise herunter. Sie packen ihre Geschenke aus und ich bin froh, wenigstens über Skype dabei sein zu können.

Sie sehen in ihrer festlichen Kleidung so hübsch aus, während ich meine Schlabbersachen trage. Wir singen auch gemeinsam ein paar Weihnachtslieder. Das ist in unserer Familie Tradition. Es werden zwei Lieder gesungen und dann fängt normalerweise die Jüngste an, das erste Geschenk auszupacken. Mama fertigt immer vier Haufen an. Für jeden von uns packt sie die Geschenke in ein anderes Geschenkpapier ein, sodass jeder nach der ersten Runde weiß, welcher sein Stapel ist. Dieses Mal liegt kein Haufen für mich unter dem Weihnachtsbaum. Meine Krankheit hat mir einen Strich durch die Rechnung gemacht. Und an diesem Abend fange ich an, die Anorexie noch mehr zu hassen.

*Tagebucheintrag 24.12.2014:*

*Was gibt es Traurigeres, als an Heiligabend in der Klinik zu sitzen, keinen Gottesdienst mitfeiern zu können und keine Familie um sich zu haben?*

*Irgendwie bin ich ja von so vielen Leuten umgeben, aber trotzdem fühle ich mich einsam und alleine. Das Mädchen, das ich im Spiegel sehe, erkenne ich nicht wieder. Zu dünn finde ich mich nicht, es ist eher meine Art, die sich verändert hat. Warum gerade ich, Gott? Warum heilst du Blinde und Taube, aber mich nicht? Ich habe keine Kraft mehr zum Kämpfen, ich kann nicht mehr. Es ist so schwer, zu viele Kalorien, zu viel Ich! So viele bekannte Gesichter von meinem ersten Aufenthalt sind hier. Und danke Gott, dass die Mitpatientin vom ersten Aufenthalt auf einem guten Weg ist, sie lacht und fängt endlich wieder an zu leben. Leben, das würde ich auch gerne wieder, nicht nur existieren. Ich möchte reisen, anderen helfen, wieder im Leben stehen. Wo, Gott, ist mein Weg? Gut, dass es die Tanztherapie gibt, sie hilft mir, mich leichter zu fühlen, sie lässt mich ein bisschen schweben. Ich bin erst seit kurzer Zeit hier, und ich bin jetzt schon müde. Ich will jetzt schon aufgeben, weil die ersten Tage schon unglaublich an meinen Kräften zerren. Mir fehlt die Kraft. Sobald ich Essen sehe, wird mir flau im Magen. Kann ich nicht bitte Therapie haben, aber die Mahlzeiten ausfallen lassen?*

Am ersten Weihnachtstag kommt meine Familie in die Klinik, um mich zu besuchen und gemeinsam mit mir Weihnachten zu feiern. Sie haben einen kleinen Weihnachtsbaum mitgebracht, den wir in mein Zimmer stellen und den ich mit Weihnachtskugeln, Sternen und anderem Krimskrams schmücken darf. Ich packe meine Geschenke der Reihe nach aus. Neue Inliner! Am liebsten würde ich sie sofort anziehen und ausprobieren, doch das ist verboten. Schließlich ist das Sport und ich könnte Kalorien verbrennen.

„Wir nehmen die Inliner später aber wieder mit, hier brauchst du sie ja nicht", sagt Papa, als er das Leuchten in meinen Augen sieht, als ich darüber nachdenke, wie es jetzt wohl wäre, einfach durch die Gegend zu fahren. Würde ich die Inliner bei mir in der Klinik haben, dann würde ich irgendwie einen Weg finden. Erstens, weil mir das ein Gefühl von Freiheit gibt, der ich mich hier ziemlich beraubt fühle, und zweitens, weil ich damit schnell Kalorien verbrauchen kann.

Ich bekomme schöne Sachen geschenkt und wir verbringen einen wundervollen Tag zusammen. Wir setzen uns in die Cafeteria und spielen mein neues Spiel: Quelf. Wir lachen so viel, dass meine Mutter uns mehrmals ermahnt, leiser zu sein, weil andere Familien schon gucken würden. In den Augen der anderen Patienten erkenne ich Leere. Viele sitzen mit ihren Eltern an einem Tisch, ohne zu lachen und einige ohne überhaupt zu reden. Als ich aufstehe, um mir einen Tee zu holen, sprechen mich am Wasserspender zwei Mädchen an.

„Wie schön, dass du mit deiner Familie so viel Spaß hast. Es tut wirklich gut, mal ein paar Leute lachen zu hören", sagen sie. Und ich lächle. Ich bin so froh, dass meine Familie da ist. Doch viel zu schnell vergeht dieser Tag und auch der nächste, an dem meine Mutter, Oma, Opa und meine Tante zu Besuch kommen. Bald darauf bin ich wieder allein.

*Tagebucheintrag 29.12.2014:*
*Es ist Montag. Das bedeutet Wiegetag. Ich sitze hier in der Schlange und warte darauf, dass ich an der Reihe bin. ANGST. Das ist das Einzige, was mir durch den Kopf geht. Ich weiß eigentlich, dass es nicht so viel mehr sein kann, weil ich nicht alles gegessen habe, was ich essen muss. Mein Kopf sagt, ich darf das nicht. Das sind zu viele Kalorien, die mein Gewicht (das jetzt schon viel zu viel ist) noch mehr erhöhen. Verdammt, ich bin zu viel. Ich will doch nur gesund werden, ich will Antworten auf die Themen, die mich beschäftigen, aber zunehmen will ich nicht.*

*Mist, es sind 200 Gramm mehr. Ich habe versagt, ich bin so schlecht, ich muss auf jeden Fall noch was weglassen, mehr weglassen, viel mehr.*

Das Frühstück danach fällt mir unheimlich schwer. Je langsamer ich esse, desto besser fühle ich mich, desto weniger habe ich das Gefühl zu fressen. Ich habe mit der Zunahme zu kämpfen, denn 200 Gramm bedeuten, dass ich den Essensplan noch mehr erhöhen muss. Er ist jetzt schon so hoch. Mein Bauch schmerzt nach jeder Mahlzeit und ich leide unter Verstopfungen. Ich brauche immer eine Wärmflasche. Mein Magen muss sich erst wieder an regelmäßige Mahlzeiten gewöhnen, doch ich will gar nicht, dass er sich überhaupt wieder darauf einstellt. Der Gedanke, Hunger zu haben, macht mir Angst. Was ist, wenn ich hinterher gar nicht mehr aufhören kann zu essen?

„Kommt wer, Kara?“, fragt Johanna und hält unsere beiden Wärmflaschen in ihrer Hand.

„Nein, alles frei. Beeil dich. Füll meine auch mit auf, ich sage Bescheid, sobald jemand kommt“, antworte ich und beobachte beide Flure, damit uns keiner erwischt. Wir füllen die Flaschen am Wasserspender auf, was eigentlich verboten ist. Das Wasser ist zu heiß und könnte unsere Bäuche verbrennen. Wenn uns die Diätis oder Schwestern sehen würden, müssten wir diese erst einmal einen Tag lang abgeben. Und ohne Wärmflasche kann ich den langen Tag nicht überstehen.

Irgendwann hat sich mein Magen wieder an die regelmäßigen Mahlzeiten gewöhnt und ich habe keine Bauchschmerzen mehr. Doch ich fülle mir trotzdem weiterhin die Wärmflasche auf. „Du musst nach dem Essen Schmerzen spüren und Bauchweh haben, wenn nicht, dann bist du mir nicht treu“, höre ich Ana sagen. Somit nehme ich jedes Mal wieder eine Wärmflasche, nicht wegen der Bauchschmerzen, sondern nur, damit Essen für mich negativ bleibt. „Essen darf für mich schließlich keine positiven Facetten haben“, versucht Ana mir immer wieder einzutrichtern.

Johanna und ich verbringen von Anfang an viel Zeit miteinander, auch wenn sie in einer anderen Basisgruppe ist. Sie ist ein paar Jahre älter als ich, doch wir verstehen uns super. Wir machen stundenlange Spaziergänge durch die Felder und reden über Gott und die Welt und das meistens auf Englisch. Unsere Spaziergänge dauern eineinhalb Stunden. Würde davon irgendjemand erfahren, würden wir Ausgehverbot bekommen oder müssten mehr essen. Wir regen uns über nervige Mitpatientinnen, die Diätis oder Therapeuten auf. Wir weinen und lachen miteinander. Kurz gesagt: Wir verbringen ständig Zeit zusammen. Ich tröste Johanna, wenn sie mal wieder starkes Heimweh hat, da sie aus Österreich kommt und all ihre Freunde und Familie achthundert Kilometer entfernt sind. Sie tröstet mich, wenn es mal wieder zum Streit mit meiner Zimmergenossin kommt, weil sie um acht Uhr schlafen gehen will und dann im ganzen Zimmer kein Licht mehr brennen soll, oder wenn es Auseinandersetzungen mit meinen Eltern gibt, oder ich mich einfach ungeliebt und hässlich fühle.

Auch den 31. Dezember verbringe ich in der Klinik und leihe mir zusammen mit einer Mitpatientin einen Rollstuhl aus und wir fahren durch die Straßen. Wir beide wissen, dass das verboten ist, aber das ist uns vollkommen egal. Wir haben Spaß und lachen endlich wieder. Da tut uns beiden sehr gut. Ich lächle heute noch, wenn ich daran denke. Doch als ich abends sehr früh im Bett liege, weil ich keine Lust auf die ganzen Jahresglückwünsche habe, fühle ich mich schon wieder einsam. Mein Jahr würde schlecht enden und ebenso schlecht starten. Mein Leben ist scheiße genauso wie ich. Ich stehe morgen einfach nicht auf, sondern bleibe den ganzen Tag im Bett. Mein Leben hat zurzeit keine positiven Facetten, ich sehe alles negativ. Für mich gibt es nur noch schwarz und weiß. An diesem Abend kann ich keine fröhlichen Farben sehen. Ich weine mich in den Schlaf.

„Ich muss heute mit euch etwas besprechen“, sagt meine Therapeutin eines Morgens in der Basisgruppe. „Ich werde die Klinik aus privaten Gründen verlassen.“

„Wie jetzt?“, fragt Joline. „Und was ist dann mit uns?“

„Ihr kriegt einen neuen Therapeuten, aber bisher steht noch nicht fest wer. Bis dahin wird die Basisgruppe übergangsweise vertreten."

„Und wann gehen Sie?", frage ich und bin gar nicht begeistert, dass wir jetzt einen Therapeutenwechsel haben.

„Ende der Woche ist meine letzte Sitzung mit euch. Ich weiß, dass ist jetzt alles sehr kurzfristig und das tut mir auch leid, aber es ist für mich die richtige Entscheidung", antwortet sie.

Im Kopf rechne ich. Es ist Dienstag. Mittwoch ist keine Basisgruppentherapie, also bleiben nur noch Donnerstag und Freitag. Wir haben lange Zeit gebraucht, um mit ihr warm zu werden, und jetzt verlässt sie die Klinik.

„Sie war gerade mal einen Monat hier", regt sich Joline nach der Gruppensitzung auf.

„Ist sie vielleicht schwanger oder so?", fragt wer anderes und ich lache: „Nein, das glaube ich nicht. Sonst könnte sie auf jeden Fall noch bis zum fünften Monat weiterarbeiten. Ich glaube, sie findet uns einfach zu gestört und kann mit uns nicht umgehen."

Nach ein paar Therapiesitzungen mit einer Vertretung übernimmt ein neuer Therapeut unsere Basisgruppe, der erst vor Kurzem in der Klinik angefangen hat:

Herr Schmidt! Manchmal vermisse ich seine humorvolle Art, seine Empathie und dass man ihm einfach nichts vorlügen konnte, heute noch. Herr Schmidt sieht den Schmerz, den ich mit mir herumtrage, ohne dass ich ihn ausspreche.

In einer meiner ersten Sitzungen formuliert er den Satz: „Dein Körpergewicht und Selbstwertgefühl haben sich in deinem Kopf so sehr verknüpft, den Knoten müssen wir erst einmal wieder lösen. Dafür haben wir ja jetzt ein bisschen Zeit."

Und ich nutze die Zeit. Bei ihm habe ich keine Angst, etwas Falsches zu sagen. Er hilft mir bereits in den ersten Therapiesitzungen, wieder ein bisschen Farbe in mein Herz hineinzulassen. Alleine durch das Zuhören in den Gruppensitzungen verändert sich etwas in mir.

Er erkennt viele Gedanken, schon bevor ich sie ausgesprochen habe. „Aha, Kara, warte mal. Merkst du, was du gerade gesagt hast?“, fragt er mich und grinst mich an.

„Ja, aber ...“, versuche ich mich zu erklären.

„Ne, jetzt warte mal. Du realisierst doch gerade, was du selbst eigentlich gesagt hast. Du weißt, dass deine Vorstellung eigentlich ganz anders ist als die Realität. Ich erkläre es dir.“ Und dann fängt er an, mit Zeichnungen zu arbeiten. Er ist eindeutig ein besserer Therapeut als Künstler, aber die Zeichnungen zeigen mir, wie verstrickt die Gedanken sind.

Er arbeitet mit Übertreibungen. Wenn ich also einen Gedanken habe, der so unvorstellbar und unrealistisch ist, dann zeigt er mir das auf, indem er den Gedanken bis ins Unendliche fortführt. Gleichzeitig ist er aber sehr einfühlsam und ich kann einfach losweinen, wenn mir danach zumute ist.

Einmal sitze ich mit ein paar Mädchen vorne vor der Rezeption und ich bin laut am Lachen. Seit ich die Kontrolle in der Klinik abgegeben habe, kommt mein Lachen immer mehr zurück. Mein Lachen ist nicht zu überhören.

„Okay, Kara. Einen extra Riegel fürs laute Lachen.”

Ich lache noch mehr.

„Okay, machen wir zwei daraus“, ruft er und grinst mich an. Andere hätten wütend reagiert, aber ich verstehe seinen Humor. Diese Mischung aus Humor, Ernsthaftigkeit und Einfühlsamkeit bewegt mich dazu, zusammen mit ihm an mir und meinen Problemen zu arbeiten. Ich mache wirklich Fortschritte. Ich bin nicht mehr so verunsichert, stattdessen werde ich mutiger, Dinge anzusprechen, die mich stören, und mich nicht bei jeder Kleinigkeit zu fragen, was ich falsch gemacht habe und wo meine Schuld liegt.

Ich verändere mich und diese Veränderung ist bemerkbar. Trotzdem habe ich riesige Angst, wieder in die Schule zu müssen. Ich habe Angst vor den Blicken meiner Mitschüler, davor, dass mich keiner mag, dass ich ausgegrenzt werde. Angst, zu versagen, keine guten Noten zu schreiben, dadurch die Lehrer, meine Eltern zu enttäuschen und letztendlich die ganze Welt.

„Da mag mich keiner, Herr Schmidt“, klage ich in einer Sitzung.

„Du denkst, es mag dich keiner, Kara. Aber du hast dich verändert. Du hast hier Freundinnen gefunden, warum solltest du in der Schule keine finden? Und deinen Eltern, das weißt du auch ganz genau, ist es ganz egal, welche Noten du schreibst oder haben sie dich jemals in der Hinsicht unter Druck gesetzt?“

„Nein, haben sie nicht, aber ich denke immer, dass ich sie enttäuschen würde. Ich enttäusche dadurch mich selbst. Hier sind alle anders. Hier sucht jeder Anschluss, in der Schule haben alle feste Gruppen.“

„Nein, das glaube ich nicht. Auch in der Schule suchen Menschen Anschluss. Du suchst dir nur immer die Menschen aus, die gar nicht zu dir passen, anstatt die Menschen wahrzunehmen, die gerne mit dir befreundet wären. Also wäre ich jetzt siebzehn Jahre alt und in deiner Schule, ich würde gerne mit dir befreundet sein."

Ich lächle und wische die Tränen weg. Mein Therapeut schafft es, mich zum Lächeln zu bringen.

In der Basisgruppe beschäftigen wir uns mit unterschiedlichen Themen und den Ursachen unserer Krankheit. Zu stark verschobene Familienverhältnisse, Kinder, die zu sehr in die Beziehung der Eltern einbezogen werden, die Probleme erzählt bekommen oder sogar zwischen beiden Elternteilen stehen. Schwierigkeiten bei der Identitätssuche, gestörte oder verhärtete Familienverhältnisse, eine schwierige Vater-Tochter-Beziehung oder das nicht Artikulieren von Gefühlen. Alle Möglichkeiten sind immer gekoppelt mit einem niedrigen Selbstwertgefühl. Seitdem Herr Schmidt die Basisgruppe leitet, mag ich die Stunden, da ich jedes Mal etwas für mich persönlich mitnehmen kann.

Am meisten hasse ich es, wenn neue Patientinnen kommen, die zum ersten Mal in einer Klinik sind. Dann sind die einzigen Dinge, die sie ansprechen: „Ich habe zugenommen und der neben mir am Tisch, der isst so langsam, dann will ich automatisch auch langsam essen und außerdem ist mein Essensplan viel zu hoch."

Ich bin ziemlich schnell genervt, sobald das angesprochen wird. Mir fällt es auch schwer, viel zu essen, aber damit nerve ich nicht die ganze Basisgruppe, sondern spreche alleine mit Herrn Schmidt darüber oder oftmals gar nicht. Ich will tiefer gehen und nicht oberflächlich bleiben. Ich will die Krankheit an den Wurzeln packen. Manchmal mehr bei anderen als bei mir selbst, denn ich habe Angst davor. Ich baue eine

Mauer um mich herum und es gibt nur wenige Augenblicke, in denen ich sie einreiße und ehrlich und offen über mich sprechen kann. Es ist in der Gruppe schwer, an mich heranzukommen, denn sobald jemand etwas bei mir anspricht, schalten sich meine Sicherheitssysteme an und blocken alles ab.

„Kara, manchmal habe ich Angst, überhaupt etwas bei dir anzusprechen, weil du dann direkt so zickig wirst", sagt Joline fast weinerlich zu mir.

Das stimmt. Ich entscheide, worüber gesprochen wird und worüber nicht. Wenn ich ein Thema nicht bereden will, weil es mich verletzlich und angreifbar macht, versuche ich es knallhart zu umgehen. Es dauert eine Zeit lang, bis ich mich öffne. Ich will nicht vor den anderen weinen, ich will keine Schwäche zeigen und vor allem habe ich Angst, dass sie meine Freunde, meine Familie oder mich selbst kritisieren. Es verletzt mich, wenn sie schlecht über Menschen reden, die ich liebe, auch wenn ich manchmal einfach ihre Zustimmung hören will, wie dumm und bescheuert das Verhalten von Personen in meinem Umfeld ist.

Das ist paradox. Ich stecke in einem Zwiespalt fest und bin gefangen in einem Labyrinth. Es gibt irgendwo einen Ausweg, einen Ausgang, doch so verzweifelt ich auch suche, ich finde ihn nicht. Jeden Tag muss ich mich für einen Weg entscheiden. Gehst du heute den, der dich zum Leben zurückführt und dich ein Stück weiter aus der Krankheit herausbringt, oder wählst du den Weg in den Tod?

Das ist ziemlich hart ausgedrückt. Damals habe ich den zweiten Weg nie so genannt, weil ich den Gedanken nicht ertragen habe. Aber so ist es wirklich. Es gibt diese zwei Wege und sich jeden Tag für einen zu entscheiden, ist nicht leicht. Die Krankheit ist stark. Sie nimmt so viel Zeit und Raum im Kopf und im Leben ein, sie zerrt, dass wenig Platz für andere Dinge bleibt.

Aber ich werde stärker, ich will die Anorexie besiegen, ich will kämpfen. Aber wie heißt ein Sprichwort: „Die größten Schlachten schlägt man immer zu zweit.“ Ich habe jemanden gefunden, der mir hilft, meine schlechten zu schlagen: Herrn Schmidt. Hätte Herr Schmidt alleine gekämpft, dann wäre ich nie zu Fortschritten gekommen. Man kann nur Dinge erreichen, wenn man gemeinsam am gleichen Strang zieht und wenn man eine Vertrauensbasis aufgebaut hat. Man muss gegen die Krankheit ankämpfen wollen. Das gleicht einer Achterbahnfahrt. Es geht rauf und runter, einem wird zwischenzeitlich schlecht, man will aussteigen, es kommen Höhen und Tiefen und irgendwann ist man am Ziel. Auch wenn das Ziel noch meilenweit entfernt sein mag, muss man sich Zwischenziele setzen.

Ohne einen Hauch von Willen kann man nicht gesund werden!

Nach ungefähr sechs Wochen schreibt mir Julia, eine gute Freundin, mit der ich seit dem ersten Aufenthalt Kontakt habe, dass es auch ihr nicht gut gehe. Ihr Gewicht sei wieder stark gesunken, zu Hause schaffe sie es nicht mehr.

Julia ist nur am Weinen, als sie in der Klinik ankommt. Aber wir sind jetzt gemeinsam da und werden gemeinsam kämpfen. Wir haben es satt, so viel zu verpassen und so unfrei zu sein. Wir ermutigen und geben uns gegenseitig Kraft, wir sagen uns, wie stolz wir aufeinander sind, wenn der andere einen Fortschritt gemacht hat. Mit ihr wird die Zeit in der Klinik um einiges leichter und witziger.

Julia weiß alles von mir. Vor ihr habe ich keine Geheimnisse. Sie weiß, wie sehr ich in der Essstörung feststecke. Warum können wir nicht das Gewicht halten und nur an unseren Gedanken arbeiten?, fragen wir uns immer wieder. Je höher das Gewicht steigt, desto größer wird unsere Angst zuzunehmen. Deshalb gehen wir nach einiger Zeit jeden Tag vor der Zwischenmahlzeit zum Supermarkt und kaufen uns einen Joghurt, der nur 1,5 oder 0,1 Prozent Fett hat.

Bei unserer Nachmittagszwischenmahlzeit tauschen wir den Joghurt dann heimlich aus. Es fällt keinem auf. Diese Aktion machen wir gemeinsam, andere Schummelaktionen jeder für sich.

„Julia, du musst das aber wirklich essen, sonst musst du deinen Plan wieder erhöhen und dann geht es dir noch schlechter“, sage ich eines Abends zu ihr, als ich sehe, dass sie ziemlich wenig gegessen hat.

Sie nickt. „Ja, Kara, ich verstehe deine Sorge, aber ich will nicht mehr als 500 Gramm diese Woche zunehmen. Letzte Woche habe ich schon 800 mehr und das ist mir einfach zu viel. Ich komme damit nicht klar, wenn es so schnell geht“, antwortet sie.

Solche Gespräche finden auch umgekehrt statt, wenn Julia mich daran erinnern muss, nicht fünfmal am Tag rauszugehen, um Kalorien zu verbrennen. Ich verstehe sie und sie versteht mich. Wir reden allerdings nicht wie andere Patientinnen den ganzen Tag nur über Essen und Sport. Wir entwickeln eine Freundschaft, die viel tiefgründiger ist.

*Tagebucheintrag:*
*Heute ist es ganz schlimm. Ständig drehen sich meine Gedanken um das Abnehmen und wie ich schummeln und etwas weglassen kann. Es ist zu viel von mir da. Ich definiere mich nur über mein Gewicht, das weiß ich. Aber ICH bin ja auch mein Gewicht, ich bin die Zahl, die die Waage anzeigt. Ich hasse mich, ich hasse jeden Winkel an meinem Körper. Ich gehöre nicht hierher, ich bin hier wirklich falsch. Ich schäme mich dafür, anderen den Platz wegzunehmen, ich schäme mich dafür, so zu sein, wie ich bin, ich schäme mich dafür, jeden Tag in meinem Körper gefangen zu sein, so herumzulaufen und überall meinen Speck zu spüren. Ich schäme mich so sehr, hässlich und fett zu sein.*

Einmal spazieren meine Freundin und ich so lange umher, bis wir erkennen, dass wir drei Dörfer weiter sind, und es nicht mehr rechtzeitig zum Abendbrot in die Klinik schaffen würden. Schließlich sind wir schon fast zwei Stunden unterwegs. Wenn das die Diätis wüssten, dann würde uns eine Ausgehsperre erteilt werden.

Eine Frau, die wir nach dem Weg fragen, guckt an unseren Körpern herunter und fragt uns, ob sie uns zur Klinik fahren solle.

„Woher wussten Sie, wo wir hinmüssen?"

„Na ja, man sieht es euch an", antwortet sie und unser ewig langer Spaziergang bleibt unbemerkt, weil sie uns zur Klinik fährt. Glück gehabt!

Nach dem Abendessen muss ich allerdings doch noch mal raus, um meine Abendportion abzutrainieren.

Abends im Bett rechne ich zusammen, wie lange ich mich heute bewegt habe: fünf Stunden. Ich bin sehr zufrieden mit dem Ergebnis.

Als ich am nächsten Tag an der Reihe bin und mein Gewicht sagen muss, kämpfe ich mit den Tränen. Nicht hier weinen, Kara. Reiß dich zusammen. „Das waren nur 400 Gramm, Kara, da musst du heute erhöhen. Wann kannst du?"

„Ich möchte heute nicht erhöhen. Ich kann einen Riegel extra essen. Das liegt bestimmt daran, dass ich mich gestern ein bisschen zu viel bewegt habe, als meine Freundin zu Besuch war. Ich setze mich heute einfach mehr hin. Wir können ja Zwischenwiegen am Donnerstag."

In diesem Moment höre ich schon Wülei über den Gang stolzieren. Ihre hohen Schuhe kann man nicht überhören. Schon geht die Tür zur Mittagsrunde auf und sie setzt sich auf den freigehaltenen Platz neben den Diätis.

„Hallo. Aber bei wem sind wir denn gerade?"

„Wir sind bei Frau Ehlert, bei Kara. Sie hat nur eine Zunahme von 400 Gramm und möchte nicht erhöhen."

„Ah, Kara. Warum möchtest du denn nicht erhöhen?"

„Meine Freundin war gestern da und da bin ich etwas zu viel spazieren gegangen. Ich würde deshalb lieber nachessen und dafür Donnerstag Zwischenwiegen."

„Oh, Kara dein Essensplan ist nicht besonders hoch und dein Fettgehalt ist am untersten Limit. Das halte ich für keine gute Idee, da sollten wir schon erhöhen. Vor allem neigst du ja sowieso dazu, dich viel zu bewegen, oder?"

„Nein, eigentlich nicht."

„Ach doch, die Therapeuten und die Mitpatientinnen sehen dich öfter draußen herumlaufen. Da müssen wir wirklich erhöhen, Kara. Und deine Zunahme war letzte Woche auch nur 500 Gramm. Also ganz knapp, dann reicht dein Plan definitiv nicht aus."

Ich spüre Julias Hand auf meiner Schulter, die mich trösten will.

„Also kannst du um zwei Uhr, Kara? Direkt nach der Mittagsrunde?"

Ich nicke und habe keine Kraft für weitere Diskussionen.

# 16. Bitte Gott, mach mich gesund

Lieber Gott, warum bin ausgerechnet ich krank?

In Bad Bevensen hasse ich den Regen, denn dann sagt das Personal stets, man müsse nicht rausgehen, es gebe keinen Grund dazu. Es sei kalt, nass und eklig. Aber den ganzen Tag drinnen zu sein, ohne Bewegung, gleicht für mich einer Katastrophe. Ich gehe natürlich trotzdem mit einem Regenschirm spazieren und weine dabei meistens.

Wenn ich in der Klinik an sonnigen Tagen rausgehe, begegne ich immer vielen Passanten. Sobald ich weine, werde ich ständig angesprochen und alle wollen wissen, was los sei und ob sie mir helfen können. Deshalb ist es gar nicht schlecht, im Regen spazieren zu gehen. Außerdem ist die Chance, bei schlechtem Wetter auf andere zu treffen, viel geringer.

Ich klage Gott oft an, warum er zugelassen hat, dass ich krank geworden bin, dass er das nicht verhindert hat und warum ich so talentlos geboren wurde.

„Andere Mädchen sind so schön und talentiert und liebenswert, aber ich bin gar nichts davon. Ich bin ein Niemand, mich kann man nicht lieben. Warum hast du mich nicht schön geschaffen wie die anderen Mädchen in meinem Umfeld, die man anguckt und direkt sympathisch findet und mag? Gott, das ist ungerecht, ich möchte nicht mehr leiden. Ich möchte, dass du meine Gedanken über mich selbst veränderst, ich will, dass du mich mit deiner Liebe überschüttest und ich mich im Spiegel ansehen kann, ohne dass ich anfange zu weinen oder denke, mit der Figur kannst du dich nur schämen."

Ich will von Gott, dass er mich gesund macht, aber selbst etwas dafür tun, möchte ich nicht. Ich will mein Untergewicht behalten, nur Gott soll die Gedanken verändern. Einmal sage ich zu Papa, dass ich glaube, Gott wolle und werde mich gesund machen. Ich habe von vielen Menschen gehört, die von Gott geheilt wurden, und außerdem viele Bücher gelesen, in denen Gott Wunder vollbringt.

Papa antwortet: „Dafür benutzt Gott aber auch andere Menschen, Kara.

Therapeuten, Ärzte, Diätassistentinnen. Er schnipst nicht einfach und dann bist du gesund."

Und da hat er recht. Im Sommer 2013, bevor ich ins Krankenhaus kam, war ich am Starnberger See auf einer christlichen Freizeit. Vor meiner Anmeldung hatte ich durch Zufall immer wieder von unterschiedlichen Leuten von dieser Freizeit gehört. Ich wurde das Gefühl nicht los, dass Gott wollte, dass ich zu dieser Freizeit fuhr. Also meldete ich mich an, ohne auch nur eine andere Person zu kennen. Ich wusste, Gott wollte mich dort haben, nur warum, ahnte ich nicht. Erst als ich dort war, erkannte ich den Sinn und Gottes Plan. Wir teilten uns zu viert ein Zimmer mit einer Mitarbeiterin, die unsere Mentorin war. Ich fasste schnell Vertrauen und erzählte ihr an einem sonnigen Nachmittag, während der Bibelarbeit, von meiner Krankheit. Zum ersten Mal sprach ich wirklich mit einer außenstehenden Person darüber. Allen war schnell aufgefallen, dass ich morgens zum Frühstück nur einen Apfel aß, mittags einen kleinen Salat und abends wieder nur einen Apfel, und wenn ich ein bisschen Sport gemacht hatte, sogar ein Brot. Ich war abends immer sehr müde, das Programm war anstrengend und mein Körper hatte keine Kraft.

Unser Zimmer lag im vierten Stock. Jedes Mal mussten wir die vielen Treppenstufen erklimmen. Mein Körper war so geschwächt, dass jede Stufe anstrengend war. Mir fehlte es an wichtigen Vitaminen, an Calcium und Eiweiß. Abends weinte ich oft, weil mir mein ganzer Körper weh tat. So auch an einem Abend, als meine Zimmergenossin in das Zimmer kam. Sie sah meine Tränen und setzte sich zu mir.

„Was ist los, Kara? Irgendetwas stimmt doch nicht. Ich mache mir echt Sorgen um dich, du isst gar nichts und du bist so dünn."

„Du findest mich dünn?“, fragte ich überrascht. Ich konnte wirklich nicht glauben, dass sie das ernst meinte. Sie selbst hatte den Körper eines Models. Ich war immer neidisch, da sie so schöne Kleider tragen konnte. Sie sah stets gut aus.

„Kara, du bist viel dünner als ich", behauptete sie.

Das konnte ich erst recht nicht glauben. Das musste eine Lüge sein. Als sie diese Dinge sagte, fing ich noch stärker an zu weinen. „Mein ganzer Körper tut weh, ich habe überall Schmerzen. In den Beinen, in den Armen – überall."

Dann sprudelte es aus mir heraus. Ich erzählte ihr alles und es tat gut, mir das von der Seele zu reden. Sie legte sich zu mir ins Bett und weinte auch. Wir lagen einfach dort und sagten gar nichts. Das war auch nicht nötig, wir nahmen uns in den Arm, weinten und beteten zusammen. Von da an ermutigte sie mich, jeden Tag ein bisschen mehr zu essen. Doch vergeblich. Es war an einem Vormittag, als ein Referent zu Besuch kam, der über das Thema Schönheit sprach. Schon als er anfing, liefen mir leise die Tränen über die Wangen. Am Ende seiner Rede bat er ein Mädchen aus seiner Gemeinde auf die Bühne. Sie war ungefähr achtzehn Jahre alt. „Hallo, alle zusammen. Ich heiße Laura. Ich möchte euch heute meine Geschichte erzählen. Ich habe lange mit mir und meinem Körper gekämpft. Ich habe lange daran gezweifelt, dass Gott mich liebt und dass ich schön bin, denn ich war magersüchtig."

BUUUUM! Jetzt war alles zu spät, jetzt lief mir ein Meer aus Tränen über meine Wangen. Deshalb Gott, dachte ich. Deshalb war es dein Wunsch gewesen, dass ich hier bin. Du wolltest dieses Mädchen benutzen, um zu mir zu sprechen. Jetzt wechselte auch meine Mentorin den Platz und legte ihren Arm um mich. Als das Mädchen sprach und ihre Geschichte erzählte, konnte ich mich in so vielen Punkten wiederfinden.

Ich bewunderte ihren Mut, sich vor die Menschenmasse zu stellen und frei und ehrlich davon zu erzählen. Aber sie war gesund, Gott habe sie gesund gemacht, so sagte sie. Das will ich auch. Abends im Bett betete ich. „Bitte lieber Gott. Hilf mir, mich mit deinen Augen zu sehen. Bitte, mach mich gesund." Gott hat mein Gebet nicht erhört, obwohl ich jedes Mal bei meinen Spaziergängen dafür bete.

Es gibt Tage, da bin ich so kraftlos, dass ich nur im Bett liegen will. Dann höre ich immer die Stimme der Krankheit: „Beweg dich, fettes Teil, sei nicht so faul, willst du noch hässlicher werden, als du eh schon bist? Du bist eine Schande für die Welt. Geh jetzt endlich raus und mach wenigstens die eine Sache, die du kannst, dich bewegen und danach schön Essen verstecken."

Halt doch bitte die Klappe, denke ich, und halte mir manchmal sogar die Ohren zu, obwohl das natürlich nichts bringt. Diese Stimme ist zu laut und zu mächtig.

Die andere Stimme, die ich als Engel bezeichne, ist zu schwach. Die Worte: „Nein, Kara. Hör nicht darauf. Ana ist nicht deine Freundin, sie führt dich in den Tod. Du darfst einen Tag nur im Bett liegen und nichts machen. Du bist gut, so wie du bist, du musst dich nicht für andere verstellen. Iss, Kara, denn das ist der Weg zurück ins Leben. Du darfst das!", kommen nicht mehr bei mir an. Ich bin erschöpft von den Kämpfen im Kopf. Insgeheim weiß ich, dass die Anorexie der Teufel ist, aber Kopf und Herz sind zwei Dinge, die gegeneinander kämpfen. So ist es bei mir.

„Eine schlechte Angewohnheit kann man nicht aus dem Fenster werfen. Man muss sie die Treppe runterboxen, Stufe für Stufe." – Mark Twain

Stück für Stück, Stufe für Stufe kämpfe ich trotz des Stimmengewirrs darum, mich von der Krankheit zu befreien. Ich bin nicht nur körperlich anwesend, sondern nehme aktiv an den Therapiesitzungen teil. In der Kunsttherapie fange ich an, eine Collage zu erstellen. Ich arbeite mehr als drei Wochen daran und mache immer wieder Pausen, weil ich zwischendurch zu weinen anfange und mich ablenken muss.

Ich beschäftige mich mit Fragen wie: Wer bin ich? Wer will ich sein? Was ist mir wichtig im Leben, in Freundschaften, in Beziehungen? Welche Werte möchte ich mitnehmen, welche liegen lassen? Welche Personen sind mir wichtig? Was kann ich gut, wo liegen meine Stärken, Gaben und Fähigkeiten? Was denken eigentlich andere über mich? Sehen andere mich wirklich so anders, wie ich mich selbst sehe?

Für mich ist die Auseinandersetzung mit mir selbst sehr schwer. Ich sehe nur negative Seiten an mir. Wie soll ich etwas finden, was ich gut kann, wenn ich eigentlich untalentiert bin? Deshalb kosten mich die ersten Stunden an meiner Collage viele Tränen. Die negativen Gedanken machen mich fertig, die Gefühle wertlos und nicht liebenswert zu sein. Doch Stück für Stück befasse ich mich mit mir selbst. Zuerst beginne ich, die Collage weiß zu streichen, damit ich diese Auseinandersetzung lange vermeiden kann.

„So, Kara. Der Hintergrund ist fertig. Jetzt sieh mal zu, dass du richtig anfängst und auf deine Collage auch etwas draufkommt."

Je häufiger ich an der großen Leinwand arbeite, desto mehr lerne ich mich besser kennen. Desto mehr finde ich heraus, wer ich wirklich bin und wer ich sein will. Mit der Zeit erkenne ich, dass ich einige Dinge wirklich gut kann.

„Aber du kannst sie nicht perfekt, also ist das gar nichts wert", meldet sich Ana zu Wort.

Und ich werde traurig.

„Kara, deine Leinwand ist unglaublich, wirklich. Ich bin total begeistert, wie kreativ du das Ganze umgesetzt hast", sagt plötzlich eine Mitpatientin aus dem Nichts.

Als ich meine Leinwand der Gruppe vorstelle, erzähle ich zum ersten Mal mehr von meinen Stärken als von den Schwächen. Ich setze das, was ich nicht kann, nicht in den Vordergrund – was für mich ein großer Fortschritt ist. Nach der Präsentation geht es mir erstaunlicherweise gut. Ich weine nicht, sondern lächle.

Eigentlich würde ich so gerne über jedes dieser Mädchen etwas erzählen, denn sie sind alle so schön. Jede hat eine ganz andere, individuelle Persönlichkeit, die mich tief beeindruckt. Ich könnte seitenweise darüber schreiben, wie wundervoll diese Mädchen sind.

Manchmal macht es mich auch tief traurig, dass sie das selbst nicht sehen können. Seitdem sage ich meinen Mitmenschen gerne, was ich an ihnen schätze und wie wundervoll sie sind. Denn so schnell wird in unserer Gesellschaft auf die Macken und Schwächen geschaut und sich darauf konzentriert. Menschen, die ständig Angst haben, etwas falsch zu machen, werden durch die Angst daran gehindert, sich wie ein Schmetterling zu entfalten. Doch genau das macht Menschen kaputt und produziert viele Selbstzweifel.

Seitdem ich in der Klinik bin, habe ich schon 3,5 Kilo zugenommen. Ich fühle mich neben den anderen Patientinnen wie ein Elefant. Die Hüftknochen, Oberschenkel, alles ist mit ekligem Fett überdeckt. Und es folgen noch weitere Kilo. Was mich besonders fesselt, ist die Zahl 50. Vor dieser Zahl habe ich riesige Angst und will mich gar nicht damit auseinandersetzen. Herr Schmidt allerdings schon. „Herr Schmidt, wenn die Fünf auf der Waage vorne steht, dann bin ich gar nichts mehr wert, dann kann ich nicht mal mehr rausgehen. Ich bin ja jetzt schon so richtig dick, es reicht wirklich mit dem Zunehmen. Wir arbeiten jetzt nur noch an den Auslösern und an den Gedanken in meinem Kopf."

„Ja, ich kann mir vorstellen, dass du das gerne so hättest, aber das ist die Krankheit, Kara. Mit einem niedrigen BMI sind die Gedanken noch mal viel stärker. Du passt auch schon gar nicht mehr durch die Tür, Kara, oder? Oder passt du noch durch die Tür?"

Ich gucke Herrn Schmidt schräg an. „Ja, ich passe noch durch die Tür. Aber ..."

„Aber du denkst, du wirst hier so sehr zunehmen, dass du irgendwann nicht mehr durch die Tür passt", unterbricht er mich. „Kara, wenn du vor dem untersten Normalgewicht nach Hause gehst, dann sitzt du in einem Monat wieder hier und dein Gewicht ist noch tiefer."

„Bitte, Herr Schmidt, können Sie dafür sorgen, dass ich nicht weiter zunehmen muss, dass ich mein Gewicht, wie es jetzt ist, halten darf?"
Er fängt an zu lachen und grinst über das ganze Gesicht. Er weiß, dass ich meinen Vorschlag vollkommen ernst meine, doch an seiner Reaktion wird mir direkt bewusst, dass er das nicht unterstützen wird. „Jawohl", sagt er, „geben wir also der Essstörung heute mal wieder richtig die Macht, Kara. Merkst du, dass da die Krankheit spricht? Diese Aussagen machen nur deutlich, dass du noch weit davon entfernt bist, gesund zu sein. Wenn du jetzt nach Hause gehst, wäre das ein fataler Fehler. Kara, ich möchte, dass du dir einen Termin bei der Körperbildtherapeutin geben lässt."

„Aber da sind immer so lange Wartezeiten."

„Ich rede mit ihr und sage, dass es wirklich dringend ist", verspricht Herr Schmidt und hält sein Wort.

Ich kann nicht verstehen, warum Herr Schmidt so nett zu mir ist. Er schreit mich nie an, selbst wenn ich laut und aggressiv werde, bleibt er ruhig. Während eines Familiengesprächs bei der Chefin geht er mit mir raus, weil ich vollkommen am Ausrasten bin. Während ich auf dem Flur rumbrülle, heule, schreie, klage und von einem Fuß auf den anderen springe, fragt er mich, was denn los und warum ich so wütend sei. Ich kann nicht verstehen, wie er in der Situation so ruhig bleiben kann.

Es gibt viele Therapiesitzungen, eigentlich fast jede, in der ich am Weinen bin. Er findet immer die Lücke und die Wunde. „Kann es sein, Kara, dass ...", und das, was dann folgt, bringt mich meistens zum Weinen. Er sieht den Schmerz und die tiefe Traurigkeit. Es gibt Tage, da habe ich wirklich Angst, dass meine Traurigkeit chronisch wird und dass ich niemals mit den Wunden meiner Vergangenheit umgehen lerne und sie mich ewig im Griff haben. Doch um einen liebevollen Umgang mit mir selbst zu erlernen, bin ich schließlich hier.

Tatsächlich hatte Herr Schmidt mit der Körperbildtherapeutin gesprochen, die zwei Tage später auf mich zukommt: „Kara, ich habe mit Herrn Schmidt gesprochen. Ich könnte dir einen Termin für morgen Nachmittag geben. Hast du da Zeit?“Ich gehe den Wochenplan durch. Generell habe ich da keinen anderen Termin, aber ich will mich nicht mit meinem Körper beschäftigen, nachdem ich schon so viel gegessen habe. „Können wir das vielleicht auch morgens machen? Ich kann das nicht.“

„Was kannst du nicht, Kara?“

„Meinen Körper und mich selbst ertragen, wenn ich schon so viel gegessen habe und dann mein Bauch so dick und aufgebläht ist.“

Und ich bekomme einen Termin direkt nach dem Frühstück.

„Kara, ich möchte, dass du mit diesem Seil die Größe deiner Oberschenkel schätzt. Einfach wie du dich fühlst und wie du dich selbst siehst.“

Ich überlege und forme das Seil.

„Okay, Kara, bist du dir sicher, dass so dein Oberschenkel aussieht oder willst du das Seil noch mal verändern?“, fragt sie erneut nach.

Ich nicke.

„Ja, dann markiere jetzt mit dem Stift genau diese Stelle und ich halte das Seil fest, damit es nicht verrutscht."

Dasselbe machen wir mit meinen stärksten Problemstellen, also die Stellen, die ich am meisten hasse – wie meinen Taillenumfang, den Bauch, die Oberschenkel und den Oberarm. Ebenso bestimmt sie noch meinen Fuß und das Handgelenk. Das Einschätzen fällt mir sehr schwer.

„Nein, das kann nicht sein. Der Kreis muss größer sein, mein Taillenumfang ist viel breiter und viel dicker", behaupte ich und verändere das Seil.

„So, Kara?"

„Ja, ich glaube so ist er." Und ich fange an zu weinen, weil ich mich viel zu dick fühle in diesem Moment.
Die Körperbildtherapeutin reicht mir ein Taschentuch: „Kara, dir geht es jetzt nicht gut, richtig. Warum? Was geht dir durch den Kopf? Wollen wir mal überprüfen, ob deine Einschätzungen der Realität entsprechen?"

Jetzt muss ich mich hinstellen und sie legt nacheinander das Seil an die Körperstellen, die ich zuvor geschätzt habe, und misst den Umfang, um diesen dann neben meinen Einschätzungen aufzuzeichnen. Als wir damit fertig sind, kann ich meinen Augen kaum trauen und die Tränen laufen unaufhaltbar über das Gesicht. „Aber das kann doch nicht wahr sein. Das stimmt doch nicht."

„Wie geht es dir jetzt, Kara? Damit hättest du nicht gerechnet, oder? Siehst du, du hast dich ganz anders, ganz falsch eingeschätzt. Daran siehst du, dass dein Körperbild nicht der Realität entspricht. Was lernst du aus dieser Übung, Kara?"

Ich brauche ein paar Minuten, bis ich wieder sprechen kann, so schockiert und traurig macht mich diese Übung.

„Alles gut, nimm dir die Zeit, die du brauchst", sagt

sie und reicht mir mehrere Taschentücher.

„Ja, ich nehme mich selbst viel dicker wahr, als ich eigentlich bin. Aber, aber das kann doch nicht sein. Ich meine, ich sehe mich doch, ich spüre doch meinen Körper."

„Aber du siehst dich falsch, Kara, dein Körperbild von dir entspricht nicht der Wahrheit, nicht der Realität. Jetzt hörst du es nicht nur immer von allen Seiten, sondern kannst es hier schwarz auf weiß sehen."

„Aber das, was ich sehe, finde ich nicht zu dünn, im Gegenteil", antworte ich.

Danach geht es mir sehr schlecht und ich lege die Bilder meiner Körperumrisse im Zimmer auf das Bett und starre sie eine halbe Stunde lang an. Meine Zimmernachbarin ist nicht im Raum, sie hat Basisgruppentherapie, und ich habe zum Glück erst nach der Zwischenmahlzeit meine Therapiestunde.

Als ich Herrn Schmidt auf dem Flur begegne, sieht er wie immer meine tiefsitzende Traurigkeit. „Kara, möchtest du nachher noch ein Einzelgespräch bei mir haben?", fragt er, obwohl sein Terminplan aus allen Nähten platzt.

Ich nicke und bin sehr dankbar über sein Angebot. Wenn es jemandem wirklich nicht gut geht, dann bleibt Herr Schmidt auch gerne mal eine halbe Stunde länger, um sich die Sorgen, Ängste und Nöte anzuhören.

Ich sag's euch noch einmal, der Kerl ist ein Wunder und ein Genie!

Zwei Wochen später habe ich erneut einen Termin bei der Körpertherapie. Diesmal wird mein Körper mit der Videokamera aufgenommen. Ich muss mich bis auf die Unterwäsche ausziehen und dann quer durch den

Raum gehen. „Jetzt heb deine Arme und atme tief ein und aus“, weist mich die Frau an. „Sehr gut, geh einfach weiter durch den Raum. Geh im Kreis, heb beide Arme und atme dabei tief ein und aus, leg die Arme eng an deinen Körper.“

Ich fühle mich schrecklich, so halb nackt vor ihr zu stehen und vor allem an mir herunterzuschauen. Ich schäme mich zu sehr für mein Aussehen. Ich ziehe den Bauch ein, so weit ich kann.

Dann setzen wir uns hin und schauen uns gemeinsam das Video an. „Versuch ganz objektiv zu beschreiben, was du auf dem Video siehst. Beschreib mir den Körper des Mädchens, aber vor allem auch die Ausstrahlung, das Gesicht. Wie nimmst du das Mädchen wahr?“

„Das Mädchen sieht irgendwie so leer und so traurig aus“, erkläre ich. „Irgendwie kraftlos und unglücklich, aber trotzdem bin ich viel zu dick.“

„Warte, warte, Kara. Jetzt gehst du wieder in die subjektive Beschreibung. Du sagst, ich bin viel zu dick. Versuch das Ganze mal objektiv zu sehen und nicht deine Person.“

„Das kann ich nicht, das Mädchen in dem Video bin ja ich. Und ich bin viel zu fett.“

„Kara, das Mädchen in dem Video hat Untergewicht. Du musst zunehmen. Dein Körper ist krank, Kara, und nicht gesund.“

„Mein Körper ist hässlich. Ich bin hier fehl am Platz, ich gehöre hier nicht hin. Alle sind viel dünner als ich. Ich will nur mein Gewicht halten.“

„Ich glaube, Kara, dass diese Übung nichts für dich ist. Wir sollten beim nächsten Mal noch mal die Seilübung oder die Spiegelübung machen. Aber diese Übung solltest du auch noch mal mit Herrn Schmidt besprechen. Ich werde ihm später von unserer Sitzung erzählen."

Ich nicke und schwänze daraufhin die Kunsttherapie, weil es mir so schlecht geht.

Jolines Eltern sind zurzeit zu Besuch in der Klinik und wollen mit ihr ins Kino gehen. Als Joline mich und Julia einlädt mitzukommen, zögern wir keine Sekunde. Natürlich kommen wir mit! Ihre Eltern sind auch einverstanden. Sie haben den Eindruck, das könne unsere Motivation fördern. Nach dem Abendessen fahren wir los. Heimlich natürlich, weil es eigentlich die Regeln bricht. An diesem Abend lache ich so viel wie schon lange nicht mehr. Zu schnell sind der Film und dieser Abend vorbei. Der Film hat Überlänge, sodass wir zu spät zurückkommen, um den Haupteingang der Klinik benutzen zu können, da dieser nachts von außen verriegelt ist.

„Wie kommen wir wieder ins Gebäude?", fragt Julia. Joline und ich haben schon einen Plan ausgeheckt. Wir würden über die Feuertreppe nach oben klettern und dann an ein Fenster klopfen, wo wir vorher die Mitpatienten gefragt haben, ob sie uns aufmachen würden. Mitten in der Nacht steigen wir also kichernd die Feuertreppe hinauf. Es ist stockduster und sehr spät.

„Ehm, welches Fenster ist denn jetzt das richtige?", fragt Joline und wir alle gucken uns ein wenig verzweifelt an. Wir wissen es nicht mehr.

„Ich glaube das hier", sage ich. „Soll ich mal klopfen?"

„Bist du sicher?", fragt Julia.

„Nein, aber eine andere Wahl haben wir auch nicht."

„O man, ich hoffe, es ist das richtige", sagt Joline und ich klopfe. Mehrmals. Aber keiner macht auf, keiner bewegt sich.

„Ich glaube, es ist das falsche“, meine ich und wir fangen an zu kichern.

„Pschh, leise! Nachher macht noch ein anderes Zimmer das Fenster auf und sieht uns hier. Wie sollen wir das denn dann erklären?“

Ich halte mir mit der Hand den Mund zu, um nicht laut loszulachen. Joline klopft an ein anderes Fenster und tatsächlich ist es diesmal das richtige. Wir klettern in das Zimmer hinein und huschen leise über den Flur in unser eigenes.

Ein unvergesslicher Abend. Die Zeit in der Klinik ist nicht nur von Traurigkeit geprägt. Ich erlebe viele Stunden, in denen ich von ganzem Herzen lache und die ich bis heute nicht vergessen habe.

Dazu gehört auch, dass wir manchmal verstecken spielen. Wir haben so große Langeweile, dass wir auf alte Kinderspiele zurückgreifen. Heute bin ich dran mit Suchen. Ich fange in der Cafeteria an, suche weiter im Flur, bis ich die Treppe runter in den Keller gehe. Vielleicht hat sich jemand auf der Toilette versteckt. Ich öffne die Tür und bin ganz perplex, als ich ein dreizehnjähriges Mädchen entdecke. Sie sitzt auf dem Boden und macht Kniebeugen. Sie versucht hier unten ungestört Kalorien zu verbrennen.

„Deine Mutter wartet oben.“ Ich weiß nicht, was ich sonst sagen soll.

Als sie mich sieht, hört sie auf. „Oben in der Cafeteria sind beide Toiletten besetzt, deshalb bin ich nach hier unten gegangen.“

Ich nicke nur und wir beide verlassen das Bad. Soll ich den Diätis davon erzählen oder es doch lieber für mich behalten? Ich entscheide mich für letzteres.

# 17. Der Wirbelsturm ist zurück

An meinem letzten Tag in der Klinik stehe ich morgens gut gelaunt auf und strahle über das ganze Gesicht. Ich fahre heute nach Hause!

Ich habe viel Heimweh gehabt, doch trotzdem blicke ich mit einem lachenden Auge auf die Zeit zurück. Ich lasse den Klinikaufenthalt Revue passieren: Schönheit hat nichts mit dem Gewicht zu tun! Das verstehe ich, doch warum kann ich das auf alle anderen übertragen, nur nicht auf mich selbst? Ich weiß es zwar, doch annehmen kann ich diese Wahrheit nicht.

Dieser Klinikaufenthalt hat mir so viel gebracht: Ich habe zugenommen, weiß endlich die Auslöser und Gründe für meine Essstörung, bin selbstbewusster im Kontakt mit anderen, bin schlagfertiger, esse wieder mehr Lebensmittel, kann ein Restaurant besuchen und andere dürfen mich in der Eisdiele beim Essen sehen. Ich zähle nicht mehr die Erbsen auf dem Teller, brauche weniger Zeit, um mich für ein Gericht zu entscheiden und habe Strategien entwickelt, wie ich mit Enttäuschungen und meinen eigenen, aber auch den Erwartungen anderer umgehe, als mich meiner Essstörung zu bedienen.

„Heute verabschieden wir Kara Ehlert", sagt Herr Schmidt in meiner letzten Gruppensitzung. Ich bekomme von der Basisgruppe zum Abschied eine Box geschenkt, in die jeder einen Brief hineingelegt hat. Davon bin ich sehr berührt. Ich weiß, ich würde die Mädels vermissen, dieses Gefühl, angenommen zu sein und zu einer Gruppe zu gehören. Der Gedanke, auch vermisst zu werden, erwärmt mein Herz. Ich hoffe, dass sie alle weiterkämpfen, dass sie alle ihren Weg finden, ohne die Krankheit zu leben. Ich selbst bin noch davon entfernt, das weiß ich nur zu gut. Trotzdem habe ich begriffen, dass mir ein Leben mit der Krankheit so viel kaputtmacht und mich bremst, meine Träume zu verwirklichen. Ich kann mich inzwischen reflektieren und rede mir nicht mehr ein, dass alles gut ist. Ich weiß, an welchen Punkten ich noch arbeiten und wovor ich aufpassen muss, damit ich selbst nicht wieder so verletzt werde.

„Ich weiß, ich bin noch nicht gesund, aber ich werde zu Hause weiterkämpfen“, sage ich. „Danke, für alles. Ich habe hier wirklich viel gelernt und nehme jetzt ganz viel für zu Hause mit.“

„Und natürlich wirst du zu Hause bis zum Normalgewicht zunehmen“, vervollständigt der Therapeut den Satz.

Ich nicke.

Niemals! Insgeheim vermute ich, weiß er, dass ich das niemals vorhabe.

Ich drehe mich zum Abschied um und winke meinen Freundinnen zu, während ich im Auto sitze und meine Mutter auf das Gaspedal drückt. Auf Wiedersehen, Mädels, auf Wiedersehen, Klinik, auf Wiedersehen, Herr Schmidt. Danke, ich bin dem echten Leben schon wieder viel näher!

„Mama, darf ich dir etwas vorlesen?“ Und sobald ich die ersten Zeilen lese, hört meine Mutter nicht mehr auf zu weinen.

*Meine Magersucht – Beste Freundin oder größter Feind?*

*Und jeden Tag entscheide ich Freund oder Feind,*
*was bist du heute für mich?*
*Wenn mir die Entscheidung schwerfällt,*
*schau ich auf die Waage*
*und sie beantwortet mir dann meine Frage.*
*100 Gramm mehr, die Antwort ist klar,*
*ich bin hässlich und wertlos,*
*aber das wusste ich ja.*
*Und wenn es dann 100 Gramm weniger sind,*
*dann freu ich mich wie ein kleines Kind.*
*Jeden Morgen erneut diese eine Frage,*
*sie plagt und quält mich alle Tage.*
*Ich schaue aus dem Fenster und bin am Nachdenken,*
*will ich mein Leben wirklich der Magersucht schenken?*
*Mein Lachen, meine Freude und alles, was ich bin,*
*ich lege ihr alles zu Füßen hin.*
*Es fühlt sich an, als würde ich in einem Labyrinth stehen,*
*rechts oder links, welchen Weg soll ich nur gehen?*
*Ich lasse es zu, dass die Krankheit über mich regiert,*
*dass sie meinen Kopf mit negativen Gedanken terrorisiert.*
*Gedanken, die sagen, ich soll bloß nichts essen,*

*jede Kalorie, jedes Gramm Fett abmessen.*
*Der Blick in den Spiegel, er ist eine Lüge,*
*innerlich weiß ich, dass ich mich selbst nur betrüge.*
*Deshalb schicke ich heute in den Kampf meine Soldaten,*
*damit sie endlich zum Angriff starten.*
*Ich weiß, es ist ein langer Weg,*
*viele Steine werden mir in den Weg gelegt.*
*Doch ich habe gelernt, nicht aufzugeben,*
*denn eines will ich wirklich, und das ist leben.*
*Darum gehe ich gegen die Stimme an,*
*die mir sagt, dass ich gar nichts kann.*
*Ich schnappe mir meine Waffen und haue auf sie ein,*
*denn nur so kann ich irgendwann wirklich frei sein.*
*Habe vorher immer ihren Versprechungen geglaubt,*
*doch in Wahrheit hat die Magersucht mir so viel geraubt.*
*Von einer Zahl will ich nicht mehr meinen Wert bestimmten lassen,*
*sondern mich mit dem echten Leben befassen.*
*Ana, es wird Zeit, Abschied zu nehmen,*
*denn unser Kontakt soll sich nicht länger ausdehnen.*
*Ich betone es ganz deutlich, denn ich bin es leid,*
*verpiss dich nun endlich, es wird höchste Zeit.*

„Ach mein Schatz, das ist so wunder- wunderschön. Das hast du so toll geschrieben.“ Sie würde mich gerne umarmen, doch das geht beim Autofahren schlecht. Somit streichelt sie mir einfach über die Haare und ich sehe in ihren Augen, wie weh es ihr tut zu sehen, dass ihre Tochter so einem schweren Kampf ausgesetzt ist. Und der Kampf geht weiter, denn die magersüchtigen Gedanken hören nach einem Klinikaufenthalt nicht einfach so auf. In der Klinik ist es vergleichsweise einfach, zu Hause, das ist meine richtige Prüfung. Hier ist das Examen. Ich bin stabil, aber nicht gesund.

Ich habe Glück. Die Schule beginnt für mich nach den Osterferien wieder. Ich bin furchtbar aufgeregt und nervös. Ich habe große Angst vor der Reaktion meiner Mitschüler, vor den Blicken und auch vor den Kommentaren. Da es für alle der erste Tag nach den Ferien ist, fällt es gar nicht auf, dass ich so lange nicht in der Schule gewesen bin. Nur ich nehme es stark wahr, denn die Sitzordnungen haben sich in den dreieinhalb Monaten, die ich weg war, verändert. Das macht mir große Schwierigkeiten. Ich konzentriere mich deshalb umso mehr auf den Unterricht, komme schnell wieder in den Stoff hinein und meine Lehrer sind alle sehr lieb und unterstützen mich. Ich setze das, was ich in der Klinik gelernt habe, im Alltag um. Auch das Essen zu Hause funktioniert. Ich habe Johanna versprochen, nicht weiter abzunehmen, aber ihr auch deutlich gemacht, ich würde nicht weiter zunehmen. Mein Gewicht von 47 Kilo will ich halten.

Ich wiege mein Essen nicht mehr ab, aber überschlage

die Lebensmittel heimlich im Kopf. Es darf auf keinen Fall zu viel sein! Ein Joghurt, der auf 150 Gramm mehr als 150 Kalorien hat, kommt nicht infrage. Ich bevorzuge immer noch den fettreduzierten, doch den kauft Mama nicht ein.

Beim Essen fühle ich mich von meinen Eltern weniger kontrolliert. Auch Mama ist deutlich lockerer und deshalb erzähle ich ihr, wenn mich etwas verunsichert. Der Grund dafür ist, dass die Gespräche über die Krankheit oder meine Unsicherheit nicht mehr erzwungen sind.

Es gibt kein „Wir reden jetzt darüber“, sondern „Wenn dir danach zumute ist, kannst du immer zu mir kommen.“ Das ist ein schönes Gefühl.

Meine Eltern und ich sind wieder mehr zusammengewachsen. Wir führen ein Familienleben. Sie fragen nach, wie mein Tag war, was ich vorhabe und zeigen Interesse an meiner Person und meinem Leben. Ich kann das wieder viel besser wahrnehmen als vor der Klinik. Die Esssituation ist entspannter und auch das Mittagessen macht mir weniger Probleme, solange nicht irgendwelche verbotenen Lebensmittel da drinnen sind. Normalerweise brauche ich nicht mehr ewig, um das Gericht zu beenden, und stochere nicht mehr rum. Ich weiß, es ist Zwischenmahlzeit, also hole ich sie mir selbstständig. Doch in der Schule fällt die erste Zwischenmahlzeit aus. Vor den anderen kann ich immer noch nicht essen.

„Du isst nicht vor den anderen, Kara, sondern mit den anderen. Versuch es doch mal unter dem Aspekt zu sehen“, meint Mama ständig. Aber ich kann das nicht und will es auch nicht. Das wäre nur ein Zeichen von Schwäche. Alle denken, ich sei verfressen, und würden sich über mich lustig machen. Ich schäme mich doch viel zu sehr. So viel, wie ich gerade esse, will ich in Wahrheit gar nicht in mich hineinstopfen. In meiner Vorstellung starrt mich jeder an, wenn ich in das Toastbrot beiße.

Ich frühstücke morgens zusammen mit Mama einen Joghurt, Obst, das Brötchen mit einer Hälfte Marmelade und einem Löffel Nutella. Wenn ich dann um vier Uhr aus der Schule komme, esse ich die Zwischenmahlzeit. Doch das geht nicht gut, ich habe furchtbare Bauchschmerzen, weil meine Zwischenmahlzeit riesig ist und ich abends um halb sieben schon wieder an den Tisch muss. Mein Bauch ist abends so aufgebläht. Manchmal nehme ich mir in die Schule eine Kleinigkeit mit, wenn ich lange Unterricht habe. Dann treffe ich mich in den Pausen mit Joanna und wir machen Spaziergänge, auf denen ich etwas esse. Das funktioniert nur bei wenigen Personen wie Joanna, Louisa und Sarah. Ansonsten schäme ich mich noch immer.

Meine Mitschüler reden über Essen ganz anders als ich: „O geil, Schokolade."

„Junge, das ist ja frittiert, ich will noch mehr davon."

„Lass uns eine Pommes holen fahren. Ich hab Hunger."

Ich stehe oft nur stumm daneben. Ich schließe mich aus der Gemeinschaft aus, indem ich jedes Mal verneine, wenn mich jemand fragt, ob ich nicht auch mitessen wolle.

Auch der Nachbarladen ist tabu für mich. Meine Mutter ermutigt mich mehrmals die Woche, endlich dort einkaufen zu gehen, doch ich verweigere. „Kara, kannst du bitte noch Milch und Eier von nebenan holen?", fragt sie mich und auch wenn meine Geschwister da sind, gibt sie diese Aufgabe immer mir.

„Nein, kann ich nicht“, antworte ich.
„Warum denn das schon wieder nicht?“
„Ich möchte da nicht rübergehen.“
„Ich kann das nicht verstehen, Kara!“
Um diese Diskussionen zu vermeiden, fahre ich mit Fahrrad zu einem anderen Einkaufsladen, der etwas weiter entfernt ist und kaufe dort die Sachen ein, die sie haben will. Nur gemeinsam mit meiner Mutter betrete ich den Nachbarladen, alleine nicht. Ich schäme mich zu sehr, dass ich damals alle hintergangen habe, indem ich vorgetäuscht habe, ich würde Eis und Schokolade essen, während sich meine Tagesration auf Tomaten und Cornichons beschränkte.
Außerdem denken die Verkäufer dann, ich würde mir freiwillig etwas kaufen, weil ich gerne esse. Ich esse nicht gerne, denn alles, was ich zu mir nehme, hat Kalorien. Kalorien sind Gift für meinen Körper. Den Gedanken bin ich zu dem Zeitpunkt nicht ganz losgeworden, auch wenn ich daran arbeite.

Mamas Mittagessen steht vor mir auf dem Tisch. Wo ist das Gift versteckt? Gemüse kann ich ohne Bedenken essen, doch wo sind die fiesen Kalorien verborgen? Ich starre das Essen an und bemerke erst meine essgestörten Gedanken, als Mama mich fragt, ob alles in Ordnung sei.

„Klar, sorry, ich war nur mit den Gedanken woanders.“ Die meiste Zeit habe ich mit dem Mittagessen kein Problem. Ich fange sogar an, mich darauf zu freuen, auch wenn ich mir die Freude schnell wieder verbiete und vor allem nicht offen zeige. Nur wenn das Gericht mit Crème fraîche oder Sahne zubereitet wurde, ist meine Essstörung im Mittelpunkt. Sie ist da und die Stimme ist laut, zu laut. Ich bin hilflos, weil ich das unter keinen Umständen runterschlucken oder nur in den Mund nehmen kann. Mama verzweifelt, weil ich immer noch nicht gesund bin.

„Petra, es ist Karas Verantwortung, nicht deine. Mir tut das auch weh, aber wir können sie nicht zwingen. Wenn es nicht klappt, muss sie noch mal in die Klinik. Das will ich auch auf keinen Fall, aber sie muss das jetzt lernen."

Dann weint Mama: „Ja, ich weiß das, aber ich kann das nicht mit ansehen, wie sie in dem Essen rumstochert."

Ich stochere nicht rum. Ich sortiere nur mit der Gabel das aus, was eklig ist. Das ist ein Unterschied!

„Warum muss denn über die Lasagne auch der Käse? Der schmeckt gar nicht und macht nur das ganze Essen kaputt."

„Nach deiner Logik, Kara, könnte man dann auch die Nudeln und das Fleisch weglassen. Man kann bei jeder Sache sagen, das ist unnötig, bis irgendwann gar nichts mehr übrig bleibt", behauptet Papa und mich ärgert sein Kommentar. Er stellt mich gerade so dar, als wäre ich die Essgestörteste unter den Essgestörten.

„Das stimmt gar nicht", erwidere ich.

„Ich könnte auch sagen, das Gemüse ist unnötig", kontert er.

„Ist es aber nicht. Gemüse ist wichtig für den Körper."

„Andere Dinge sind genauso wichtig, damit der Körper Vitamine, Nährsalze und Nährstoffe bekommt."

Ich sage nichts mehr.

Nach der Klinik gehe ich wieder zu meiner alten Therapeutin. Doch schnell stellt sich heraus, dass ich kein Vertrauen mehr zu ihr habe und mich nicht vollkommen öffnen kann. Mein Anker in dieser Zeit ist der Therapeut aus der Klinik. Wenn irgendwelche Unsicherheiten auftreten, ist er mein Ansprechpartner und deshalb stehe ich immer noch mit ihm in E-Mail-Kontakt, vor allem als sich das Verhältnis daheim wieder verschlechtert. Grund dafür ist der bevorstehende Thailandurlaub.

„Du darfst nur mit 50 Kilo mitfahren, Kara", sagt Papa und hält mir schon wieder einen Vertrag unter die Nase. Ich sitze gerade beim Essen, als er mich zwingt, ihn zu lesen und zu unterschreiben. Es hat schon beim ersten Mal nicht mit einem Vertrag funktioniert, warum macht er sich jetzt die Hoffnung, es würde beim dritten Mal klappen? Diesmal will ich mein Gewicht doch wirklich halten. Irgendwann muss er verstehen, dass Gewichthalten für mich schon ein riesiger Erfolg ist. Kann er das nicht akzeptieren und nicht mehr so stressen? Mein Körper = Mein selbstausgesuchtes Gewicht. Schließlich bin ich eine emanzipierte, selbstständige und verantwortungsbewusste Frau. Auch wenn ich nicht so aussehe.

Zuerst nehme ich wieder ein bisschen ab. Doch meine Therapeutin setzt mich unter Druck und zwingt mich zuzunehmen. Ich fange wieder an vorzutrinken, um das wahre Gewicht zu vertuschen und um sie in dem Glauben zu lassen, ich hätte tatsächlich zugenommen. In Wahrheit aber halte ich mein Gewicht, sodass es nur um 300 Gramm schwankt. Ich lasse keine Zwischenmahlzeit aus und beschwere mich nicht mehr, so viel essen zu müssen. Mir geht es besser, die Essstörung ist nicht mehr der Mittelpunkt meines Lebens – sie ist zwar da, aber hält mich nicht davon ab, den normalen Dingen nachzugehen: Freunde, Sport, Kino, Shoppen. Ich bin ein bisschen stolz, nicht wieder in die alten Essgestörten-Muster zurückzufallen. Alles in allem laufen die ersten Wochen meiner Meinung nach ziemlich gut.

Doch auch das ändert sich. Mein Gewicht ist um 300 Gramm gesunken, für mich ist das nicht viel. Doch meine Mutter sieht das anders. Ohne mit mir zu sprechen, schreibt sie meiner Therapeutin, dass ihr mein Gewichtsverlust Angst machen würde. Das bekomme ich nur zufällig mit, als ich an Mamas Computer sitze, um etwas auszudrucken. Ihr E-Mail-Programm ist geöffnet und der Satz springt mir sofort ins Auge. Sie hat mir gar nicht mitgeteilt, dass sie das sorgt, sondern rennt direkt zu meiner Therapeutin. Und das hinter meinem Rücken! Ich fühle mich kontrolliert, mir wird erneut die Luft zum Atmen genommen. Ich habe das Gefühl, mich ihr nicht mehr anvertrauen zu können, wenn mir was schwerfällt, weil sie sich direkt an meine Therapeutin wendet. In mir wächst ein gewaltiger Druck, mir wird die Kontrolle entrissen. Es hat sich inzwischen so viel angestaut, dass ich dringend mit jemandem darüber reden muss.

Am 16.04.2015, also nur wenige Wochen nach meiner Entlassung, schildere ich Herrn Schmidt in einer E-Mail diesen und weitere Vorfälle. Ich merke, dass die Essstörung wieder stärker wird, und vereinbare mit ihm einen Termin, da ich auf keinen Fall wieder so tief abrutschen will, nicht noch einmal. Ich hole mir Hilfe, bevor ich alles wieder durch Nichtessen verarbeite. Ich betrete die Eingangshalle der Klinik und er ist sehr erstaunt, mich zu sehen: „Kara, altes Haus. Wie geht's dir und was machst du denn hier?"

„Ehm, Herr Schmidt, wir haben heute ein Gespräch."

„Was? Echt? Oh, das habe ich total vergessen“, antwortet er. Aber ich bin ihm nicht böse, denn ich weiß, sein Terminkalender ist bis oben hin voll.

„Dann machen wir es in dreißig Minuten, okay, während die anderen die Mittagsrunde haben, einverstanden?“

Ich nicke.

„Ach ja, Kara, hast du schon Mittag gegessen?“

Soll ich ihn anlügen? Ich bin hin- und hergerissen und bevor ich überhaupt antworten kann, sieht er die Wahrheit in meinen Augen. „Dann organisiere ich dir mal schnell etwas. Entschuldigung, ein Mittagessen bitte für die junge Dame hier“, sagt er zu den Sekretärinnen und dreht sich daraufhin zu mir um: „Es kann ja nicht sein, dass unser Gast nicht zu Mittag isst.“

„Nein, Herr Schmidt, wirklich nicht. Ich esse später, ich kaufe mir auf dem Rückweg für die Zugfahrt etwas. Ich habe keinen Hunger.“

„Du bist heute hier und wir haben ein Gespräch. Davor musst du etwas essen. Du isst nachher eh nichts mehr, weil dann auch schon deine Kaffeemahlzeit ist“, erwidert er. Zu allem Übel organisiert er auch noch, dass ich nicht alleine in der Cafeteria esse, sondern im betreuten Speisesaal an Tisch zwei. „In Gesellschaft isst es sich besser“, behauptet er und ich habe keine Chance auf Widerspruch. Dort sitzen ein paar bekannte Gesichter, mit denen ich mich direkt unterhalte. Das lenkt mich von dem essgestörten Verhalten ab, was die anderen an den Tag legen, ich aber schon längst abgelegt habe.

Bei unserem Gespräch ist seine erste Frage: „Na, hat das Essen denn geschmeckt? Was gab es denn heute zum Mittag? War bestimmt lecker, vor allem in so einer tollen Gesellschaft.“ Er grinst und ich auch.

Das Gespräch hat mir sehr geholfen, ich habe mir alles von der Seele geredet, ein Feedback bekommen und wieder neue Kraft getankt. Es ist so schön, nach dem Termin einfach gehen zu können. Ich kann durch die Tür spazieren, mich in den Zug setzen und nach Hause fahren. Als Mama mich vom Bahnhof abholt, nehme ich sie in den Arm und sage: „Ich bin so froh, wieder zu Hause zu sein.“ Sie lächelt nur.

# 18. Intervall

*Eintrag von Joanna:*

*Ich weiß, wie schwer es Kara fiel, dass Thomas zu Hause immer grober wurde und die Gespräche auf ein Minimum sanken. Aus Petras einfühlsamer Weise, ihre Tochter zu erreichen, wurde aus Verzweiflung ein energischer Ton, ein Zwang, dass Kara zusammen mit der Familie aß und zwar alles, was auf den Tisch kam. Zu all diesen Problemen zu Hause gesellte sich noch eine unpassendere Therapeutin nach der anderen. Kara hatte ihren perfekten Therapeuten in der Klinik gefunden und andere Methoden als seine waren aus ihrer Sicht zwecklos und nicht Erfolg versprechend – eine bockige Haltung, in der sie deutlich machte, dass simples Wiedergeben der jüngsten Ereignisse bei ihr sowieso zwecklos bleiben würden. Das half natürlich nicht dabei, dass die Arbeit Früchte tragen konnte. Manchmal, glaube ich, hätten ihr einfache Gesprächstherapien schon geholfen, wäre ihr das Gegenüber sympathisch gewesen, aber auch das kann man nicht erzwingen. Zu dem perfekten Therapeuten aus der Klinik hatte Kara auch glücklicherweise noch nach der Klinik hin und wieder Kontakt. In ihm hat sie einen Ansprechpartner gefunden. Seine lockere Art war genau das, was sie gebraucht hatte. Konventionelle Wege sind seitdem für Kara Quatsch und unbrauchbar. Genauso wie damals die Regeln in der Klinik. Stetige Ignoranz gegenüber Ausgehzeiten gaben ihr das letzte Stückchen Freiheit, welches sie sich in der Klinik für sich selbst erachtete. Wollte das Personal ihr ein Stück von der Magersucht nehmen, so musste sich Kara an etwas anderes halten, was in den Augen anderer falsch war.*

Im Sommer 2015 trete ich mein Intervall an. Meine Eltern, Wülei und Herr Schmidt sind der Meinung, ich solle unbedingt ein Intervall machen. Es sei gut, würde ich für ein paar Wochen erneut in die Klinik gehen, um die letzten Monate dort zu reflektieren und noch mal an Gewicht zuzunehmen. Das solle verhindern, dass ich wieder schnell an Gewicht verliere und erneut für einen langen Zeitraum in die Klinik müsse.

Ich ziehe ein grimmiges Gesicht, als ich meinen Koffer packe. Die Fahrt zur Klinik fühlt sich seltsam an. So viele Erinnerungen steigen auf und ich hoffe wirklich, ich würde noch irgendjemanden kennen, mit dem ich reden könnte. Meine größte Angst sind die Blicke der Leute, die mich nicht kennen. Ich habe keine Lust, mir das essgestörte Verhalten anzusehen, das ewige Rumstochern im Essen und das Hin- und Hergeschiebe. Da bin ich nun wirklich schon raus. Und vor allem nicht auf diese doofe Urinprobe, die man am Anfang abgeben muss. Schon wieder schwebe ich in Erinnerungen. Beim zweiten Aufenthalt haben Johanna und ich uns gegenseitig geholfen, den Becher vollzumachen. Wir haben einfach bei dem anderen mit hineingepinkelt, damit er voller wird und wir nicht so ein dämliches Trinkprotokoll schreiben müssen. Bei dem Gedanken muss ich grinsen. Das mulmige Gefühl wird allerdings von einem hoffnungsvollen überdeckt, denn im Gegensatz zu allen anderen ist meine Zeit in der Klinik begrenzt. Zwei Wochen, dann würde ich wieder nach Hause fahren.

Ich lächle, als ich darüber nachdenke. Ich habe wirklich eine verrückte Zeit in der Klinik erlebt. Und jetzt bin ich erneut auf dem Weg dorthin. Ich freue mich sehr, Herrn Schmidt wiederzusehen und mit ihm ein paar Gespräche zu führen. Ich hoffe unterwegs aber trotzdem, dass mein Zug Verspätung hat, doch leider ist dieses Mal auf die deutsche Bahn kein Verlass und ich komme ausnahmsweise pünktlich am Bahnhof in Bad Bevensen an. Ich wollte absichtlich zu spät zu meinem Intervall kommen, damit ich die erste Zwischenmahlzeit verpassen würde. Ein Essen weniger, denke ich, bevor die mich wieder vollstopfen. Mein Gewicht ist wieder gesunken. Ich werde wieder in der oberen Mittagsrunde sein. Dort sitzen alle Anorexien, deren BMI unter 17,5 ist. Jemand, der ein Intervall macht, ist normalerweise immer in der unteren Mittagsrunde, sprich mit einem stabilen Gewicht. Aber ich schäme mich für mein Gewicht, ich will auf keinen Fall als „die Fette" angesehen werden. Mir reicht es schon, dass ich Normalgewicht erreichen soll. Also eine Fünf vorne, und diese Zahl macht mir wahnsinnige Angst. Diese Fünf ist ständig Thema zu Hause, bei der ambulanten Therapeutin und bei dem Intervall.

In der Klinik werde ich herzlich von Herrn Schmidt mit einer Umarmung begrüßt: „Ach ne, die Frau Ehlert ist da. Oh und das nicht in Stufe eins und einem BMI von 13. Na, sag mal, das ist aber doch schön. Aber du hast schon wieder abgenommen, stimmt's?"

Ich merke, wie er mich mustert. „Ach ne, eigentlich nicht so", antworte ich und bin echt froh, Herrn Schmidt wiederzusehen. Herr Schmidt fordert, ohne zu überfordern. Ich habe nie so einen engagierten Therapeuten wie ihn getroffen. Allerdings habe ich den Eindruck, er müsste sich noch ein Hobby suchen, da er auch seine Samstage in der Klinik verbringt und Gespräche führt.

„Ich werde dein Gewicht ja nachher sehen, wenn ich in deine Akte gucke", sagt er.

Mist, das wird bei meiner ersten Sitzung wieder ein wunderbarer Spaß werden.

Noch vor dem Mittagessen habe ich mein Gespräch bei den Diätis. „Ich möchte bitte nicht an Tisch eins", sage ich zu Beginn. „Da bin ich nun wirklich falsch", betone ich erneut.

„Ja, ist okay, Kara. Wir haben noch an zwei anderen Tischen Plätze frei. Du kannst gleich mal gucken, ob du ein paar Namen kennst und suchst dir einfach einen aus. Sicherlich möchtest du auch keinen Tellerservice haben, oder?"

Ich strahle. „Nein, bitte direkt ohne Tellerservice und ohne betreute Zwischenmahlzeiten." Und tatsächlich erhalte ich die Erlaubnis. Das macht mich sehr glücklich. Beim Mittagessen lerne ich neue Patienten kennen und unterhalte mich mit ihnen. Inzwischen stellt es für mich kein Problem mehr dar, zu essen und gleichzeitig Konversationen zu führen. Allerdings schüttle ich genervt den Kopf, als meine Sitznachbarin den Arm hebt und ein Diäti zu ihr kommt: „Entschuldigen Sie, aber ist das wirklich eine kleine Portion?" Sie starrt auf alle anderen Teller und vergleicht die Portionen.

Meiner Meinung nach vergleicht sie sogar die Kartoffelgröße. Ich will schnell weg von diesem Platz, da sich das Gleiche am Abend und auch am nächsten Morgen wiederholt: „Entschuldigen Sie, aber ich glaube, das Nutella ist zu viel. Ich habe einen Löffel im Plan und das sind auf jeden Fall zwei Löffel."

„Nein, das habe ich eben noch persönlich abgefüllt. Das ist nur ein Löffel."

In den Augen meiner Sitznachbarin entdecke ich

Panik. Ich habe gelernt, den Diätis und den Köchen zu vertrauen. Sie können lesen, welche Portionen auf den Essensplänen stehen. Ich muss nicht bei jeder Mahlzeit nachfragen, ob eventuell ein Fehler gemacht wurde. In dieser Hinsicht bin ich schon mehrere Schritte weiter. Ich weiß, dass ein halber Löffel mehr Nudeln nichts an meinem Gewicht ändern wird.

Bin ich überhaupt noch richtig hier oder habe ich die Krankheit schon zu sehr hinter mir gelassen?

Die Antwort ist: Nein. Ich bin noch nicht gesund, was bereits in meinem ersten Gespräch mit Herrn Schmidt deutlich wird. Er sieht in meine Akte und ist schockiert, dass ich kein Normalgewicht habe. „Was ist denn da passiert, Kara? Es hat zu Hause wohl nicht so gut geklappt."

„Doch, hat es. Richtig gut sogar", behaupte ich.

„Nein, Kara, sonst wäre dein Gewicht ja nicht runtergegangen, sodass du in der oberen Mittagsrunde sitzt. Ich dachte, das soll ein Intervall werden, aber zurzeit sieht das eher nach einem weiteren Klinikaufenthalt aus. Ich glaube, es wäre klüger, du würdest nicht mit in den Urlaub fahren und dein Intervall verlängern, bis du Normalgewicht erreicht und eine Haltephase eingelegt hast. Du schaffst es nicht, so viel in so kurzer Zeit zuzunehmen."

„Doch, wenn ich jede Woche ein Kilo zunehme, dann schon."

„Und wie hoch ist die Wahrscheinlichkeit? Kara, sei nicht wieder so stur, sondern sei vernünftig. Mit den hohen Zunahmen kommst du doch psychisch gar nicht zurecht."

„Ich schaff das schon."

„Den Thailandurlaub kannst du immer noch

nachholen, wenn dein Gewicht stabiler ist. In Thailand gibt es ganz anderes Essen, da wird dein Gewicht wieder sinken. Es wäre viel schlauer, du machst eine Haltephase hier, gehst nach Hause und hältst dich erst mal an deinen Essensplan. Nächstes Jahr kannst du immer noch nach Thailand fliegen.“

An den Essensplan halten? Das habe ich in keinem meiner Aufenthalte gemacht. Regelmäßig habe ich Nüsse weggelassen oder den Joghurt ausgetauscht. „Das geht nicht”, erwidere ich und starre dabei auf den Boden, weil ich mich schäme.

„Warum geht das nicht, Kara?”, fragt Herr Schmidt.

„Na ja, weil ich mich nie an meinen Essensplan gehalten habe.”

„O wow, das wird ja immer besser. Super, toll.“

Ich muss grinsen.

„Also witzig finde ich das nicht. Wir haben ja erst mal Zeit, um das, was in den letzten Monaten passiert ist, aufzuarbeiten und auch um zu schauen, warum dir das Normalgewicht so Angst macht“, meint Herr Schmidt und wir fangen an, über die tiefgründigen Dinge in meinem Leben zu reden.

Für mich stellt das Essen kein Problem dar. Ich vertraue den Diätis und weiß, dass ich unbedingt zunehmen muss, damit ich mit in den Urlaub darf. Ich habe ein Ziel vor Augen. In der Einzeltherapie bin ich sehr offen, nur in der Gruppentherapie habe ich wieder eine Mauer um mich herum aufgebaut. Keiner soll an mich herankommen. Keiner soll sehen, wie verletzlich ich bin.

Ein Ziel meines Intervalls ist es, eine neue Therapeutin zu finden. Am liebsten einen Mann, da ich das Gefühl habe, mich besser artikulieren zu können. Einmal telefonieren Herr Schmidt und ich mit meiner ambulanten Therapeutin. Bei dem Telefonat schüttelt er immer wieder den Kopf und verdreht die Augen. Ich unterdrücke ein Lachen, denn er mag sie genauso wenig wie ich, das kann ich sehen.

„Was für eine narzisstische Frau“, sagt er, nachdem wir das Telefonat beendet haben. Ich muss lachen. Sie hat weder mich noch Herrn Schmidt verstanden und sieht völlig andere Gründe als wir, warum ich in die Essstörung gerutscht bin und nicht aufhören kann, mich an sie zu klammern. Ich bin unendlich froh, Herrn Schmidt auf meiner Seite zu wissen.

„Wenn du nicht mit ihr zurechtkommst, dann brauchst du eine neue Therapeutin. Es nützt ja nichts, wenn du jede Woche dort hingehst, aber ihr nicht miteinander reden könnt und du nicht ehrlich sein kannst.“

Meine Eltern sind absolut dagegen. Sie wollen nicht, dass ich zu einer anderen Therapeutin wechsle. Sie bezeichnen es als eines meiner Spiele. Sie behaupten, ich würde vor den wahren Beweggründen der Krankheit davonlaufen. Aber das stimmt nicht. Ich kann mich bei der Therapeutin zu Hause nicht mehr öffnen und habe Angst, etwas zu erzählen. Und Angst darf auf keinen Fall zwischen Therapeut und Patient stehen. Man muss das Gefühl haben, alles, wirklich alles sagen zu können, und es muss eine Vertrauensbasis existieren.

Die existiert schon lange nicht mehr.

Somit nutze ich die Zeit, um im Internet nach Therapeuten zu suchen. Herr Schmidt versteht mich. Gerade deshalb kann ich vermutlich auch so gut mit ihm arbeiten. Er ist immer ehrlich zu mir.

Während meines Intervalls stellt sich heraus, dass die Krankenkasse statt den zwei Wochen drei genehmigt hat. Also muss ich eine Woche länger bleiben.

„Ich habe zwei Wochen Intervall zugestimmt und nicht drei. Ich bleibe nicht länger, ich wollte nie länger bleiben“, protestiere ich lautstark.

Doch es hilft nicht. Ich bin unter achtzehn und meine Eltern entscheiden über die Dauer des Intervalls. Und das ist fast mein Genickbruch. Ich habe doch alles so schön geplant. Zwei Wochen Intervall, mein Gewicht würde etwas hochgehen und den Rest würde ich einfach wie so häufig vortrinken. Jetzt wird mein gut ausgedachter Plan durcheinandergeworfen.

Es geht bei diesem Intervall nämlich um mehr, als nur ein bisschen Themenbesprechung und Aufarbeitung. Unser zweieinhalbwöchiger Urlaub in Thailand steht vor der Tür. Mein Vater ist mal wieder sehr streng. Ich darf nur mitfliegen, wenn mein Gewicht 50 Kilo beträgt. Das ist für mich ein großes Problem. Seit mehr als zwei Jahren habe ich nicht mehr so viel gewogen. Ich kann die Fünf nicht auf der Waage ertragen. Ich kann diese Zahl nicht sehen, ich will sie niemals erreichen, denke ich. Aber trotzdem will ich unbedingt mit in diesen Urlaub.

Meine Schwester war für zehn Monate in Chiang Mai, einer großen Stadt im Norden von Thailand. Schon damals wollte ich sie unbedingt besuchen, aber sie wollte nicht, dass ich krank anreisen würde. Ich fragte sie damals, was sie unter gesund verstehe.

„Ja gesund eben“, war ihre Antwort. Und was ist, wenn ich nie gesund werde? Es gibt so viele Leute, die nie vollkommen frei davon werden, wie soll ich es denn jemals schaffen? Für mich bedeutet gesund zu sein,

Untergewicht zu haben. Ohne schlechte Gedanken essen zu können. Mit meinem Untergewicht zufrieden zu sein und nicht noch mehr abnehmen wollen. Normalgewicht brauche ich nicht, da können Wülei und Herr Schmidt sagen, was sie wollen. Normalgewicht sieht scheiße und hässlich aus, also jedenfalls bei mir. Bei den anderen nicht.

In meiner letzten Woche fehlen mir also noch 2,9 Kilo, bis ich die 50 erreiche. Es ist kein Nüchterngewicht. Meine Basisgruppe sagt mir, ich würde das nicht schaffen, ich solle vernünftig sein und lieber hierbleiben. Ich könne immer noch irgendwann nach Thailand fliegen, wenn es mir besser gehe.

„Deine Gesundheit ist wichtiger, Kara“, behaupten sie.

Moment mal, da haben meine Mitpatientinnen etwas ganz falsch verstanden. Mir geht es gut, mir geht es fabelhaft, einfach hervorragend. Ich habe ein paar Kilo Untergewicht, aber mir geht's sehr gut.

Ich bin nun in der unteren Mittagsrunde und habe frei essen. Das bedeutet, man darf alles so tauschen, wie man will, nur dass man am Ende des Tages auf seinen Fett- und Kaloriengehalt kommen muss, der im Essensplan festgelegt ist. Wenn ich also nachmittags keine Lust auf einen Joghurt in der Zwischenmahlzeit habe, kann ich ihn abends zur Spätmahlzeit essen.

Ich esse mehr, als auf meinem Plan steht, ich gehe in die Stadt und kaufe süße Ware vom Bäcker. Das fällt mir sehr schwer, aber anders werde ich es nie schaffen, 2,9 Kilo zuzunehmen. Je näher mein Abreisetag rückt, desto mehr Angst bekomme ich. Ich weiß, wie streng mein Vater ist. Nur 100 Gramm weniger und ich darf nicht mit. Meine Mutter ist da anders gewesen, doch in dem Punkt hat sie gegen die Dominanz meines Vaters keine Chance.

„Petra, das sind wieder ihre Spielchen. Wir dürfen diese nicht mitspielen. Das haben wir lange genug gemacht."

Wie soll ich das bloß schaffen? Ich kann nie im Leben so viel in einer Woche zunehmen. Und dann habe ich die beste Idee aller Zeiten. Fakt ist: Es hat mir keinen Spaß gemacht, meine Eltern zu belügen und zu hintergehen, ich habe jedes Mal ein schlechtes Gewissen, aber ich will unbedingt mit in den lang erträumten Urlaub. Ich weiß, nicht nur meine Enttäuschung wäre riesig gewesen, sondern auch die meiner Eltern und das will ich erst recht nicht.

Magersüchtige lügen leider häufig. „Ich habe schon bei XY zu Abend gegessen, danke, Mama, dass du gefragt hast."

„Boah, war das heute lecker. Ich habe das und das und das und das gegessen. Jetzt bin ich ziemlich voll."

„Ach, ich habe den ganzen Tag mit XY auf dem Sofa verbracht und wir haben uns eine Serie nach der anderen reinzogen."

Und die Wahrheit ist, man hat nicht bei der Freundin gegessen, man hat nicht Fernsehen geschaut, sondern war stattdessen dabei, Sport zu machen und viele Kilometer hinter sich zu lassen. Das alles nur, um die Kalorien der letzten Tage zu verbrauchen.

Zur Zeit meines Intervalls gehe ich in eine christliche Jugendgruppe in der Kiche, zu der ich während meines zweiten Aufenthaltes auch gegangen bin. Ich bin so verzweifelt, dass ich tatsächlich ein Mädchen frage, ob es mir helfen könne. Wir diskutieren hin und her, doch da sie selbst magersüchtig gewesen ist, kann sie mich sehr gut verstehen. Sie akzeptiert meinen Wunsch, nach Thailand fliegen zu wollen, und hilft mir.

Für ihre Hilfe werde ich ihr mein ganzes Leben lang dankbar sein. Meine Zimmerkollegin Jule weihe ich vorher in den Plan ein. Ich will sie auf keinen Fall runterziehen oder sie damit anstiften, das Gleiche zu tun wie ich, aber auch sie versteht mich. Irgendwie versteht mich jeder. Ganz früh morgens holt mich meine Freundin mit ihrem Auto an der Klinik ab. Als ich es entdecke, öffne ich das Zimmerfenster, schaue unsicher und ängstlich nach links und rechts. Die Luft ist rein.

„Danke, dass du das für mich machst“, sage ich zu ihr, als ich in ihr Auto steige. Bei ihr zu Hause angekommen, zeigt sie mir das Badezimmer und die Waage. Sie wartet vor der Tür auf mich, ich ziehe mich bis auf die Unterwäsche aus und stelle mich mit geschlossenen Augen darauf. „Bitte, bitte, bitte, lass es ausnahmsweise angestiegen sein“, flüstere ich leise. Dann öffne ich die Augen. 400 Gramm mehr, was? Ich bin geschockt und traue meinen Augen nicht. Das kann doch nicht wahr sein! Da stimmt was nicht. Ich habe doch so viel extra gegessen und jetzt sind es nur 400 Gramm mehr! Mir steigen Tränen in die Augen und ich öffne die Badezimmertür.

„Und, Kara?“

Ich schüttle den Kopf: „Nein, viel zu wenig.“

„Na ja, Kara. Jetzt gibt es nur noch eine Möglichkeit. Trinken, trink um dein Leben.“

„Da hast du wohl recht, aber das ist so viel“, antworte ich und sie fährt mich zur Klinik zurück. Ich drücke sie zum Abschied. „Ich danke dir wirklich. Das werde ich nie vergessen."

„Ich hoffe, du schaffst das, Kara, auch wenn das nicht immer ein Weg sein kann, aber das weißt du selbst."

Ich winke ihr zum Abschied, denn ich werde sie nie wiedersehen. Dann klettere ich durch das Fenster in mein Zimmer. Hoffentlich hat mich keiner aus meiner Basisgruppe gesehen.

Jule wartet schon auf mich. „Und, Kara?"

„Es reicht nicht, es ist viel zu wenig", sage ich und werfe mich in ihre Arme.

„Dann kannst du jetzt nur noch trinken. Meine Tasse steht im Badezimmer. Du schaffst das", fordert sie mich auf.

Und das mache ich. Eine Tasse nach der anderen schütte ich in mich hinein. Schon bald ist mir schlecht, kotzübel.

„Du brauchst ungefähr zwölf und du hast jetzt fünf."

Ich unterdrücke einige Würgereize und trotzdem kommt mir das Wasser wieder hoch. Ich spucke ins Waschbecken. Doch ich habe keine Zeit mehr, es muss alles schnell gehen, denn die Schwestern wiegen nur bis zu einer bestimmten Uhrzeit.

Jule steht neben mir und feuert mich an. „Du schaffst das, Kara, du hast schon mehr als die Hälfte. Denk an Thailand. Du kriegst das hin." Und immer wieder kommt mir das Wasser hoch, sodass ich von Neuem ansetzen muss.

„Du musst noch eine Tasse mehr trinken, um die ausgespuckte Tasse wieder aufzuholen", behauptet sie.

„Ich kann nicht mehr", sage ich und weine. Und dann muss ich auf Toilette und drücke meine Blase zusammen. Ich kann wirklich nichts mehr runterschlucken. Mein Bauch ist von dem schnellen

Trinken aufgebläht. Ich fühle mich elend. „Okay, ich kann echt nicht mehr. Ich gehe jetzt. Wünsch mir Glück“, sage ich und verlasse das Zimmer.

Ich habe schreckliche Angst, als ich in der Schlange vor dem Wiegeraum stehe und warte, dass ich an der Reihe bin.

„Die Nächste”, ruft die Schwester. Und ich realisiere, dass ich noch nicht wiegen gehen kann. Nein, ich muss noch mal zurück. Noch eine Tasse trinken. Ich renne direkt ins Badezimmer und Jule ist ganz verwirrt.

„Noch eine Tasse, nur eine noch“, erkläre ich ihr, bevor ich das Wasser runterwürge und zum Wiegeraum zurücklaufe. Ich will mich erneut anstellen.

„Kara, du bist jetzt dran, komm rein.”

„Aber, aber die anderen waren alle vor mir hier. Die warten viel länger.“

„Das ist mir egal, ich möchte, dass du jetzt reinkommst”, antwortet sie.

Schweren Schrittes gehe ich an allen anderen vorbei in den Wiegeraum. „Ich kann mich da nicht draufstellen. Ich schaffe das nicht.“

„Ich weiß, worum es heute geht, Kara. Herr Schmidt hat uns Bescheid gesagt”.

Oh, super. Danke, Herr Schmidt. Aber eigentlich hätte ich es mir denken können. Er rechnet ja auch fest damit, dass ich das Gewicht nicht schaffe und will vermutlich die Schwestern vorwarnen, dass ich den Heulkrampf meines Lebens kriege. „Du kannst dich auch rückwärts draufstellen, wenn das leichter für dich ist.”

Sonst habe ich das nie gemacht, aber heute steige ich rückwärts auf die Waage. „Ich will nicht. Ich will wirklich nicht“, weine ich. Obwohl ich rückwärts auf der

Waage stehe, drehe ich den Kopf um, sodass ich das Gewicht sehen kann. Bitte, bitte Gott, mach, dass es die 50 anzeigt.

50,1!!

„Ahhhhhhhhhhhhhhhhhhhhhh!“ Ich schreie so laut, dass man es in der halben Klinik hört. Die Schwester schreit mit mir, wir umarmen uns und schaukeln hin und her. Ich weine und schreie. Als ich die Tür aufmache, gucken mich alle an und wissen nicht, ob sie sich freuen sollen oder nicht, aber als sie mein strahlendes Gesicht sehen, jubeln die Ersten mit und nehmen mich in die Arme. Sie teilen meine Freude, während einige nur den Kopf schütteln.

„Wow, Kara, das ist super.“

„Ich wusste, du schaffst es.“

„Ich freue mich so sehr für dich. Du hast es echt verdient.“

„Also wehe ich kriege keine Postkarte aus Thailand, dann werde ich aber wütend.“

Diese eine Tasse, die ich getrunken habe, als ich zurückgelaufen bin, hat mich gerettet. Ohne diese Tasse Wasser hätte ich es nicht geschafft. Sofort rufe ich meine Familie an und die Freude ist auf allen Seiten groß. Kara Ehlert hat endlich nach mehr als zwei Jahren wieder Normalgewicht, jedenfalls zeigt das die Waage an.

Eine Mitpatientin berichtet mir, dass Herr Schmidt an diesem Morgen als Erstes zu den Schwestern ging, um mein Gewicht zu erfragen.

Als er dann in die Basisgruppe kommt, grinst er. „Und wir können heute gratulieren. Kara Ehlert hat Normalgewicht.”

Ich glaube, die meisten meiner Mitpatientinnen wissen, dass ich geschummelt habe. Einige fragen mich das auch, als wir unter vier Augen sind, doch ich sage jedes Mal, ich hätte nicht geschummelt. An diesem Tag muss ich ständig auf Toilette, denn das Wasser, das ich getrunken habe, will wieder heraus. Den ganzen Tag über esse ich nur die Hälfte von meinem Plan, so schlecht ist mir. Doch die nächste Herausforderung steht bereits vor der Tür. Das Abschlussgespräch mit Wülei, Herrn Schmidt und meinen Eltern. Ich hoffe nur, dass keiner ansprechen wird, dass ich innerhalb einer Woche so viel zugenommen habe. Doch Gott sei Dank wird das mit keinem Wort erwähnt.

„Ja, also Kara hat jetzt Normalgewicht. Dann ist der Urlaub in Thailand kein Problem mehr", sagt Wülei zu meinen Eltern. Dem Urlaub steht fast nichts mehr im Wege, bis auf Papas Forderung, dass ich am Abflugtag auch noch Normalgewicht haben müsse. Hm, schon wieder ein Hindernis, das ich zu bewältigen habe.

## 19. Abwärtsspirale

Vor unserem Urlaub soll ich noch mal ein Gespräch mit Herrn Schmidt führen und fahre dafür extra zur Klinik. Während unserer Unterhaltung fragt er mich, ob ich immer noch Normalgewicht habe und ob wir das überprüfen sollen. Er kennt mich zu gut, er weiß, ich würde zu dem Zeitpunkt niemals zulassen, dass vorne eine Fünf stünde.

Zu schnell sind die fünfzig Minuten vorbei und ich verabschiede mich von ihm - dankbar, noch vor dem Urlaub mit ihm gesprochen zu haben.

Ich gebe mir in der letzten Woche wirklich Mühe, gut zu essen, doch es reicht natürlich nicht. Ich habe Angst, dass Papa verlangt, Mama müsse mit ins Badezimmer zum Wiegen kommen. Doch Gott sei Dank soll ich mich alleine wiegen und es nur aufschreiben. Bis zum letzten Tag zittere ich und trinke vorsichtshalber wieder ein bisschen Wasser vor. Leider ist das Bad ständig besetzt, sodass ich mich nicht vorher wiegen kann, um zu prüfen, wie viel ich trinken muss. Auch Mama ist die Anspannung an diesem Tag anzumerken. Sobald ich aus dem Bad komme, stürzt sie hinein, um die Zahl auf dem Zettel zu sehen. Ich höre sie vor Erleichterung aufatmen.

Der Zettel sagt 50,2. Sie weiß natürlich nicht, dass mein Gewicht 1,5 Kilo darunterliegt. Ihr fällt ein Stein vom Herzen und mir auch. Der Urlaub ist gerettet!

Letztendlich bin ich nach den beiden Klinikaufenthalten immer noch sehr krank. Der Urlaub in Thailand ist wunderschön, aber auch anstrengend. Ständig diskutiere und streite ich mit Papa über das Essen. Ich habe große

Schwierigkeiten mittags UND abends warm zu essen. Aber es geht nicht anders. Wir sind nun mal in einem anderen Land und in dieser Kultur ist das so üblich. Schon für die Auswahl des Gerichtes brauche ich lange. Eigentlich fängt das Frühstück schon mit Ei, Reis und Würstchen an. Ich esse zwei Toasts mit einem Ei und Marmelade. Ich bin unsicher. Ist das nicht zu viel? Damit komme ich nicht auf meinen benötigten Kaloriengehalt von 650 Kalorien zum Frühstück, aber trotzdem habe ich Angst, dass es zu viel sein könnte. Lieber langsam angehen lassen, wer weiß, was es heute Mittag zu essen gibt. Laura ist sichtlich genervt und innerlich fängt sie an zu kochen und zu brodeln. Meine Eltern sind der Meinung, dass das, was ich zu mir nehme, nicht ausreichen würde, um auf meinen Kaloriengehalt zu kommen.

Meine Magersucht ist immer präsent, sie macht keinen Urlaub. Trotzdem versuche ich wirklich mein Bestes und bin unheimlich stolz: „Also, ich finde es läuft wirklich sehr gut mit dem Essen. Guck mal, ich habe heute ein Eis von McDonald's gegessen und zwei Tassen Kakao mit Milch - nicht mit Wasser getrunken. Es klappt wirklich gut."

„Hör auf, das zu sagen. Wenn du das noch einmal sagst, dann gebe ich dir einen Schlag in die Fresse."

Ich bin schockiert von Lauras Antwort. Von ihrer Überreaktion. Was habe ich denn Falsches gesagt? Für mich ist das ein schwieriger Schritt gewesen.

Laura rennt ins Badezimmer und versperrt die Tür. So etwas hat sie noch nie zu mir gesagt, ich bin ziemlich verletzt. Ich gebe mir Mühe, warum sieht das denn keiner?

Laura schreit mich an, in der Hoffnung, ich würde

endlich aufwachen, ich würde begreifen, wie sehr ich mich irre und wie falsch ich mich selbst einschätze. Doch ich wache nicht auf. Ich bin immer noch die magersüchtige Kara, das hat sich auch durch die Klinikaufenthalte nicht verändert. Meine Suchleiste bei Google zeigt nach wie vor Abführmittel, Fett-Blocker und Pro-Ana-Seiten an anstatt die typischen „Ich habe meine Periode nicht bekommen, kann ich schwanger sein?“ oder „Wie werde ich meine Pickel los?“.

Mama ist die Einfühlsamste von allen. Ein anderes Mal will ich unbedingt ein neues Eis ausprobieren, doch die Bestellung sieht anders als in meiner Vorstellung und das Werbebild aus. Lauthals beschwere ich mich: „Ich will das nicht essen. So habe ich das nicht bestellt.“

„Tja, so ist das Leben. Musst du wohl jetzt trotzdem essen“, sagt mein Vater daraufhin, ohne Verständnis zu zeigen. Das Eis ist voller Schokoladenstückchen und -soße. Mir steigen Tränen in die Augen, als Mama anbietet, mein Eis mit ihrem zu tauschen und ich nehme ihr Angebot dankbar an.

Ich erlebe meinen Vater als streng und wenig einfühlsam: „Du weißt ja, wo es nach den Ferien hingeht“, sagt er mir, als ich mal wieder die riesige Portion nicht aufgegessen habe und deutet damit die Klinik oder das betreute Wohnen für Essgestörte an. Die Streitereien setzen sich fort: „Das ist wieder ihre Magersucht“, behauptet er, als Mama helles Brot einkauft und ich nichts davon essen will, weil es kein Vollkornbrot ist.

Meine Familie sieht mich und sie können nicht verstehen, dass ich mein Leben so wegwerfe. Sie können nicht begreifen, wieso ich die Krankheit nicht einfach loslasse, nachdem ich sie schon so lange mit mir herumtrage. Und ich selbst verstehe es auch nicht.

Ein Stück weit bin ich erleichtert, endlich wieder zu Hause zu sein. Hier kenne ich alle Kaloriengehalte. Das gibt mir Sicherheit. Trotzdem habe ich es in Thailand genossen, mal nicht zu wissen, wie viele Kalorien eine Mahlzeit hatte.

Jetzt geht alles sehr schnell, ohne dass ich es wirklich realisiere. Mein Gewicht rutscht schnell wieder in den Keller.

Nach dem Urlaub wiege ich 46 Kilo. Meine Liste an verbotenen Lebensmitteln ist immer noch seitenlang. Ich gehe wieder durch den Supermarkt und denke: Nein, nein, das auch nicht, oh, das sieht lecker aus. Mist, hat zu viele Kalorien. Das vielleicht? Nein, das ist unnötig, ein Apfel reicht auch.

Und dann lege ich einen Apfel auf das Kassenband. Ich esse zwar wieder, aber nur ganz bestimmte Dinge, die ich mir erlaube. Salat, Obst, Gemüse und Hähnchenfleisch. Beilagen wie Reis und Nudeln nur in geringem Maße. Danach muss ich Sport machen, daran führt kein Weg vorbei.

Am 09.09.2015 habe ich den ersten Termin bei meiner neuen ambulanten Therapeutin. Ich vermeide das Thema Essen und Gewicht, auch wenn sie immer wieder versucht, mit mir darüber zu reden und wiederholt, dass mein Gewicht sehr niedrig sei.

Ich sehe die besorgten Blicke meines Umfeldes, doch entscheide mich dafür, sie einfach zu ignorieren. Ich bin fast achtzehn, das ist mein Leben. Ich bin frei und unabhängig. Ihr habt mir alle gar nichts mehr zu sagen. Ich entscheide über mich, mein Leben, meinen Körper und niemand anderes. Die Becken- und Schulterknochen stehen wieder stark hervor. Mir gefällt das. Wären da nicht diese blauen Flecken am Körper, die riesengroß werden, sobald ich mich irgendwo stoße. Bei meiner Tollpatschigkeit passiert das leider ziemlich häufig. Diesmal fallen mir Gott sei Dank nicht so viele Haare aus wie beim ersten Mal.

Meine Tage habe ich immer noch nicht zurück, aber auch das macht mir nur Angst, wenn ich darüber nachdenke. Doch diese Auseinandersetzung vermeide ich. Ich warte gespannt auf den Tag meiner Volljährigkeit. Dann können mich meine Eltern nicht mehr zu irgendwelchen Klinikaufenthalten zwingen. Die Zahl Achtzehn steht in meinen Augen für Freiheit.

Mama und Papa hätten sich gerne noch einen weiteren Aufenthalt für mich gewünscht, aber ich will unter keinen Umständen noch einmal in die Klinik. Ich schäme mich, ein drittes Mal in die Klinik zu gehen, und außerdem bin ich jetzt in der Oberstufe. Da geht das nicht mehr. Ich kann nicht einfach mehrere Monate fehlen. Und das Schuljahr zu wiederholen, kommt für mich nicht infrage.

Kurz vor meinem achtzehnten Geburtstag fange ich an, in einem Flüchtlingscamp zu arbeiten. Es macht mir unheimlich viel Spaß und ich hätte nie gedacht, dass diese Begegnungen mein Leben so prägen würden. Das Camp liegt in der Nähe meines Zuhauses. Dort sind dreihundert Menschen in einer Sporthalle untergebracht. Die Menschen kommen aus ganz unterschiedlichen Ländern und Gründen. Meine Aufgaben sind Babyflaschen auffüllen, die Turnhalle oder den Eingangsbereich aufräumen, Kleidung annehmen, sortieren und rausgeben, mit den Menschen reden, ihnen zuhören, Basketball spielen, ins Krankenhaus fahren zum Übersetzen, einkaufen, Hof säubern und Transfers organisieren. Ich bin zutiefst berührt, was die Menschen auf ihrem Weg nach Deutschland alles durchgemacht haben. Eltern wurden erschossen, Geschwister ertranken neben ihnen im Meer und sie konnten nicht helfen. Ich sehe in leere Augen, verweinte Gesichter und erschöpfte Körper. Mir werden Bilder von zerstörten Häusern gezeigt, von einer Heimat, die in Schutt und Asche liegt. Ich höre mir die Schicksale der Menschen an, die nur einen Wunsch haben: nachts ohne Angst oder Albträume zu schlafen und endlich in Frieden mit ihrer Familie leben zu können.

Ich schäme mich. Mein Problem erscheint mir in einem ganz anderen Licht. Ich rege mich darüber auf, dass alle wollen, dass ich mindestens 50 Kilo wiege, während diese Menschen gerade zehntausend Kilometer zu Fuß, mit einem unsicheren Boot über das Mittelmeer gekommen sind und ihr Zuhause aufgeben mussten. Im Vergleich dazu fühle ich mich unendlich klein, meine Probleme kommen mir so winzig vor, dass man sie mit einer Lupe suchen müsste. Aber so ging es mir schon immer. Während Menschen anderswo auf der Welt hungern und so gerne zu essen hätten, lebe ich im Überfluss, habe einen vollgestopften Kühlschrank und höre mit dem Essen auf. Mit diesem Gedanken beschäftige ich mich schon lange und fühle mich jedes Mal schlecht.

Ständig werde ich auch hier auf mein Gewicht angesprochen. Ich sehe nicht aus wie eine fast Achtzehnjährige. Mich kränkt es sehr, dass mein Alter auf vierzehn geschätzt wird. Aber sie haben recht. Ich sehe aus wie ein Kind. Ich habe keinen Arsch und keine Brüste, meine Kleidung labbert an mir herunter. Die Essstörung kommt mehr und mehr zurück und nimmt wieder großen Raum in meinem Leben und in dem meiner Familie ein. Ich versuche gegen sie anzukämpfen und bin stolz auf mich, wenn die Waage nur 300 Gramm weniger anzeigt als am Vortag. Ich will dieses Mal die 45 Kilo halten. Doch die Abwärtsspirale schlägt schneller zu als gedacht.

„Kara, du hast wieder richtig abgenommen. Wirklich, das ist schon extrem."

„Was, hä?", antworte ich. Mir fällt diese Veränderung gar nicht so sehr auf wie den Mitschülern und der Gemeinde.

Zwei Monate später stelle ich mich mal wieder nach längerer Zeit auf die Waage. Die Kommentare häufen sich und ich muss überprüfen, inwiefern mein Umfeld recht hat.

39,4 Kilo. Ich werde kreidebleich. Wenn das Mama und Papa wüssten, dann wäre das Geschrei groß. Auch der Therapeutin verschweige ich mein wahres Gewicht.

Nach der Klinik habe ich mir wirklich vorgenommen, mein Gewicht zu halten. Doch zu dem Zeitpunkt, als ich im Flüchtlingsheim arbeite, ist es schon wieder zu spät. Zwar esse ich mehr als vorher, aber immer noch zu wenig. Meine Zwischenmahlzeit verschwindet des Öfteren vom Tagesplan und wird nur noch reduziert gegessen. Im Kopf ist der Gedanke: noch mehr. Noch mehr abnehmen. Die Essstörung hat mich voll und ganz im Griff. Und irgendwie finde ich mich auch viel schöner mit 39,4 Kilo.

Ich weiß, dass ich sehr abgenommen habe, aber für

mich ist es trotzdem noch zu wenig. Ich finde mich wieder nicht schlank und auch nicht schön genug. Ich weiß, dass das die Krankheit ist, die zu mir spricht, aber in diesen Tagen ist es so schwer, gegen sie anzukämpfen. Ich möchte auf keinen Fall weiter abrutschen.

„Du stehst ohne Bauchschmerzen und ohne Angst morgens auf, das ist ein gewaltiger Fortschritt. Du steckst mitten im Abitur und kannst unter keinen Umständen mehrere Monate verpassen, Kara. Außerdem verdienst du gerade dein erstes richtiges Geld in dem Flüchtlingsheim und deine Arbeit macht dir so viel Spaß. Reiß dich zusammen, kämpf gegen die Stimme in deinem Kopf an, die dir all diese negativen Gedanken über dich eintrichtert."

„Das trichtert mir nicht die Magersucht ein", verteidige ich Ana, „sondern das wurde mir über mehrere Jahre von allen Menschen in meinem Umfeld gesagt, dann muss da etwas Wahres dran sein. Du kannst mir noch sooft sagen, dass ich wertvoll bin, ich kenne die Wahrheit und ich weiß, dass ich eine Versagerin bin." Wieder kullern die Tränen. Ich kann nicht mehr, mir fehlt die Kraft. Der Kampf in meinem Kopf ermüdet mich. Ich weiß nicht, auf welche Stimme ich hören soll. Ich will gesund sein. Ich will immer der gesunden Stimme gehorchen, aber ich schaffe es nicht.

Wenn ich mit anderen ehemaligen Patientinnen schreibe, ist die gesunde Stimme präsent: Die Krankheit macht unser Leben kaputt, sie grenzt uns ein und nimmt uns so viele Chancen.

„Aber nicht nur den anderen, dir auch, Kara. Du grenzt dich gerade auch in deinen Möglichkeiten ein."

Den Gedanken schiebe ich zur Seite. Ich ertrage ihn nicht. Ich will die Magersucht nicht ein Leben lang mit mir herumtragen. Ich ärgere mich so sehr, so unfrei zu sein und nicht an Aktivitäten mit Freunden teilnehmen zu können, weil sie etwas mit Trinken oder Essen zu tun haben. Ich schließe mich immer noch aus. Doch dieses Mal suche ich mir selbst Hilfe, damit ich nicht weiter abrutsche. Und auch ehemalige Patientinnen, denen ich von meinen Schwierigkeiten berichte, geben mir diesen Rat.

Ich weiß, dass es so nicht weitergehen kann. Du willst mehr, Kara. Du willst leben – frei, unbeschwert und glücklich. Du willst keine Anorektikerin sein, die ständig emotionale Zusammenbrüche erlebt und dabei die ganze Zeit versucht, ihre Gefühle und Wünsche vor anderen zu unterdrücken.

Ich finde mich selbst und meine eigenen Gedanken unheimlich anstrengend. Ohne Aufpasser scheine ich mein Leben nicht im Griff zu haben, sonst hätte ich die 40 Kilo nicht unterschritten. Dann ist da noch die Essstörung, die mich die ganze Zeit anschreit, dass meine Zeit nur ihr gehöre und ich mich nicht mit anderen Dingen beschäftigen solle.

Meine Essstörung begann mit einem Haufen Dopaminausschüttung und entwickelte sich zu einer narzistischen Freundin, die ich zwischenzeitlich vor die Tür setze, aber beim nächsten Klingeln mit offenen Armen hineinlasse, weil ich ohne sie nicht leben kann. Ich kann meiner Umwelt zwar vorspielen, dass alles gut ist. Ich müsste nur einen Döner vor meinen Freunden essen und alle würden denken, ich sei gesund. Ein Döner und alle würden sagen: „Wow!"

Dass ich mich drei Tage vorher von weniger als 150 Kalorien am Tag ernährt habe, weiß ja niemand. Dass ich nach dem Döner drei Stunden Sport machen würde, auch nicht. Aber wie oft höre ich Sätze von Leuten, die über essgestörte Freunde von mir sagen: „Echt, die hat Magersucht? Aber die hat doch einen Döner gegessen, sie hat doch Pizza gegessen, sie hat aber eine normale Portion gegessen."

Ja und? Das sagt gar nichts aus! Ich esse auch etwas vor meinen Eltern, um sie in dem Glauben zu lassen, dass alles gut sei. Ist es aber nicht. Gar nichts ist mehr gut. Eine Mittagsmahlzeit von 500 Kalorien in der Gemeinschaft mit anderen und dafür die nächsten zwei Tage gar nichts mehr essen. Magersüchtige täuschen und es klappt. 500 Kalorien an einem Tag, das ist gar nichts. Mit Sport kommt man auf einen Wert von null. Meine 39 Kilo schwächen mich. Ich bin müde, ich bin erschöpft, aber wem soll ich das schon sagen? Ana. Ana kennt diese Gedanken, aber sonst kann ich mich keinem anvertrauen.

„Du musst in die Klinik. Du brauchst Hilfe", würden sie alle nur sagen. Ich will nicht erneut in die Klinik, nicht schon wieder.

Ich und Ana. Wir sind beste Freunde und gleichzeitig die größten Feinde. Eine Hass-Liebe ist das zwischen uns. Ein Apfel und mein Bauch ist voll. Er muss auch voll sein, denn mehr darf ich nicht essen. Ein Völlegefühl, das mir sagt, die Portion reicht für die nächsten drei Tage. Dabei weiß ich doch, dass meine Symptomatik vom Völlegefühl über das Kleinschneiden bis zum Bewegungsdrang nur das wahre Problem verschleiern wollen. Ich weiß doch, dass hinter der Symptomatik ein verstecktes Gefühl sitzt.

Zwei stationäre Klinikaufenthalte. Wenn man das Krankenhaus und die Psychiatrie mitzählen würde, dann wären es vier stationäre Aufenthalte. Trotzdem ist es immer noch leichter für mich, mich auf das Essen zu fixieren, es mir zu verbieten, mich einzugrenzen und mir die Freude nehmen zu lassen, als mich mit meinen Problemen auseinanderzusetzen, weil ich zu unfähig bin, Dinge einzufordern, und das Gefühl habe, ohne die Essstörung würde mein Leben außer Kontrolle geraten.

Ich bin müde vom Nichtessen und müde vom Essen. Ich bin der größte Freak in einer Freakshow, abgedriftet von jeglicher Normalität, und fühle mich, als wäre ich auf irgendeinem Trip. Dabei habe ich noch nie in meinem Leben etwas mit Drogen zu tun gehabt und habe gar keine Ahnung, wie sich das überhaupt anfühlt. Was soll bloß aus einer Frau wie mir werden?

Mitte November 2015 nehme ich mir einen schulfreien Tag und fahre für ein Gespräch mit Herrn Schmidt in die Klinik. Vorher stehe ich fünfundvierzig Minuten vor dem Kleiderschrank, da ich nicht weiß, was ich anziehen soll. Jedes Mal, wenn ich zu Besuch oder zum Gespräch in die Klinik kam, wurde ich von meinen ehemaligen Mitpatienten gemustert. Aber ich kenne das zu gut von mir selbst. Als ich in der Klinik war und ehemalige Patienten vorbeikamen, habe ich auch immer geguckt, ob sie Gewicht verloren haben und wie es ihnen jetzt, wo sie zu Hause waren, ging.

Darauf will ich mich vorbereiten.

Ziehe ich weite Sachen an, damit keiner sieht, dass ich abgenommen habe, oder suche ich etwas Enges heraus, weil ich mich neben den anderen Patientinnen sonst noch mehr wie ein Walross fühle? Allerdings besteht bei engen Sachen die Gefahr, dass mir Herr Schmidt meinen Gewichtsverlust ansehen und auf einen neuen Klinikaufenthalt beharren würde.

Ich kann mich lange nicht entscheiden, bis ich mich entschließe, neben den anderen ein Walross zu sein, und drei Strumpfhosen übereinander anziehe. Allerdings ist es egal, was ich anziehe, denn man sieht die Abnahme deutlich in meinem Gesicht.

In dem Gespräch habe ich viel geweint, aber danach geht es mir deutlich besser als vorher. Herr Schmidt hat den Gewichtsverlust gesehen und er betonte seine Sorge, aber ich hatte nicht das Gefühl, dass er ahnte, wie stark er in Wirklichkeit ist.

Mein Körper ist gezeichnet vom Hungern. Wenn ich aufstehe, um ins Badezimmer zu gehen, passiert ständig das Gleiche. Ich komme nur wenige Meter weit. „Nicht schon wieder." Ich muss mich am Schrank festhalten, um nicht umzukippen. Mir wird schwarz vor Augen und ich angle mir mit der rechten Hand den Schreibtischstuhl, um mich hinzusetzen, bis der Schwindel aufhört.

Aber mir geht es gut. Ist nur halb so schlimm. Passiert nur fünfmal am Tag, damit kann ich leben. Das ist auszuhalten, rede ich mir selbst ein, doch ich weiß eigentlich, dass ich mich anlüge.

Ich bin wieder an dem Punkt angelangt: Lächeln aufsetzen. Auf die Frage: „Wie geht es dir?" – „Gut, danke und dir?" antworten und meine Unsicherheit mit einem Lachen und Gesprächen zu überspielen, um bloß vom Thema abzulenken.

Aber auch das kostet mich Kraft. *Ich will leben*, schreibe ich in mein Tagebuch. Richtig leben. Doch dass das Leben nicht mit einer Essstörung vereinbar ist, wird mir erst durch die Arbeit in dem Flüchtlingscamp bewusst.

# 20. Lichtblick am Ende des Tunnels

Eines Tages, ich arbeite schon seit ein paar Wochen im Flüchtlingscamp, sehe ich einen Jungen, der sehr attraktiv ist. Wow, ist der hübsch, denke ich und erzähle es sofort meiner Freundin, die mit mir zusammen dort arbeitet. Zwei Wochen später spielen wir zusammen Basketball. Viele Männer lassen mich außen vor. Doch als ich mit diesem jungen Mann in einem Team spiele, spielt er mir häufig den Ball zu. Dabei wird er mir immer sympathischer. Wir verständigen uns mit Händen und Füßen, da er kein englisch und natürlich auch noch kein deutsch sprechen kann. Komisch, warum spricht er denn kein englisch? Für mich ist es zu dem Zeitpunkt selbstverständlich, dass jeder junge Erwachsene wenigstens über die Grundlagen der englischen Sprache verfügt. Doch ich stelle fest, dass es alles andere als selbstverständlich ist.

In der nächsten Zeit ist er derjenige, der mich immer wieder beobachtet und mich zu mögen scheint. Eines Tages schreibt er in den Google-Übersetzer seines Handys: „*Wo warst du gestern? Ich habe dich vermisst?*"

Von da an gibt es einen regelmäßigen Nachrichtenaustausch zwischen mir und meiner Freundin, ob man ihn während der Arbeitszeit gesehen habe. Schließlich könnte die Regierung anrufen und er im nächsten Bus in ein anderes Camp oder eine andere Stadt sitzen.

Heimlich schicke ich meiner Schulfreundin Miriam ein Foto von ihm.

*„Ja, der sieht schon nicht schlecht aus. Ehj Kara, mach dir doch mal einen Flüchtling klar."*

Als sie das schreibt, muss ich lachen. Zu dem Zeitpunkt bin ich noch nicht so gut mit Miri befreundet. Wir lernten uns erst in der elften Klasse kennen. Am Anfang hatten wir nicht viel miteinander zu tun. Wir redeten in der Freistunde oder machten die ein oder andere Gruppenarbeit in Spanisch zusammen. Doch Stück für Stück freunden wir uns an. Wenn ich genau darüber nachdenke, ist dieses Foto der Anfang unserer Freundschaft, denn danach will sie mehr wissen und ständig auf den neusten Stand gebracht werden.

Ich spreche ihn nicht an. Ich traue mich gar nicht. Aber er scheint mich schon von Anfang an interessant zu finden und sucht meine Nähe und den Kontakt zu mir.

Jedes Mal, wenn ich im Camp arbeite, lernen Hamudi und ich uns besser kennen. Die nächsten Monate geht das nicht ohne die Hilfe des Google-Übersetzers oder einer befreundeten Dolmetscherin.

Mit der Zeit werden seine Freunde auch zu meinen. Ich hole ihn und seine Freunde mit dem Auto ab und wir erkunden gemeinsam die Gegend.

Schließlich ist für sie alles neu. Dieser Junge, aber auch die Freundschaft mit Miriam haben mein Leben verändert. Beide haben ein großes Stück dazu beigetragen, dass ich meine Sicht auf mich selbst überdenken und verändern konnte. Die beiden haben so viel Gutes in mir gesehen, als ich es nicht getan habe. Sie haben mir durch ihre Worte, aber vor allem dadurch, wie sie mit mir umgegangen sind, deutlich gemacht, dass sie mich so annehmen, wie ich bin, dass ich mich nicht verstellen muss, um anderen zu gefallen, dass ich nicht kämpfen muss, damit Menschen mich mögen, dass es okay ist, wenn Leute es nicht tun. Dass ich wertvoll bin, egal was die Waage anzeigt, und dass Schönheit von innen kommt.

Wenn ich mich im Spiegel ansehe und mich ein Gefühl von Hässlichkeit überkommt, schauen sie mich mit Liebe an.

Zu dem Zeitpunkt habe ich ein gestörtes Verhältnis zu Jungs und erst recht zu Komplimenten.

Sobald mir jemand ein Kompliment macht – „Kara, du bist so schön“ – gehen direkt die Alarmglocken an. Lügner! Hör auf, so etwas zu sagen. Wobei brauchst du meine Hilfe? Was soll ich für dich machen? Wo ist der Haken? Ich kann nicht glauben, dass jemand sein Kompliment ernst meint, ohne einen Hintergedanken zu haben. Ich bin der Meinung, derjenige würde lügen, und kann seine Worte nicht annehmen.

Doch die Art und Weise, wie Hami mich ansieht, lässt mich wissen, dass seine Komplimente wirklich aufrichtig sind. Ich kann ihm zwar nicht glauben, dass das, was er sagt, der Wahrheit entspricht, aber ich erkenne, dass er das nicht einfach nur so sagt.

Zu dem Zeitpunkt bin ich dabei, immer mehr zu verschwinden. Meine negativen Gedanken sind so laut, dass ich mich selbst nicht ertragen kann. Doch sobald ich in seiner Nähe bin, werden die Stimmen leiser. Ich fühle mich wohl und geborgen, dann ist Angst für mich ein Fremdwort. Manchmal frage ich mich, was gewesen wäre, hätte ich Hami früher kennengelernt. Ob er auch dann einen so großen Einfluss auf meine Genesung gehabt hätte? Ich weiß es nicht, aber feststeht, dieser Junge und seine Liebe haben mein Leben verändert, auch wenn ihm das nicht bewusst ist.

Ständig wird mir während meiner Arbeitszeit durch Zeichensprache, auf Englisch, Kurdisch, Arabisch oder Farsi vermittelt, dass ich viel zu dünn sei. „Warum isst du nichts, Kara?“

„Ich esse doch was, gerade zum Beispiel Salat.“

„Ja, aber du isst nie etwas Richtiges. Nur Obst und Salat.“ Einige machen sich auch die Mühe, obwohl sie mich kaum kennen, diesen Satz in den Google-Übersetzer einzutippen. Wieder andere bringen mir arabisches Brot mit und freuen sich sehr, wenn es mir schmeckt. Jeder will mit mir essen und allen fällt auf, dass ich mittags nur mitesse, wenn es Salat gibt. Und auch abends verspeise ich nur eine Birne oder eben Salat. Ich verneine es, doch im Endeffekt haben sie recht.

Ich bin immer noch dabei, Kalorien zu zählen. Es ist mir sehr peinlich vor meinen Kollegen zu essen, auch wenn alle sagen: „Komm, Kara. Wir gehen essen.”

Die erste Zeit ist es jedes Mal eine Überwindung. Da sind so viele Leute, alle werden mich beim Essen beobachten und jeder wird darüber lästern. Doch ich will mich nicht schon wieder aus der Gemeinschaft ausschließen, also gehe ich mit und esse auch etwas. Je länger ich im Camp arbeite, desto weniger peinlich ist es mir. Es braucht nur Übung und Wiederholung.

Sie denken nicht, dass ich verfressen oder dick bin. Es sind nur meine Gedanken. Wenn ich Frühdienst habe und auf der Arbeit frühstücke, esse ich sogar eine Müslischale mit Milch. Dieses Müsli schmeckt mir wirklich gut. Obwohl ich die Kalorienanzahl nicht kenne, hält es mich nicht davon ab, noch einen Nachschlag zu nehmen. Danach fühle ich mich allerdings sehr schlecht.

„Du darfst noch einen Teller essen, aber nur, wenn du mittags nichts mehr isst und abends nur noch einen Salat.“ Für heute sind es definitiv genug Kalorien. Um das Gegessene möglichst abzutrainieren, drehe ich hinten in der Küche meine Kreise. Sobald jemand eine Babyflasche für sein Kind haben möchte, springe ich auf und rufe: „Ich mach das schon“, damit ich eine Möglichkeit habe, mich zu bewegen. Ansonsten nehme ich mir eine Greifzange und säubere den gesamten Hof von dem herumliegenden Müll.

Als meine kurdischen und syrischen Freunde nach und nach in Wohnungen umziehen, bin ich mehrmals die Woche dort, um sie zu besuchen. Ich werde ständig zum Essen eingeladen. Manchmal denke ich: „O bitte, lass sie heute nicht gekocht haben“, doch sobald ich ankomme, füllt ein herrlicher Duft den gesamten Raum und die Mahlzeit wird zubereitet. Um nicht unhöflich zu sein, lenke ich also ein.

Mit der Zeit wird das zur Gewohnheit. Deshalb nehme ich den ganzen Tag nur eine Kleinigkeit zu mir, damit ich ohne ein schlechtes Gewissen zugreifen kann. Doch das ist kein gesundes Essverhalten, schließlich kann ich immer noch nicht mit den Freunden meiner Eltern oder Leuten aus der Gemeinde essen. Selbst das Zusammensitzen fällt mir schwer, ich schweige die meiste Zeit und fühle mich unwohl. Auch wenn es Salat gibt, möchte ich am liebsten gar nichts essen. Ich will alleine in meinem Zimmer sitzen, damit ich ungestört und unbeobachtet bin. Jeder sagt mir, ich müsse zunehmen. Alle umgreifen mein Handgelenk und sind schockiert, wie viel Platz zwischen ihren Fingern ist.

„Da kann ich ja zweimal rumfassen”, behaupten einige auf der Arbeit, und sie sagen nicht die

Unwahrheit.

„Ach Quatsch, das ist ganz normal“, wiegle ich ab. Ich habe natürlich keinem von meiner Krankheit erzählt. Ich möchte nicht, dass irgendjemand davon weiß.

Doch sie sehen es. „Du musst doch etwas essen. Magersucht ist doch nichts Schönes”, sagt eine Kollegin zu mir.

„Ich esse doch und ich bin ganz bestimmt nicht magersüchtig. Ich habe einfach nur nicht so viel Hunger”, antworte ich und verlasse daraufhin schnell den Raum. Sollen mich doch alle endlich in Ruhe dünn sein lassen.

Als Hamudi und seine Freunde in eine Wohnung ziehen, besuche ich die Jungs fast täglich. Wir reden viel mit dem Google-Übersetzer und versuchen zusammen Deutsch zu lernen. Gemeinsam mit zwei Kolleginnen verbringen wir wunderbare Stunden dort.

„Kara, essen?“, fragt Goli in seinen Bruchstücken Deutsch, die er spricht.

„Kara, trinken?“

„Kara, Tee oder Cola?“

„Gar nichts, danke“, antworte ich.

„Ne, Kara! Was trinken?“, fragt er immer wieder, bis ich irgendwann meinen eigenen Tee mitbringe. Schwarzer Tee schmeckt mir nämlich gar nicht.

Goli kocht ständig leckeres Essen, auch wenn ich einige Male erschrocken bin, wie viel Öl oder Butter er benutzt. „Goli, das ist viel zu viel. Du musst viel weniger nehmen“, versuche ich den Kaloriengehalt des Essens zu reduzieren.

Ich esse dann das unfettige oder er macht extra für mich Salat, den ich mit arabischem Brot kombiniere. Er versteht nicht, dass ich den Tee nicht mit Zucker, sondern mit Süßstofftabletten trinke, die immer in meiner Handtasche liegen. Er nennt mich manchmal nicht Kara, sondern einfach Schwester. Er wird für mich wie ein zweiter großer Bruder. Wenn Goli weiß, dass ich zu Besuch komme, kocht er etwas, das ich mag. Oft ist es Bulgur oder Reis mit anderen Köstlichkeiten. Goli ist einer der besten Köche, die ich kenne. Langsam fange ich wieder an, gerne zu essen.

Die Gesellschaft ist locker und schön, plötzlich ist es wieder so einfach. Es wird viel geredet und gelacht. Goli ist jedes Mal schockiert, wie wenig ich zu mir nehme, dabei habe ich eine große Portion auf dem Teller. Er gibt mir nie das Gefühl, zu viel zu essen, sondern immer zu wenig. Deshalb habe ich hier weniger Angst, weil keiner von den Jungs sagen würde, dass ich „fresse". Das ist meine größte Angst, dass die Menschen so etwas über mich denken.

Mein Leben hat sich verändert. Schon wieder. Mama und Papa wissen mein Gewicht nicht mehr, was es für mich eindeutig leichter macht, da ich nicht ständigen Diskussionen ausgesetzt bin. Sie drücken ihre Sorge, Angst und Verzweiflung auf einem falschen Weg aus. Sie sehen, dass ich wieder stark abgenommen habe und können mich aufgrund der Volljährigkeit nicht mehr gegen meinen Willen in die Klinik schicken. Sie regen sich sehr über meine Tagesstruktur auf. Vielmehr behaupten sie, ich habe gar keine Struktur mehr. Morgens gehe ich zur Schule, komme nachmittags nach Hause, sage kurz Hallo, stelle meine Tasche in den Flur und verabschiede mich schon wieder, da ich mich mit Freundinnen treffe, oder an verschiedenen Orten Flüchtlinge betreue. Am Wochenende fahre ich meistens morgens um kurz vor sieben mit dem Auto zur Arbeit, wo ich dann bis fünfzehn Uhr bleibe. Mein nächster Stopp Geflüchtete, die gerade in eine eigene Wohnung gezogen sind, um sie zu besuchen und mit ihnen Deutsch zu lernen. Anschließend fahre ich nach Hause, wo ich mich direkt mit Joanna auf einen langen Spaziergang treffe.

Wenn wir zurück sind, wartet schon meine Schulkameradin in ihrem Auto auf mich, da wir gemeinsam zu den Flüchtlingen in das Nachbardorf fahren, wo wir bis zweiundzwanzig Uhr bleiben. Zuhause angekommen sage ich meinen Eltern kurz gute Nacht und gehe ins Bett, da sich der Sonntag auf ähnliche Weise wiederholt. Ich bin wirklich nur noch zum Schlafen zu Hause. Meine Eltern bekommen demnach nicht mehr mit, ob ich überhaupt noch etwas esse und wenn ja was. Sie haben keinen Überblick mehr und das Gefühl, die Kontrolle zu verlieren. Doch genau das ist mein Wunsch.

Mama soll sich um sich selbst, um meinen Vater, um ihre Freundinnen und ihr Leben kümmern. Ich scheine das neue Hobby meiner Mutter geworden zu sein, und das will ich nicht mehr. „Mama, such dir doch mal ein richtiges Hobby. Geh tanzen oder in einen Sportverein", sage ich ihr eines Abends.

„Also, Kara, du musst dich nicht darum kümmern, dass ich mir ein Hobby suche. Ich habe genug zu Hause und in der Gemeinde zu tun", behauptet sie.

Mein neuer Lebensstil macht vor allem meiner Mutter sehr zu schaffen. Sie regt sich über mein verändertes Leben und die Tagesplanung auf: „Du bist ja nur noch weg und gar nicht mehr zu Hause. Morgens verlässt du das Haus und kommst nachts erst wieder.

Wir sehen dich gar nicht mehr. Du isst nicht mehr daheim. Du vernachlässigst dich selbst und kümmerst dich nicht mehr um dich. Dein Leben besteht ja nur noch aus Flüchtlingen. Es reicht ja nicht, dass du dich an einem Ort um sie kümmerst, nein, du bist direkt an vier verschiedenen Orten. Das zeigt nur, dass du gar nicht mehr mit dir alleine sein kannst. Du besorgst sogar schon für alle Möbel und du bist bis spät in die Nacht bei denen zu Hause. Das ist eindeutig eine Grenzüberschreitung. Du überschreitest echt Grenzen, Kara. Das würde es in deren Ländern niemals geben, du bist eine Frau und eine Frau in deren Kultur ist nicht alleine bei Männern zu Hause. Das gehört sich da nicht. Und außerdem guck dich doch mal wieder im Spiegel an, wie stark du abgenommen hast. Das sehe ich, Kara. Du rennst nur vor dir selbst weg. Du vernachlässigst deine Freunde und bist nie zu Hause, damit du dich nicht mit dir und deiner Krankheit auseinandersetzen musst.“

Ihre Worte verletzen mich sehr und bringen mich zum Weinen. Warum sieht meine Mutter nicht, wie gut es mir geht? Sie stört es nur, weil sie keine Kontrolle über mein Essverhalten hat. Sie muss mir endlich meine Freiheit geben, denke ich. Als ich in der Klinik war, hat sie mir immer gesagt, wie viel ich verpassen würde und dass ich wieder richtig leben solle. Das mache ich jetzt. Ich hole nur das nach, was ich während der neun Monate in irgendwelchen Kliniken versäumt habe. Ich habe sogar wieder ein bisschen zugenommen. 40,8 zeigt die Waage. Aber ich fühle mich von meinen Eltern nur noch kritisiert. Sobald ich nach Hause komme, werden mir Vorwürfe gemacht. Mir wird gesagt, was ich alles machen soll, bevor ich das Haus verlasse, und was ich vergessen habe zu machen, bevor ich das letzte Mal gegangen bin. Wenn ich etwas von meinem Tag mit den Geflüchteten erzähle, erhalte ich oft keine richtige Antwort oder eine, die mir zeigt, dass ich in dieser Hinsicht alles falsch mache. Für sie überschreite ich Grenzen, da diese Menschen eine andere Religion und Kultur haben und ich diese mit Füßen treten würde. Das stimmt in meinen Augen nicht. Ich kenne die Jungs im Gegensatz zu meinen Eltern. Ich fange an, alles anzuzweifeln: Die Liebe meiner Eltern, ihre Akzeptanz und dass sie mich als Tochter haben wollen. Ich bin fest davon überzeugt, sie würden sehr stark bereuen, dass ich zur Welt gekommen bin, so ungeliebt fühle ich mich.

Ein paar Monate später – mir geht es inzwischen besser und ich habe noch weiter zugenommen – komme ich nach Hause und betrete das Wohnzimmer, um meinen Eltern, die gerade Fernsehen gucken, Hallo zu sagen. „Ich gehe mal hoch in mein Zimmer“, sage ich nach ein paar Sätzen Smalltalk.

„Und dein Essen, Kara? Das steht in der Küche“, erwidert meine Mutter.

„Danke, Mama, aber ich habe schon gegessen.“

„Das kann es doch jetzt nicht sein, oder? Wo hast du denn bitte gegessen? Ich habe extra Mittagessen für dich mitgekocht. Du isst ja gar nicht mehr zu Hause.“

„Ich habe Nezar und Medo in der Stadt getroffen und mit den beiden etwas gegessen“, antworte ich wahrheitsgemäß, doch ich weiß genau, sie glaubt mir nicht.

„Wer sind denn Nezar und Medo?“

„Meine syrischen Freunde, von denen habe ich doch schon öfter erzählt. Die habe ich auf der Arbeit kennengelernt.“

„Weißt du was, Kara? Es reicht mir. Wirklich. Immer koche ich für dich mit und dann isst du woanders. Du sollst vorher sagen, wenn du nicht zu Hause isst, auch wenn ich das nicht toll finde, aber dann weiß ich wenigstens Bescheid."

„Aber ich weiß das auch nicht immer. Manchmal ist das einfach spontan. Wenn ich bei den Jungs bin und die kochen, ist es unhöflich abzulehnen. Sei doch froh, dass ich wieder mit anderen Leuten essen kann."

„Ja, dann isst du da ein wenig und dann dein Mittagessen hier zu Hause. Du kannst ja gar nicht mit anderen Leuten essen. Das ist eine Lüge, die du dir einredest. In der Schule isst du immer noch nichts und wenn wir Besuch haben auch nicht. Du isst nur mit drei deiner Freundinnen und mit den Flüchtlingen, aber sonst darf dich immer noch keiner beim Essen sehen. Du hast so viele Lebensmittel, die du meidest. Du bist immer noch krank, Kara. Du willst deine Krankheit nur pflegen und arbeitest gar nicht mehr an dir. Du willst gar nicht mehr gesund werden. Es gibt keine Fortschritte mehr, seitdem du wieder zurück aus der Klinik bist. Du hast keinen geregelten Tagesablauf und keine geregelten Mahlzeiten. Die Klinik hat immer gesagt, wie wichtig das ist, aber du hältst dich nicht daran."

Ich bin zutiefst verletzt. Ich mache jede Menge Fortschritte, aber das können sie nicht sehen, denn sie sind nie dabei, wenn ich mit Sarah, Miri oder den Jungs zusammen bin. Hat mir meine Mutter etwa nicht zugehört? Ich habe ihr gerade erzählt, dass ich etwas in der Stadt gegessen habe. In der Stadt laufen Tausend Menschen herum, die mich alle beim Essen hätten sehen können. Und ich habe trotzdem freiwillig in der Stadt etwas zu mir genommen. Warum ist sie nicht stolz auf mich? Für mich ist das ein großer, schwieriger Schritt. Es hätte jeder aus meiner Stufe zufällig vorbeikommen können und ich habe mich trotzdem getraut, in den fettigen Döner zu beißen. Einen DÖNER! Das kostete mich viel Überwindung. Ja, ich habe natürlich kaum Soße genommen, das wenige Fleisch, das ich hatte, noch mit der Serviette abgetupft, aber trotzdem ist das für mich schwer. Warum sieht sie keinen Fortschritt?

Auch Papa ist mit der Situation überfordert: „Du behandelst uns gerade wie Dreck. Wir sind deine Fußabtreter. Du kommst nur an, wenn du das Auto möchtest. Dafür sind wir gut genug, aber sonst sind wir dir egal. Du läufst vor dir selbst weg, Kara. Es ist nicht mehr gesund, aber das siehst du nicht mehr. Du siehst nur noch die anderen und merkst gar nicht, wie viel du anderen hilfst, aber dir selbst nicht helfen möchtest und nicht für dich selbst kämpfst. Du opferst dich selbst für andere, ohne es zu bemerken."

Das Ganze macht mich ziemlich fertig. Ich fühle mich als „kranke Tochter" und nicht mehr wie eine Tochter, die von den Eltern bedingungslos geliebt wird. Ich werde immer glücklicher und meine Eltern verzweifelter. Viele Sätze sagen sie aus Angst und Verzweiflung. Doch sie drücken ihre Angst falsch aus. Nie höre ich Sätze wie:

„Kara, mir ist aufgefallen, dass du wieder stark abgenommen hast. Das macht mir Sorgen und um ehrlich zu sein auch Angst." Würden sie so mit mir sprechen, dann würde ich ganz anders darauf reagieren. Da ich mich aber kritisiert fühle, entsteht nie ein ruhiges Gespräch, sondern bereits nach zwei Minuten wird es laut und sie schreien mich an. Ich schreie zurück.

Warum könnt ihr mir nicht einfach sagen, dass ihr

stolz auf mich seid, dass ich so vielen Menschen helfe? Ich wünsche mir so sehr ihre emotionale Unterstützung. Doch dass meine Eltern von meinem neuen Lebensstil nicht begeistert sind, ist mir egal. Mir geht es besser, seitdem ich die Jungs kenne und viel mit meinen Freundinnen mache. In der Schule ist es auch viel besser geworden. Ich fühle mich wohl, was daran liegt, dass ich mich komplett von den Gedanken gelöst habe, anderen gefallen zu wollen. Plötzlich komme ich gut mit meinen Mitschülern klar, schließe neue Freundschaften und kann einfach ich selbst sein. Dieses Gefühl von Leichtigkeit lässt mich gerne in die Schule gehen. Dort treffe ich auf Menschen, die ich liebe, und auf Menschen, die mich lieben. Der Ort, den ich sonst immer gefürchtet habe und wo ich so oft mit Bauchschmerzen hingegangen bin, ist plötzlich ein Ort, an dem ich lachen und vor allem ich selbst sein kann.

Was die anderen Mitschüler über mich denken, ist mir egal. Sollen sie doch sagen, was sie wollen, ich weiß, wo ich hingehöre und muss nicht jedem gefallen. Das will ich nicht mehr. Ich bin von den ständigen Bemühungen müde, anderen gefallen zu wollen. Ich habe keine Lust und keine Kraft, weiter um Anerkennung zu kämpfen. Entweder sie mögen mich oder sie mögen mich nicht. Ich bin nun mal etwas lauter und extrovertierter als andere. Wenn jemand damit ein Problem hat, dann ist das seins und nicht meins. Ich will mich nicht mehr anpassen, um anderen alles recht zu machen. Wenn jemand mich nicht mag, dann wird er einen Grund finden, um über mich zu lästern. Warum also mich bemühen, wenn es hinterher sowieso keinen Sinn hat, und ständig kämpfen? Ich will das nicht mehr und löse mich von diesem Gedanken.

Ich bin zwar immer mehr von dem unnötigen Unterrichtsstoff genervt, den wir teilweise lernen müssen, aber ich genieße die Pausen und Freistunden mit meinen Freundinnen sehr. Alle Themen, jedes Wort trifft bei ihnen auf offene Ohren, Verständnis, aber auch ehrliche Anmerkungen. Natürlich ist die Situation zu Hause ein großes Thema in den Pausen. Von Miriam und Sarah lasse ich mein Verhalten und das meiner Eltern analysieren.

„Ich kann nichts mehr mit denen essen, weil ich mich so kontrolliert und beobachtet fühle. Ich fühle mich unwohl, wenn beim Essen keine Kommunikation herrscht. Aber in den Augen meiner Eltern bin ich nur die Kranke und ich will nicht daran erinnert werden. Bei den Jungs esse ich freier, schneller und traue mich neue Dinge auszuprobieren. Aber ganz besonders Mama hat momentan einen starken Kontrollwahn, was mein Essen angeht, dadurch wird es nur noch schlimmer. Denn ich ziehe mich weiter zurück."

„Kara, deine Eltern sind einfach nur verzweifelt und wissen nicht, wie sie mit dir und der ganzen Situation umgehen sollen. Ihr müsst wieder neues Vertrauen aufbauen, indem ihr *zusammen* aufeinander zugeht und euch entgegenkommt. Das heißt auch, dass du nicht alles, was deine Eltern sagen, als Kritik oder Angriff aufnehmen sollst, sondern als Hilfe, weil sie dich lieben, Kara. Vergiss das nicht. Deine Eltern lieben dich und machen sich einfach große Sorgen. Zurzeit ist die ganze Familienharmonie außer Kontrolle geraten. Nimm dir Zeit für deine Familie, auch wenn dir das gerade schwerfällt. Versuch es, das möchte ich dir ans Herz legen", sagt Sarah mir.

Und ich denke darüber nach. Ich schätze diese

Gespräche sehr, vor allem weil mir meine Freundinnen nicht nach dem Mund reden, sondern ehrlich sind, was ihre Meinung betrifft.

Es gibt einige Situationen, in denen beide Seiten, meine Eltern und ich, versuchen, eine funktionierende Konversation aufzubauen. Doch ich stelle schnell fest, dass ich das, was mich beschäftigt, nicht offen erzählen kann.

„Du warst gestern bis drei Uhr bei den Flüchtlingen in der Wohnung? Ach du meine Güte. Das gehört sich nicht, Kara, du überschreitest wirklich Grenzen."

Also erzähle ich es nächstes Mal nicht mehr, auch wenn meine Eltern wissen, dass ich bis spät in die Nacht unter der Woche unterwegs bin. Meine Mutter hat einfach nur Angst. Jeden Tag betet sie dafür, dass ich endlich gesund werde. Aber ich mit meinen achtzehn Jahren genieße in vollen Zügen meine Freiheit und meine Autorität.

Ich bin dabei, die Krankheit Stück für Stück loszulassen, was auch an meiner neuen ambulanten Therapeutin liegt, die auf meiner Seite ist, auch wenn ich mit ihr nie über die Themen Gewicht und Essen spreche. Mit ihr rede ich über Enttäuschungen, den Umgang damit, Erwartungshaltungen und über das Buch: Die fünf Sprachen der Liebe von Gary Chapman.

Es dauert nur ein paar Monate, dann sind meine Eltern der Meinung, es würde zu Hause nicht mehr funktionieren. Sie wollen eine Wohngemeinschaft für Menschen mit Essstörungen suchen.

„Kara, hier zu Hause geht es nicht mehr. Das siehst du doch. Mama und ich werden uns eine WG speziell für Essstörungen für dich ansehen."

Weinend und völlig verzweifelt schreie ich: „Das könnt ihr nicht machen. Ich bin achtzehn Jahre alt, ihr könnt mich nicht gegen meinen Willen in eine WG stecken. Was soll ich denn da überhaupt?
Ich bin viel zu gesund. Ich habe keine Lust, mit Essgestörten zusammenzuwohnen. Hier sind meine Freunde, hier sind die Jungs, hier ist meine Schule, ich gehe nicht von hier weg. Ihr wollt mich nur loswerden, weil ihr mich nicht liebt. Wenn ihr mich unbedingt loswerden wollt, dann ziehe ich eben alleine in eine Wohnung oder in eine normale WG." Diesen Schmerz, den ich an diesem Tag empfinde, kann ich kaum in Worte fassen.

Viele Mädchen, die ich in der Klinik kennenlernte, sind nach ihrem Aufenthalt in eine WG speziell für Essstörungen gezogen, damit sich das Verhältnis zwischen ihnen und den Eltern wieder entspannte.

Es ist das Jahr 2016, als das Thema Essgestörten-WG immer größer wird. Doch ich mache meinen Eltern sehr deutlich, dass ich nur in eine normale WG oder in eine eigene Wohnung ziehen würde. Davon halten sie wenig, das wollen sie nicht unterstützen. Warum seht ihr denn nicht, wie gut es mir geht? Ich habe sogar wieder zugenommen. Ich habe wieder Ausstrahlung, ein Lachen im Gesicht und vor allem fühle ich mich quicklebendig!

Nachdem ich mich kurzzeitig tatsächlich mit diesem Weg beschäftigte, sperre ich schnell einen Riegel vor diese Tür, denn für mich kommt das gar nicht infrage.

*Eintrag von Papa:*

*Auch zu dem Zeitpunkt waren wir eher die bösen Eltern. Mit brutaler sprachlicher Gewalt wurden wir darauf hingewiesen: „Ich bin hier nicht mehr zu Hause, ich kann hier nicht für meine Klausuren lernen. Ich werde nicht geliebt." Auch hier galt es oft so zu lieben, dass man dafür gehasst wurde. Mir ist bewusst, dass es ein längerer Prozess ist, wie vieles ein längerer Prozess ist, dass sich Selbstwert nicht so schnell aufbaut, wir haben einen unendlichen Druck erlebt, zu leben und leben nachzuholen, ohne Pause, manchmal ohne Sinn und eingesetzten Verstand. Ablenkung war eines von Karas Rezepten in dieser Zeit, ebenso übertriebene Hilfsbereitschaft. Das hat sicherlich damit zu tun, dass es einem besser geht, wenn man anderen hilft, aber es geht doch in die Richtung Helfersyndrom, das ähnliche Ursachen hat. Mit dem Helfen von den eigenen Schwächen abzulenken, sich selbst und andere Beziehungen zu Menschen auf Augenhöhe waren schwierig, aber es wurde dann besser.*

## 21. Kontrollverlust

Seitdem ich so viel Zeit mit den Jungs verbringe, stelle ich fest, dass die Magersucht nicht mit meinen Träumen und Plänen vereinbar ist. Ich fange an zu realisieren, dass ich mich entscheiden muss. Dunkelheit oder Licht? Leben oder Tod? Die Magersucht will mich zerstören, mich von dem Leben abbringen. Es wird endgültig Zeit, ihr den Rücken zuzukehren und loszulassen, was mich kaputtmacht. Ich will nicht mehr ständig auf so viele Dinge verzichten müssen. Ich will frei sein, ich will nicht überleben, nein, ich will leben.

In den letzten Wochen habe ich anderen Bereichen Platz gegeben. Platz, den sonst nur meine Magersucht eingenommen hat. Viel Platz! Durch das volle Tagesprogramm finde ich einen Ersatz, der mir plötzlich viel wichtiger wird als die Magersucht. Meine Magersucht und mein soziales Engagement sind nicht miteinander vereinbar. Wenn ich bis drei Uhr nachts bei den Jungs bleibe und um sechs Uhr wieder aufstehen muss, um zur Schule zu gehen, ist das mit einem Gewicht von unter 40 Kilo nicht möglich. Ich brauche die Nahrung, um Kraft zu haben, mein Tagesprogramm ausüben zu können. Denn mein nächster Tag sieht ähnlich aus. Ich habe kaum eine freie Minute, der Tag ist von früh bis spät durchgeplant. Und ich genieße das, mich stört das kein bisschen. Ich gebe viel von meiner Zeit, Energie und von meinem Herzblut.
Doch ich bekomme so viel zurück: Dankbarkeit, Liebe, Wertschätzung und das Schönste – ein Lachen.

Ich stelle fest, dass ich mehr kann, als nur dünn zu sein. Plötzlich habe ich das Gefühl, die Stärke jedes

Bissens zu spüren, und sobald ein manipulierender Gedanke auftaucht, der mich abhalten will zu essen, konzentriere ich mich ganz fest auf eine andere Sache. Es funktioniert!Ich nehme mir fest vor, mein Gewicht auf 43 Kilo zu steigern. Es klappt! Ich werde immer freier, teste neue Lebensmittel, achte weniger auf den Kaloriengehalt, versuche es auszuhalten, mal zwei Tage keinen Sport zu machen, und esse mehr. Langsam nehme ich an Gewicht zu und es ist okay für mich, schließlich habe ich noch Untergewicht. Es tut nicht mehr ganz so doll weh, wenn ich mich auf den Fußboden setze. Und tatsächlich, die Waage zeigt 43,8 Kilo.

Doch direkt bereue ich die Zunahme. Ich halte es kaum aus, mich in der Schule zufällig in den Fenstern zu sehen. Ekliges Mädchen, Kara, ganz eklig siehst du aus. In den nächsten Wochen nehme ich noch mehr an Gewicht zu, ohne es zu wollen. Ich schaffe es nicht, mein Gewicht zu halten. Warum versage ich denn plötzlich in der Sache, die ich am besten konnte? Ich verstehe die Welt nicht mehr.

Zu Beginn kann ich mit den vielen Komplimenten, die ich in den folgenden Monaten bekomme, gar nicht umgehen. Ich weiß, mein Umfeld meint das nicht böse, doch trotzdem macht es mir zu schaffen, dass man es mir so sehr ansieht.

„Kara, man sieht gar nichts“, sagt mir meine Mutter, als ich mich beklage. Doch das sehe ich anders. Alles, was ich sehe, ist der schwabbelige Bauch, auch wenn sich jeder andere fragt, wo denn bei meinem Gewicht etwas schwabbelig sein kann. Ich bin so frustriert, dass ich mich nicht mehr jeden Tag auf die Waage stelle, was der erste Fortschritt ist. Ich will mir nicht den Tag und die Stimmung davon kaputtmachen lassen. Ich weiß genau, wenn ich mein Gewicht sehen würde, dann würde ich automatisch weniger oder gar nichts mehr essen.

„Lass nicht zu, dass du hässlich und fett wirst", höre ich die Stimme in meinem Kopf sagen.

Plötzlich bin ich von den Versprechungen nicht mehr angetan, sondern genervt von der Stimme, die über mich und mein Leben entscheiden möchte. „Ich lass nicht mehr zu, dass du mir meine Lebensfreude nimmst", kontere ich. „Ich bin gut, so wie ich bin, und ich brauche die Kraft, um meinen vollen Tagesplan zu meistern und mich konzentrieren zu können."

Ich fühle mich gut, nachdem ich diese Sätze gedacht und laut ausgesprochen habe. Ganz, ganz langsam nehme ich weiter zu und die Menschen in meinem Umfeld mögen mich immer noch. Hami mag mich immer noch. Mein Tag beginnt ohne das Wiegen und somit ist meine Stimmung nicht jeden Tag von dem Gewicht abhängig. Die erste Zeit geht das gut. Ich bemerke natürlich die Zunahme und kämpfe täglich mit mir selbst. Ich steige zwar weniger auf die Waage, stehe dafür aber öfter vor dem Spiegel und betrachte mein neues Spiegelbild.

„Hässlich, eklig, Kara. Echt, schäm dich einfach", höre ich Ana sagen, die mittlerweile seltener zu mir spricht. Beschämt schaue ich jedes Mal zu Boden. Noch mehr darf ich wirklich nicht zunehmen. Ich weine, weil mir einige meiner XXXS Hosen nicht mehr passen.

Irgendwann verliere ich die Kontrolle und bekomme Fressanfälle. Ich esse so viel und fühle mich hinterher elend, sodass ich mich noch mehr hasse. Ich nehme mir deshalb vor, die 45 Kilo zu halten. Es ist immer noch Untergewicht. So würde ich nicht mehr ständig von allen angeguckt werden. So wäre ich zwar noch dünn, aber keiner würde mehr sagen: „Guck mal, Kara besteht wieder nur aus Haut und Knochen“, auch wenn ich mir das manchmal wünsche. Trotzdem geht es bergauf und ich versuche, anderen Dingen mehr Zeit einzuräumen. So kommt es dazu, dass auch mein Perfektionismus in den Hintergrund rückt, aber meine Fressanfälle regelmäßiger werden.

„Ach jetzt hast du heute morgen eh schon so viel gegessen, dann ist sowieso schon alles zu spät und du kannst richtig reinhauen“, sagt mir mein Kopf und ich gehorche. Ich esse, und esse, und esse. Da mein Hunger und Sättigungsgefühl nicht mehr richtig funktionieren, esse ich so lange, bis ich mich vor Bauchschmerzen ins Bett legen muss. Ich verschlinge alle Lebensmittel, die ich mir sonst nicht erlaube: Chips, weiße Schokolade, Stracciatella-Eis, selbstgebackene Sachen vom Bäcker oder Popcorn. Ich fahre zu verschiedenen Einkaufsläden, um mir etwas zu kaufen. Am Abend hasse ich mich. Ich fühle mich eklig, wenn ich über meinen Bauch streiche und ihn kugelrund rausstrecken kann.

„Nein, Kara, das kannst du nicht auf dir sitzen lassen. Das geht wirklich gar nicht, dass du dich so gehen lässt, jeder wird sich für dich schämen.“ Dann sitze ich weinend vor dem Spiegel. Ich will meine 40 Kilo zurück. Aber ich kann mit keinem darüber reden, weil ich mich so sehr schäme. Und wenn ich nur Andeutungen mache, will es keiner aus meiner Familie glauben.

„Als ob du viel gegessen hast, Kara. Vielleicht mehr als an anderen Tagen, aber von viel bist du noch weit entfernt“, höre ich dann. Verzweifelt stehe ich aus dem Bett auf. Mein Bauch ist so dick, so eklig, so fett. Wo sind die Tabletten? Wo sind die Abführmittel? Ich krame in meinem Zimmer herum und suche die

Verstecke ab, werfe dabei verschiedene Dinge auf den Boden, bis ich sie endlich gefunden habe. Erleichterung. Eine oder zwei? Schließlich schmeiße ich mir fünf Stück in den Mund. Die Nacht ist der Horror. Ich liege mit noch heftigeren Bauchkrämpfen als vorher im Bett, drehe mich hin und her, weil ich die Schmerzen kaum aushalte. An Schlafen ist nicht zu denken, denn ich kann den Schmerz nicht ignorieren und es dauert mehrere Stunden, bis ich endlich auf die Toilette rennen und alles ausscheiden kann. Irgendwann verstehe ich, dass es so nicht mehr weitergehen kann. Sieht so etwa gesund werden aus? Eigentlich nicht.

„Du musst aufhören, dir haufenweise Tabletten in den Mund zu werfen, Kara“, sagt Miri mir immer wieder. Sie sieht, wenn ich mir in der Schule die Hand auf den Bauch lege, schmerzhaft das Gesicht verziehe, weil mein Tablettenkonsum so hoch ist. Manchmal fängt es schon morgens an, wenn ich sehe, dass mein Bauch aufgequollen ist. Dann kommen die ersten zwei, und nachmittags die nächsten zwei und abends noch mal drei. Ich sitze stundenlang mit Bauchkrämpfen auf der Toilette und habe den Durchfall meines Lebens. Mir geht es, nachdem ich die Tabletten geschluckt habe, jedes Mal schlecht, doch ich nehme sie immer und immer wieder genauso wie vermeintliche Fettburner, die ich im Internet bestelle. Ich gehe zu unterschiedlichen Apotheken und sage jedes Mal, ich müsse sie für meine Mutter einkaufen und dass ich wisse, dass man sie nicht auf Dauer nehmen dürfe, weil das nicht gut für die Gesundheit sei. Manchmal bin ich nicht alleine unterwegs, sondern zum Beispiel mit Hami und seinen Freunden in der Stadt. Ich kann ihm nicht die Wahrheit über meine Tabletten sagen, also lüge ich ihn an, ich müsse noch Kopfschmerztabletten aus der Apotheke besorgen.

„Warte draußen. Ich bin gleich zurück“, sage ich dann.

Durch den übermäßigen Konsum ist mir ständig schwindelig und schwarz vor Augen, sodass ich einmal mitten im Schulunterricht auf Toilette gehen muss, um mir Wasser ins Gesicht zu schütten. Dann werde ich kurzzeitig ohnmächtig. Ein Mädchen aus meinem Kurs rennt direkt zurück ins Klassenzimmer, um den anderen Bescheid zu sagen. Als ich einigermaßen bei Bewusstsein bin, fragen mich ein paar Mädchen, ob sie wen holen sollen, und ich antworte: „Miriam! Bitte holt Miri.“ Dann rennen zwei Mädchen los und holen Miri aus ihrem geliebten Chemieunterricht.

Als ich mich bei ihr entschuldige, dass ich sie aus dem Unterricht holen ließ, sagt sie: „Ach, ich bin froh. Du weißt doch, ich hasse Chemie. Ich versteh da einfach nichts und meinem Lehrer ist es egal, ob ich da bin oder nicht.”

Es gibt Tage, da nehme ich sieben Tabletten auf einmal, weil ich mich so eklig fühle. Manchmal muss ich darüber reden und finde bei Miri immer ein offenes Ohr. Ich weiß, sie unterstützt das auf keinen Fall, aber sie hört sich trotzdem meine Klagen und Beschwerden an.

Sie schreibt mir etwas, was mich tief berührt: „*Nein, ich bin nicht enttäuscht von dir, weil du wieder Tabletten geschluckt hast, ich habe mir das schon gedacht ... aber ich möchte nicht, dass du das tust, Kara. Das ist es einfach nicht wert, ich weiß nicht, wie ich dir das klarmachen kann. Ich weiß nicht, wie ich es schaffen kann, dass du dich endlich einmal mit anderen Augen siehst! Du bist einfach* so so so so *schön, Kara, du musst nichts an dir verändern, Gott hat dich so wundervoll gemacht und er hat sich etwas dabei gedacht, als er dich geschaffen hat. Er liebt dich genauso wie du bist und das tue ich auch! Du brauchst dich nicht verändern, ich würde dich auch lieben, wenn du hässlich und fett wärst und im ganzen Gesicht Pickel hättest, aber das bist und hast du alles nicht!"*

Ich kann nicht verstehen, dass sie mich so annimmt, wie ich bin, und dass sie selbst, wenn ich versuche, sie wegzustoßen, dableibt.

Wir sind auf einem Volleyballtunier, um dort mit meiner Gemeinde gegen andere Teams zu spielen. Doch es geht mir psychisch so schlecht, dass ich nicht in der Lage bin, mitzuspielen. Ich weine wie ein Wasserfall und sitze teilweise auf dem kalten Boden, weil ich keine Kraft zum Stehen habe. Ich bin völlig überfordert und habe das Gefühl, die ganze Welt stürzt auf mich ein. Als Miri zusammen mit ihrem Freund zum Zugucken kommt und mich weinend am Boden sitzen sieht, kommt sie angerannt und nimmt mich in den Arm. Erst lasse ich diese Umarmung zu und meinen Tränen freien Lauf, sodass ihr Pullover klitschnass wird. Sie fragt nicht direkt, was los ist, sondern lässt mich erst einmal weinen. Irgendwann fange ich an zu erzählen und sage ihr, dass ich mich selbst nicht mehr ausstehen kann: „Geh weg, Miri. Los, geh jetzt zu deinem Freund. Ich will nicht, dass du mich so siehst. Du sollst einfach gehen, lass mich alleine. Ich bin schlecht, ich bin nicht gut, Miri, geh, solange du noch kannst, hau einfach ab."

„Bist du bescheuert?", kommentiert sie meinen Selbsthass und setzt sich gefühlte Ewigkeiten zu mir. Miri geht nicht, sie bleibt. So sitzen wir dann auf dem

Boden und ich weine ihren Pullover voll. Sie lässt mich nicht los, sie geht nicht weg, sie ist einfach da, streichelt mir über die Haare und reicht mir immer wieder ein neues Taschentuch. Sie ermutigt mich, mit dem „Scheiß“ aufzuhören. Es bringe doch nichts und es gehe mir dadurch nur schlecht. Und sie sei jedes Mal stolz, wenn ich ein paar Tage ohne ausgehalten habe.

Ich stimme Miri zu. So kann das nicht mehr weitergehen. Ich will nicht, dass es so weitergeht. Und dann fange ich an, mich noch mal mit mir selbst auseinanderzusetzen. Am nächsten Tag möchte ich damit anfangen, doch bereits nach dem Aufstehen hadere ich wieder mit mir. Ich kann nicht duschen. Ich ertrage es nicht, mich jetzt nackt zu sehen, nachdem ich gestern wieder eine Fressattacke hatte. Ich hoffe nur, dass mich heute keiner umarmen möchte, denn sonst würde jeder meinen Speck spüren. Dass ich immer noch 46 Kilo wiege, verliere ich aus dem Blick. Wenn ich an das Eis, das Popcorn, das Baguette mit dickem Aufstrich, die Apfeltasche, das Schokocroissant und die NicNac's denke, höre ich auf, die Liste weiterzuführen. Ich ekel mich vor mir selbst.

Besonders große Schwierigkeiten habe ich mit meiner Hüfte, dort kann ich mich nicht selbst berühren. Wie soll ich Hami erklären, dass er mich dort nicht berühren darf, wenn er mich umarmt? Ich stelle fest, wie schwer es ist, magersüchtig zu sein und eine Liebesbeziehung zu führen. Ich will ihm nicht sagen, wie ich mich selbst wahrnehme, wie sehr ich mich hasse.

Doch die Gedanken, die ich über mich habe, teilt er nicht. Hami nimmt mich an, so wie ich bin und das bewundere ich. Als ich dann weiter zunehme, findet er mich immer noch schön, sogar viel schöner. Mich beeindruckt das. Ich denke, er würde dann nichts mehr mit mir zu tun haben wollen, doch er sagt mir wiederholt, was für ein schönes Herz ich hätte. Hami guckt nicht zuerst auf meinen Körper, nein, er schaut in mein Herz. Letztendlich gibt er mir von Anfang an die Kraft zuzunehmen, ohne mich zu zwingen. Die Art und Weise, wie er mich sieht, seine Liebe und die Gemeinschaft mit den anderen zeigen mir, dass Essen kein Gift, sondern ein Geschenk ist und es wunderschön sein kann, Gemeinschaft zu haben, Gespräche zu führen und dabei verschiedene Köstlichkeiten zu probieren.

Ich interessiere mich für ihre Kultur, die Lebensweise in ihren Ländern. Meine neuen Freunde leisten einen Beitrag dazu, dass ich sogar neugierig darauf bin, neue arabische Gerichte auszuprobieren. Ich fühle mich nicht schlecht. Nein! Ich genieße das arabische Essen im Beisein meiner Freunde. Ich darf das, sage ich mir immer wieder. Und ich muss an Hami denken. Er mag mich, auch wenn meine Knochen nicht mehr herausstehen. Es ist okay, Kara, es ist gut so. Ich brauche die Essstörung nicht. Ich kann anders mit Schmerz, Enttäuschung und meinen Problemen umgehen. Ich bin doch gerade dabei das zulernen.

48,8 Kilo. Hilfe! Plötzlich wachsen mein Busen und Popo, was mich einerseits freut, mir andererseits aber auch Angst macht. Ich versuche, mich daran zu erinnern, was ich gestern alles gegessen habe und kann mich nicht erinnern. Das ist schockierend, schließlich habe ich die letzten Jahre immer alles zusammengerechnet. Ich schiebe den Gewichtsanstieg auf die Fressanfälle, verfluche mein Spiegelbild und gestehe mir ein, dass ich auch ohne Fressanfälle meinen Kalorienbedarf gesteigert habe, was darauf zurückzuführen ist, dass ich aufhöre, jedes Mal Nein zu sagen, wenn mir jemand etwas zu essen anbietet. Ich will nicht die Einzige sein, die danebensitzt und den anderen zuschaut. Doch das macht mich fett!

Je mehr ich zunehme, desto neidischer bin ich auf all die Mädchen, dessen Beine in meinen Augen so wunderschön dünn sind. Ich stecke fest zwischen: „Ich will genauso aussehen, oder noch viel dünner sein als sie" und „Sie macht sich ihr Leben kaputt, wenn sie weitermacht, und gesund ist ihre Figur nicht." Wenn die Person auch ungefähr meine Größe hat und viel dünner ist, dann ist mein Tag gelaufen. Sie triggert mich und weckt das Verlangen, mit dem Essen aufzuhören. Für mich ist sie Konkurrenz und erinnert mich daran, wie schön ich früher aussah und wie gerne ich diese Streichholzbeine zurückhätte.

Gleichzeitig ärgere ich mich über diese essgestörten Gedanken. Was ist, wenn ich zunehme und mich vollkommen hässlich fühle, nicht mehr das Haus verlassen kann, weil alle über mich tuscheln würden und ich es nicht mehr zurück in die Magersucht schaffe? Was ist, wenn ich das Abnehmen verlerne? Und warum muss ich zunehmen, wenn alle anderen auf irgendwelche Mädchen zeigen, die genau die gleiche Figur haben wie ich und sagen: „Boah, guck mal, die hat eine schöne Figur"? Da kann doch etwas nicht stimmen! Das Leben ist ungerecht!

Doch dann folgt eine Begegnung, die vieles verändert. Wenige Wochen später bin ich im Supermarkt, als mir ein sehr dünnes Mädchen auffällt. Ich sehe es sofort. Ich muss nicht darüber nachdenken, bevor ich Magersucht diagnostizieren kann. Ich erkenne mein damaliges Ich in ihr wieder, wie unsicher sie von Regal zu Regal geht, wie sie genau auf jedes Glas guckt, wie viele Kalorien es hat. Jetzt sehe ich ihr Gesicht und alles, was ich erkenne, ist Leere. Nichts als Leere! Ich verlasse schnell den Supermarkt, ohne etwas zu kaufen. Ich steige ins Auto und fange an zu weinen. Mich macht ihr Anblick so traurig. So leer will ich nie wieder aussehen.

Plötzlich verstehe ich: Es ist egal, was die Waage anzeigt, ich bin wertvoll. Ich bin geliebt. Ich begreife, dass die Krankheit mein Leben eingrenzt. Und alle Magersüchtigen, denen ich jetzt auf der Straße und im Supermarkt begegne, finde ich nicht mehr schön. Ich höre auf, sie um ihre dünnen Oberschenkel und die großen Lücken zwischen den Beinen zu beneiden. Ganz im Gegenteil. Ich bin plötzlich traurig, weil ich genau weiß, wie sie sich fühlen müssen. Ich weiß, wie es ist, ein Gefangener seiner selbst zu sein. Wenn die Magersucht festsitzt wie Metastasen bei einem Tumor und sich plötzlich das gesamte Leben von heute auf morgen ändert. Wenn das Lachen erstickt, die sozialen Kontakte schwierig werden und man sich selbst nicht mehr wiedererkennt. Ich würde sie so gerne wachrütteln oder ihr einen Hami wünschen, der ihr zeigt, dass das Leben Gewicht hat und die Zahl auf der Waage nicht den eigenen Wert bestimmt. Was für ein Glück ich hatte, ihm zu begegnen!

Nur weil mir die Zuneigung, Akzeptanz und Liebe von Hamudi einen mächtigen Schritt nach vorne gegeben haben, heißt es nicht, dass sich alle Magersüchtigen auf Freund- oder Flüchtlingssuche begeben sollen. Denn auch viele, die einen Freund haben, erkranken an Magersucht.

# 22. So viele Hürden

Wochen später steige ich seit Langem auf die Waage. Ich habe Normalgewicht und sogar einen Puffer: 50,5. Ich bin kurz schockiert. Es ist das erste Mal seit Sommer 2013, dass ich unteres Normalgewicht habe. Ich stelle mich vor den Spiegel. Es ist okay, Kara, sage ich mir. Es ist wirklich okay. Und erstmals glaube ich meinen eigenen Worten. Das Verhältnis zu meinen Eltern ist wieder besser geworden, es war seit meiner Krankheit immer von Höhen und Tiefen geprägt. Es gab selten eine Konstante, was daran lag, dass ich mich ständig von ihnen distanziert habe. Doch die Tatsache, dass ich jetzt das unterste Normalgewicht habe, soll, laut Herrn Schmidt, ein solides Verhältnis erzeugen. Ich dachte immer, wenn mein Gewicht eine Fünf vorne hat, dann wäre mein Leben vorbei, dann könnte ich mir selbst ein Grab schaufeln, doch das war alles nur Einbildung. Ich schmeiße die Abführmittel weg. Das ist der erste Schritt, um mit diesem schrecklichen Konsum aufzuhören. Ich bin es so leid, Schmerzen zu haben, dass ich Stück für Stück lerne, dieses Gefühl und mich selbst auszuhalten. Das ist am Anfang nicht leicht, doch je länger ich keine Tabletten nehme, desto besser geht es mir.

Mit 51,2 Kilo steige ich wenige Wochen später in ein Flugzeug, um einen zweimonatigen Freiwilligendienst in Indien anzutreten. Es sind zwei unfassbare Monate, auch wenn ich immer wieder auf Schwierigkeiten aufgrund der Essstörung stoße. Doch die Arbeit macht mir unheimlich viel Spaß. Ich liebe die Einsätze, die wir in die Slumgebiete und zu den Obdachlosen machen. Ich liebe es, mit den Straßenkindern zu spielen und

Obdachlose am Bahnhof aufzusuchen, ihnen Essen und ein nettes Wort zu schenken. Ich genieße die Zeit voller Freude, bis eine Nachricht auf WhatsApp für meinen Rückfall sorgt.

Ich ändere gerade mein Profilbild auf WhatsApp, auf dem ich mit mehreren Kindern aus dem Slumgebiet zu sehen bin, die sich an mich klammern.

*„Schämst du dich denn gar nicht, Kara? Du hast ja echt viel zugenommen. Während du so viel zugenommen hast, sind die Kinder neben dir am Verhungern.“*

Der Satz sitzt tief, zu tief. Ich hadere immer noch stark mit mir selbst. Diese Worte sind ein Rückschlag. Ab diesem Tag höre ich wieder auf zu essen. Ich bin noch vier Wochen in Indien und esse nicht mehr als 800 Kalorien am Tag, meistens eher 500. Ich verliere fünf Kilo, rutsche wieder ins Untergewicht und in die schreckliche Welt der Magersucht.

Hätte derjenige diese Nachricht nie geschrieben oder wäre ich stärker und selbstbewusster gewesen, dann hätte ich mich nicht wieder in die Abwärtsspirale begeben. Doch ich bin noch nicht so weit, auch wenn ich längst begriffen habe, dass die Krankheit nicht mein Freund, sondern mein Feind ist. Es dauert zwei Monate, bis ich wieder an Gewicht zunehme. Ich zähle wieder Kalorien, ich fahre wieder jeden Tag mehr als fünfzehn Kilometer Inliner und vermeide viele Lebensmittel. Meine Freunde reagieren wütend, als sie sehen, wie sehr mich diese Whatsapp-Nachricht belastet hat, denn sie sehen das Ganze aus einem völlig anderen Blickwinkel. Ich möchte mich schützen. Ich möchte nicht, dass ein kleiner Kommentar so viel Macht über mich hat.

Also gebe ich im Internet in die Suchanzeige „Selbstbewusstsein steigern“ ein. Ich möchte endlich frei davon sein. Ich möchte mich selbst lieben. Es ist möglich, du kannst das schaffen, sage ich mir selbst, ohne es wirklich zu glauben.

*Wenn wir unser Selbstwertgefühl von der Meinung anderer abhängig machen, dann gehen unsere Gefühle wie eine Schaukel auf und ab.*
*Wenn du dein Bild von dir änderst,*
*dann ändern sich auch deine Gefühle,*
*deine Beziehungen und dein Leben.*
*Wenn du überzeugt bist,*
*liebenswert zu sein, dann fühlst du dich angenommen und geliebt.*
*Wenn du dich selbst respektierst,*
*dann fühlst du dich von anderen respektiert*
*und kannst deinen Respekt vor dir behalten,*
*auch wenn andere respektlos zu dir sind.*
*Wenn du dich annimmst und Frieden*
*mit deinen negativen Seiten schließt,*
*dann können dich andere kritisieren,*
*ohne dass du gleich am Boden zerstört bist.*
*Wenn du glaubst, das Glück ist auf deiner Seite, dann ist das Pech nicht mehr dein ständiger Begleiter.*
*Wenn du glaubst, genauso wertvoll und wichtig zu sein wie andere, dann fühlst du dich anderen ebenbürtig. - Dr. Rolf Merkle*

Wie soll ich denn das Bild von mir ändern? In meinen Augen ist mein Bild real und entspricht der Wahrheit. Wie soll ich mich selbst überzeugen, liebenswert zu sein, wenn an mir absolut nichts Liebenswertes ist? Mich selbst annehmen? Deine Freunde, deine Geschwister, deine Eltern können es doch auch, Kara. Dann musst du es auch können. Aber Frieden mit meinen negativen Seiten schließen? Wie soll das denn bitte funktionieren? All diese Worte berühren mich, doch ich zweifle daran, dass ich jemals Frieden mit mir selbst schließen kann.

„Du musst es versuchen, Kara", und ich stimme der Stimme in meinem Kopf zu.

Ich stelle mich jeden Tag vor den Spiegel und natürlich fallen mir direkt negative Dinge an mir auf, die ich nicht mag, die ich hasse: Bauch, Beine, Oberschenkel. Diese Übung mache ich immer wieder, aber nicht jeden Tag, da es mir schwerfällt, mich so lange anzusehen. Denn um positive Sachen an mir zu finden, brauche ich unendlich viel Zeit und die ersten Male kann ich gar nichts Positives an mir feststellen.

Ich will den Blick direkt wieder abwenden, doch durch Übung und ständiges Wiederholen und Versuchen konzentriere ich mich darauf, was ich wirklich mag: Meine langen Wimpern, auf die alle neidisch sind. Aufgrund dieser brauche ich keine Wimperntusche und spare dadurch echt Geld. Meine braunen Augen, obwohl ich eigentlich immer blaue haben wollte. Mein Handgelenk, das meine Mutter als zu dürr bezeichnet. Ich muss mir keine Abdeckstifte kaufen, weil meine Gesichtshaut glatt und frei von Pickeln ist.

Darüber nachzudenken, was man gut kann und wo die eigenen Stärken liegen, ist gut und hilfreich, aber wichtiger ist es, dass man sie schwarz auf weiß notiert. Die negativen Gedanken auf die eine Seite und die positiven auf die andere. Wenn man alles schwarz auf weiß vor sich liegen hat, dann kann man sich besser mit sich selbst auseinandersetzen. Das Problem von uns Menschen liegt darin, dass negative Dinge viel länger im Kopf bleiben als positive. Um eine negative Begebenheit zu löschen, braucht es viele positive. Das Negative wiegt mehr, es beschäftigt uns länger, meistens zu lange.

Wer bist du? Was zeichnet dich aus? Was sind deine Stärken und Talente? Ich selbst schlucke bei den Fragen. Da gibt es keine, sagt mir die Stimme im Kopf.

Bei der Frage denke ich zuerst nur an das, was ich nicht kann: Mathematik, malen und zeichnen, schnell sprinten, Gitarre oder Klavier spielen, singen, Haare schneiden, andere schminken oder besondere Frisuren machen und noch viele weitere Dinge. Ich fühle mich klein und wie eine Versagerin, absolut wertlos. Meine Schwächen, Macken und Fehler kenne ich nur zu gut.

Aber was kann ich gut? Was sind meine Stärken? Als ich darüber nachdenke, wird es schwierig. In der Klinik habe ich mich schon lange damit beschäftigt und weiß jetzt, was ich gut kann, aber das Problem ist, dass ich das immer in einen Vergleich setze.

Ich kann ganz gut Gedichte schreiben, aber meine Schwester kann es viel besser, also ist das gar nicht mehr so ein Talent. Ich kann schnell Inliner fahren, aber die beiden aus meiner Klasse können das viel schneller und ihre Ausdauer ist viel besser. Ich stelle fest, dass es bei diesen Vergleichen nur darum geht, dass ich nicht perfekt in einer bestimmten Sache bin, und das macht mich fertig.

Da ist er wieder, mein Perfektionismus. Perfekt bin ich nicht und das ärgert mich zutiefst. Warum sind meine Fehler und Schwächen so stark und so vielfältig und warum sind andere in jeglicher Hinsicht perfekt?

Mama sagt mir das ziemlich oft: „Kein Mensch ist perfekt und das wäre auch langweilig. Wer will denn schon eine perfekte Freundin haben? Also mir würde das eher Angst machen und mich abschrecken. Du musst lernen, dich selbst zu akzeptieren und zu lieben."

Danke, Mama, für den Ratschlag, denke ich, aber das werde ich niemals können. Guck mich doch richtig an und versteh endlich, dass deine Tochter eine Enttäuschung in jeglicher Hinsicht ist.

Doch meine Mama findet mich wirklich schön. Sie findet mich schön, weil ich ihre Tochter bin und weil sie mich liebt. Ja, weil sie mich neun Monate in sich getragen und mich großgezogen hat. Sie kennt meine Schwächen und Fehler, aber sie stellt sie nicht den Vordergrund, so wie ich es immer getan habe. Sie nimmt mich an, wie ich bin, und über einige Fehler sieht sie einfach hinweg.

Alle sagen, ich soll meine Magersucht loslassen, aber an was kann ich mich noch halten? Wer bin ich ohne die Krankheit? Mir macht der Gedanke, gesund zu werden, Angst. Andere können sagen, sie sind eine begabte Turnerin oder super intelligent in Mathe oder das Mädchen, das, wenn es Klavier spielt, bei anderen Leuten eine Gänsehaut auslöst (so wie Miri zum Beispiel, auch wenn sie zu bescheiden ist, es zuzugeben, oder vor anderen zu spielen).

Und ich, wer bin ich? Lange wusste ich darauf absolut keine Antwort, doch jetzt weiß ich sie.

Ich bin einfach Kara. Die Antwort ist simpel. Ich

musste lernen, mich mit mir selbst zu beschäftigen und auseinanderzusetzen. Das habe ich oft vermieden. Also klar, mit dem Äußerem habe ich mich viel beschäftigt, aber nicht mit meinem Inneren. Ich musste Stück für Stück lernen, mich selbst zu akzeptieren und mich mit Gottes Augen zu sehen. Ich bin das Mädchen, das sehr gerne lacht und das meistens viel zu laut, das alle angucken, weil es eine außergewöhnliche Lache hat. Oder wie Sarah und Miriam in mein Abibuch schreiben: Ich lache wie eine Hyäne beim Geschlechtsverkehr.

Ich bin das Mädchen, das gerne Gedichte über tiefgründige Dinge schreibt. Andere Menschen, meine Schwester oder mein Vater, können das viel besser als ich, aber das ist in Ordnung. Ich freue mich jetzt, Texte von ihnen zu lesen, und höre mit Begeisterung zu, wenn Laura mir eine Audionachricht mit ihrem neuen Lied schickt. Ich weiß, es ist eines von ihren vielen Talenten und ich ziehe keinen Vergleich mehr. Warum auch? Es hat gar keinen Sinn. Ich bin das Mädchen, das gerne anderen hilft und mir ist es egal, ob ich morgens, mittags oder spät in der Nacht angerufen werde. Man kann mich um halb vier Uhr nachts anrufen und ich springe ins Auto und fahre zu demjenigen, dem es schlecht geht.

Ich liebe Kinder und vor allem, sie wild in der Luft herum zu schleudern und dabei ihr Lachen zu hören. Ich singe gerne, meistens laut und schief, aber das ist egal, weil ich es aus Freude mache und von ganzem Herzen. Ich reise gerne in verschiedene Länder. Mich begeistert es, andere Menschen kennenzulernen und da liegt eine meiner größten Stärken: Ich habe keine Schwierigkeiten, mich mit fremden Menschen zu unterhalten und auf sie zuzugehen. Ich habe ein großes Herz und ein Ohr für Menschen, und auch das ist eine Stärke – Empathie.

Ich habe meine Stärken niedriger gemacht und andere Stärken viel höher gestellt. Ich war nie musikalisch begabt. In der Grundschule habe ich mal Blockflöte gespielt, aber als ich Gitarre lernen wollte, fehlte es mir an Geduld. Vielleicht könnte ich es lernen, wenn ich mir wirklich die Zeit dafür nehmen und mich dazu zwingen würde, aber das tue ich nicht. Alle, die also Gitarre oder Klavier spielen konnten, waren in meinem Kopf automatisch besser und begabter gewesen. Musikalisch sind sie begabter als ich, aber das heißt nicht, dass sie wertvoller sind.

Oder dass sie wertvoller sind als du.

Viel zu lange habe ich das gedacht, doch das ist falsch. Ich wollte immer wie die anderen sein und habe jahrelang versucht so zu werden, aber das hat absolut nicht funktioniert und mich auf keinen Fall glücklich gemacht. Nein, es hat mich krank gemacht. Julia Engelmann, deren Texte ich liebe und mich darin verlieren könnte, schreibt in ihrem Lied „Grapefruit“:

*Ich wollte immer wie die anderen sein, nur dass das absolut nicht geht, und dass das absolut nichts bringt, weil es die anderen ja schon gibt. Der Tag, an dem das klar war, war für mich der erste Neubeginn und heute kann ich sagen, dass ich meine beste Freundin bin. Weißt du, Dinge werden wahr, wenn man sie oft genug sagt, sie oft genug, heute wird ein schöner Tag.*

Dinge werden wahr, wenn man sie oft genug sagt. Sie hat recht! Ich stelle mich jeden Tag vor den Spiegel und sage alle Dinge, die ich an mir mag oder die andere an mir mögen. Ich denke sie nicht nur, sondern spreche sie laut aus. Je öfter ich das mache, desto mehr verschwindet das komische Gefühl, dass es affig ist, was ich gerade mache. Doch das ist es nicht.

Ich sage mir jeden Tag positive Dinge und fange irgendwann an, sie zu glauben. Die ersten Male wende ich immer den Blick vom Spiegel ab und weine, weil es sich falsch und unwahr anfühlt, so über mich selbst zu reden. Je öfter ich mir allerdings sage: „Du bist wertvoll, Kara. Egal, welche Zahl die Waage anzeigt", desto mehr fange ich an, das zu glauben. Und plötzlich glaube ich die Komplimente, die mir die Jungs, Miri, Sarah, Joanna und meine Schwester machen. Plötzlich kann ich diese Sätze hören, ohne direkt zu denken, dass sie mich anlügen würden, und mir wird warm ums Herz.

Ich bin sprachlos über die Art und Weise, wie andere Menschen über mich denken. So langsam schließe ich Frieden mit mir selbst. Ich erlebe ein unbeschreibliches Gefühl: Der Selbsthass verschwindet. Ich hasse mich nicht mehr. Ich erkenne, wie langweilig es wäre, wenn jeder dieselben Fähigkeiten hätte.

Einmal im Jahr findet bei mir in der Gemeinde die Jungscharfreizeit statt. Dort fährt ein Team aus zehn jungen Erwachsenen mit vierzig Kindern für eine Woche weg. Es wird eine super Freizeit auf die Beine gestellt: DVD-Abende, Musik, Bibelarbeiten, Ausflüge, Spieleabende. Hätte jeder der zehn Mitarbeiter dieselben Talente, dann würde die Freizeit komplett in die Hose gehen.

Nur dadurch, dass jeder andere Fähigkeiten hat, kann diese Freizeit ein Erfolg werden und funktionieren:

Wenn alle das Talent hätten, Musik zu spielen, aber keiner sportlich begabt wäre, dann wäre die Freizeit für alle Kinder langweilig, die nicht so gerne Musik mögen. Wenn alle schüchtern und zurückgezogen wären, dann würde es den Kindern vermutlich an Bezugspersonen fehlen. Der eine ist geduldig, der andere kreativ, der nächste konfliktfähig und weiß, wie man dadurch Probleme lösen kann. Ein anderer ist spontan und kann sich schnell ein neues Spiel ausdenken, wenn der Tagesplan durcheinandergeraten ist.

Nur dadurch ist ein Team wertvoll, dass alle unterschiedlich sind und sich gegenseitig unter die Arme greifen können. Es ist okay, wenn jeder seine Schwächen hat, denn dafür ist ein anderer da, der in diesem Bereich seine Stärke hat. Ich muss also nicht wie die anderen sein, denn so wie ich bin, bin ich gut.

Meine Lebensqualität nimmt parallel zu meinem Körpergewicht zu.

Ich habe längst wieder Normalgewicht, sogar ein paar Kilo mehr. 53 Kilo zeigt die Waage an, doch fühle ich mich seit Langem wieder wirklich lebendig. Ich habe es nicht geschafft, mit dem Zunehmen bei 51 Kilo aufzuhören, auch wenn ich mein Gewicht hätte halten können. Einmal sind meine Großeltern zu Besuch. Ich habe deutlich an Gewicht zugenommen, seit sie mich das letzte Mal gesehen haben. Als ich Oma zur Begrüßung umarme, sagt sie: „Oh, Kara wie schön. Endlich hast du wieder Speck auf den Rippen.“ Ich schlucke und verbringe den restlichen Nachmittag in meinem Zimmer. Jetzt fällt also allen auf, dass ich fett und hässlich geworden bin. Ich möchte direkt wieder abnehmen und diesmal so viel, dass keiner auf die Idee käme, jemals wieder so einen Kommentar zu sagen.

Doch warum jetzt all die Erfolge aufgeben?
Ich traue mich ganz langsam, wieder alle Lebensmittel zu essen, auch Chips und Haribo. Nicht nur in meinen eigenen vier Wänden, oder wenn ich betrunken bin, sondern mit Freunden und vor meinen Eltern.

Nachdem ich jahrelang keinen Alkohol getrunken habe, weil mich die hohe Kalorienanzahl abgeschreckt hat, nehme ich jetzt an Cocktailabenden teil und schließe mich nicht mehr aus der Gemeinschaft aus. Ich habe meinen sicheren Hafen gefunden, ich brauche keine Essstörung mehr. Ich mag mich doch eigentlich. Nein, ich mag mich, ohne das Wort „eigentlich".

# 23. Hallo, Leben!

In dieser Zeit redete ich mir selbst ein, dass mich mein Umfeld wegstoßen würde, wenn ich Fehler machen würde und nicht perfekt wäre. Heute lachen meine Freunde über einige meiner Schwächen und ich lache über ihre. Miri kommt immer zu spät. Dabei reden wir nicht von fünf Minuten, sondern von einer Stunde oder mehr. Wie schrecklich wäre es, wenn ich sie deshalb wegstoßen würde? Ich musste mir bewusst machen, dass es bei meinem Umfeld nicht anders ist, dass nur, weil ich Schwächen habe, sie mich nicht ausgrenzen. Ich habe diese Erfahrungen in der Vergangenheit zwar gemacht, aber ich verstand, dass ich mit den falschen Leuten zusammen gewesen bin. Das ist ein schwieriger Schritt. Ich musste die Menschen loslassen, die mich runterzogen, auch wenn irgendetwas mich dazu antrieb, festzuhalten. Wie macht man das? Ich habe mir immer wieder gesagt, dieses Kapitel ist vorbei, Kara. Es werden neue kommen.

In meinem Lebensbuch sind noch so viele freie, unbeschriebene Seiten, die alle gefüllt werden wollen, aber nicht mit traurigen Phrasen aus der Vergangenheit, sondern mit neuen, schönen aus der Gegenwart. Hey, Kara, du hast lange versucht, Menschen zu gefallen, die dich nicht wollten. Aber jetzt seid ihr älter geworden, ihr habt euch unterschiedlich entwickelt und zwar in ganz andere Richtungen. Willst du wirklich so sein wie sie?

Und die Antwort ist: Nein! Ich will nicht, dass mein Lebenssinn aus Alkohol, Sex und Partys besteht. Ich mag Partys, versteht mich nicht falsch, aber es ist nicht das, was mich erfüllt: Was für mich wichtig ist, ist mein

Glaube, meine Familie, Freundschaften. Ich mag keine oberflächlichen Freundschaften, ich mag Deep Talk, Gespräche über Gott und die Welt. Ich mag hören, was meine Freunde ihrer Meinung nach charakterisiert, wie sie große Worte wie Liebe, Abhängigkeit oder Freiheit definieren, was sie fasziniert und begeistert, was ihnen Angst macht, welche Träume sie haben und warum sie einige nie in die Tat umsetzen. Ich möchte wissen, woran und an was sie glauben, was sie auf eine einsame Insel mitnehmen würden, wer ihre Denkweisen und Ansichten geprägt hat, was für Wunden und Narben sie tragen und über welche sie schon hinweggekommen sind. Ich möchte hören, wie sie von ihrer ersten Liebe erzählen, von einem Geruch, den sie lieben, von Momenten, die sie nie vergessen werden oder von einem Essen, dessen Geschmack heute noch auf ihrer Zunge liegt, wenn sie daran denken. Ich will mich in ihre Welt hineinziehen und mich berühren lassen von ihren Geschichten, von den fröhlichen und glücklichen, aber auch von den traurigen. Ich möchte verstehen, warum der Mensch so geworden ist, wie er heute ist.

Manchmal muss man loslassen. Und ich habe endlich losgelassen. Meine Magersucht. Meinen Selbsthass. Meinen Perfektionismus. Wie einen Ballon, den man bei der Konfirmation oder bei einer Hochzeit in den Himmel fliegen lässt, so habe ich meinen inneren Ballon fliegen lassen.

Schreib eine Karte, hefte sie an einen Ballon und lass ihn fliegen. Mach ein Feuer und wirf einen Zettel hinein. Ich bin wertlos – ab ins Feuer. Ich bin hässlich – ab ins Feuer. Ich bin ... – ab ins Feuer, und nach jedem Zettel rufen: „Nein, das ist eine Lüge.“ Es ist befreiend, man kann ein Stück weit besser atmen. Vielleicht kommst du dir auch ein bisschen verrückt dabei vor, aber das ist okay. Man muss sich mit sich selbst auseinandersetzen und dafür gibt es nun mal verschiedene Methoden.

Ich war lange der Typ Mensch, der das nicht wollte und konnte. Ich bin vor mir selbst weggerannt, weil ich so große Angst davor hatte. Ich wollte nicht dieses Gefühl spüren, was hochkommen würde, wenn ich meine Gedanken äußere. Doch die Wahrheit ist, wenn du deine tiefen und ehrlichen Gedanken aufschreibst, also sie schwarz auf weiß notierst, dann kannst du dich besser mit ihnen auseinandersetzen.

Und diese Auseinandersetzung ist wichtig. Nicht nur für Menschen, die an einer Essstörung leiden, sondern für alle Menschen. Hinterfrage deine Gedanken und stelle deren Bedeutung für dich infrage. Lauf nicht vor dir selbst weg, denn deine Gedanken und Gefühle holen dich immer wieder ein. Es ist wichtig, sie zu ordnen und zu sortieren, in das Chaos Klarheit zu bringen. Und dazu muss man in den Austausch gehen. Du hast dein Selbstbild, so wie du glaubst zu sein, aber es gibt immer noch ein Fremdbild, wie die Menschen um dich herum dich wahrnehmen und sehen. Mein Selbst- und Fremdbild ist ein ganz anderes gewesen. Mir hat es geholfen, zu hören, wie andere mich wahrnehmen. Vor meiner Krankheit, während meiner Krankheit und auch jetzt nach meiner Krankheit. Während der Krankheit konnte ich nicht wirklich glauben, wie andere Menschen mich wahrgenommen haben. Ihre Komplimente und guten Gedanken über mich fühlten sich falsch an, weil ich selbst nur negative über mich hatte.

Heute ist das anders. Heute ist alles anders. Meine Gedanken und meine Einstellung gegenüber mir selbst haben sich verändert. Ich kann kein Datum benennen,

an dem ich gesund geworden bin. Es war ein Prozess, ein langer Kampf, bis ich mich im Spiegel mit einem Lächeln ansehen und sagen konnte: Ich mag mich. Es ist mir egal, was die Waage anzeigt.
Um meine Krankheit entgültig zu besiegen, musste ich mich mit den Auslösern auseinandersetzen und mein Selbstwertgefühl steigern. Ich habe gelernt, dass ich andere Menschen nicht verändern kann, aber meine eigene Haltung schon. Ich habe mich mit der Frage beschäftigt: Wie gebe ich Liebe und wie fühle ich mich geliebt? Ich habe gelernt, dass meine Art Liebe zu zeigen, sich von anderen Menschen unterscheiden kann, dass manchmal Menschen mir mit Liebe begegnen, aber ich diese gar nicht wahrnehme, weil ich eine andere Liebessprache spreche und andere Erwartungen habe. Es ist meine Aufgabe, meinen Blick für ihre Liebessprache zu sensiblisieren und mir immer wieder bewusst zu machen, wie jeder einzelne seine Liebe zeigt, denn dann kann ich mich trotzdem geliebt und anerkannt fühlen.

Ich weiß, ich bin nicht perfekt und ich habe meine Fehler, aber es gibt Menschen, die mich trotzdem und manchmal gerade deshalb lieben.

Ich habe mich, als ich in der Klinik war, stets gefragt, ob man wirklich frei werden kann von dieser Krankheit, von den Gedanken und Zwängen, und heute kann ich euch sagen: Ja, es geht! Ich habe keinen Bewegungsdrang mehr, ich zähle keine Kalorien, gucke beim Einkaufen nicht auf den Fett- und Kaloriengehalt, ich esse wann, wo und was ich will und das mit Genuss. Ich schäme mich nicht mehr, wenn andere mich essen sehen. Ich dachte immer, jeder würde mich beim Essen beobachten, doch das stimmt nicht. Ich kann wieder offen sagen, dass

ich Hunger und auf welches Essen ich Lust habe. Ich stehe nicht jeden Tag auf der Waage, denn ich habe verstanden, dass mein Wert nicht von meinem Äußeren abhängig ist, nicht davon, ob ich dünn oder dick bin.
Ich bin nicht dadurch wertvoll, dass andere mir Anerkennung schenken, mein Kleidungsstil modern ist oder ich eine Modelfigur habe. Nein! Ich bin wertvoll, weil ich bin.

Ich brauche keine Kalorien mehr zu zählen, ich muss nicht mehr jedes Gramm Fett in einer Serviette abwischen. Das ist Zwang, das ist Unfreiheit. Und ich bin endlich frei davon. Noch nie hatte das Wort Freiheit eine so große Bedeutung für mich wie heute. Als krankes Mädchen war ich nicht mehr wirklich am Leben, sondern nur noch am Existieren. Ich habe viele Dinge um mich herum nicht mitgekriegt, ich habe mich viel zu lange um mich selbst gedreht.

Jetzt stehe ich mit beiden Füßen komplett im Leben. Ich habe mich zurückgekämpft und dieser Weg war steinig und schwer. Es kostete mich viel Kraft, Ausdauer, viele Tränen, Durchhaltevermögen und Mut, meine Ängste zu überwinden und der Anorexie auf Nimmerwiedersehen zu sagen. Sie war drei Jahre lang ein Teil von mir, meine zweite Hälfte. Aber ich vermisse sie nicht, ganz im Gegenteil. Am Anfang fühlte ich mich leer ohne sie, einsam und verloren, doch das verging. Die Anorexie hätte mich mein Leben kosten können, davor verschließe ich heute nicht mehr die Augen. Wenn ich jetzt darüber nachdenke, wie nah ich dem Tod war, bekomme ich eine Gänsehaut und mein Körper wird kalt. Doch die Zeit hat mich unheimlich geprägt. Jetzt habe ich auch wieder eine sehr gute Beziehung zu meinen Eltern und unsere Streitereien sind um ein Vielfaches weniger geworden. Ich habe aufgehört, mich zu isolieren, erzähle viel mehr und brauche diesen engen Kontakt und den Austausch mit ihnen. Seitdem ich die Essstörung hinter mir gelassen habe, begegnen wir uns wieder auf einer ganz anderen Ebene. Das ist so schön und ich freue mich jedes Mal, meine Eltern zur Begrüßung in den Arm nehmen zu können, wenn ich am Wochenende nach Hause komme.

Ich habe so viel gelernt: Menschen loszulassen, die mir nicht guttun, meine Bedürfnisse zu akzeptieren, mich selbst anzunehmen, meine Meinung zu sagen, meine Talente und Gaben also solche wahrzunehmen, Wünsche und Erwartungen auszudrücken und viele weitere Dinge. In meiner Magersucht war ich in meinem Verhalten und in meinen Trotzreaktionen wie ein Kind, doch durch diese Erfahrungen bin ich erwachsener geworden, reifer. Ich habe so viel Menschenkenntnis gewonnen, kann mich viel besser als vorher in andere hineinversetzen und andere Perspektiven einnehmen. Ich habe so viel über mich, über Kommunikation gelernt und was im Leben wirklich Bedeutung hat.

Schritt für Schritt habe ich mich ins Leben zurückgekämpft. Tag für Tag habe ich mich gegen die Krankheit und für die Freiheit entschieden, für das Leben und gegen den Tod. Heute haben meine Eltern keine Angst mehr, dass ich nichts zu Abend esse oder sie, was das Essen betrifft, anlüge. Meine Eltern sehen in mein strahlendes Gesicht, dass endlich die alte Ausstrahlung zurückbekommen hat, und sind unendlich glücklich, dass die Zeiten der schlaflosen Nächte und der Angst vorbei sind. Sie fragen nicht mehr nach, ob und was ich gegessen habe. Wenn Mama heute fragt: „Willst du mitessen, Kara?“, und ich ablehne, dann zerbricht sie sich nicht den ganzen Abend den Kopf darüber, warum ich nicht mitessen will. Heute weiß sie, ich esse einfach woanders, ich esse später oder ich habe schon gegessen. Sie weiß, es sind keine Lügen und keine Ausreden mehr. Das macht den Umgang miteinander viel einfacher und entspannter. Ich bin nicht mehr die Kranke und so fühle ich mich auch nicht mehr behandelt. Ich bin Kara, ihre Tochter und endlich gesund. Ich fühle mich nicht mehr für alles, was schiefläuft, verantwortlich und gebe mir selbst nicht mehr für alles Negative die Schuld. Das habe ich viel zu lange gemacht. Doch damit ist jetzt Schluss.

Viele Eltern und Angehörige fragen sich: Was habe ich falsch gemacht? Warum ist mein Kind krank? Wie hätte ich das verhindern können? Die Antwort ist: Gar nicht. Diese Krankheit ist so stark und wenn man erst einmal richtig drinnen ist, schafft man es nur mit professioneller Hilfe wieder heraus.

Zum Gesundwerden gehört einiges dazu, vor allem aber der Wille und eine gute Klinik. Es ist ein Prozess, der nicht von heute auf morgen passiert. Man muss erst mal den Punkt erreichen, an dem man begreift: Alleine schaffe ich es nicht mehr. Man muss sich Gedanken darüber machen, wer man ist und wer man sein will. Man will zwar unbedingt gesund werden, aber die Krankheit aufgeben möchte oder kann man nicht. Das klingt paradox und das ist es vermutlich auch. Aber viele wissen nicht, wie sie sich definieren sollen, wenn nicht über die Essstörung. Und auch ich wusste zu dem Zeitpunkt nicht, wer ich denn bin, wenn nicht die magersüchtige Kara. Die Magersucht war ein Teil von mir geworden, dass ich mir ein Leben ohne sie nicht mehr vorstellen konnte. So geht es leider vielen. Dann wäre man nichts mehr wert. Man übersieht, dass sie einem die Freude, die Energie und das Lachen nimmt.

Ein weiteres großes Thema für Angehörige ist die Frage: Wie gehe ich mit der Krankheit um? Als Außenstehender ist es sehr schwer, sich das Ganze vorzustellen. Warum hört das Kind plötzlich auf zu essen? Warum versteht es nicht, dass es sich selbst so viel kaputtmacht?

Das Schockierende ist, Magersüchtige hören von allen Seiten, dass man sich selbst und seinem Körper schadet, dass man sein eigenes Leben kaputtmacht. Dass man sich von jeglichen Aktivitäten ausgrenzt. Magersüchtige denken: „O ja, das ist ja echt nicht gut.“ Aber in der nächsten Sekunde ist es einem schon wieder egal, weil es nichts Wichtigeres gibt, als die Zahl auf der Waage.

Oder so, wie meine Lehrerin immer meinte: Ins linke Ohr hinein, ins rechte wieder heraus. Ständig hören die Betroffenen von Verwandten, Freunden oder der eigenen Familie: „Ach, iss doch was. Das ist doch ganz einfach“, „früher hast du doch so gerne gegessen“, oder „du bist nicht dick, also beiß einfach rein.” An sich meinen sie es nur gut. Für sie ist es schwer oder fast unmöglich nachzuvollziehen, was in den Köpfen von Magersüchtigen vorgeht. Es ist ein reines Chaos und Durcheinander. Doch das, was früher so leicht ging, und Bestandteil jedes normalen Lebens war, geht plötzlich nicht mehr. Essen wird zum Kampf, Essen wird zum Feind. Es gab keine Mahlzeit, bei der ich damals kein schlechtes Gewissen hatte. Keine Mahlzeit, bei der ich nicht die Kalorien, die Erbsen auf meinem Teller zählte. Einen Apfel portionierte ich teilweise so, dass er für den ganzen Tag ausreichen musste. Meine essgestörten

Gedanken legten keinen Tag Pause ein. Sie waren mein täglicher Begleiter. Es gab keinen Aus-Knopf, kein Stand-by-Modus. Die Gedanken waren so präsent, dass ich mich nur noch im Kreis drehte. Meine Magersucht hat mich so eingeschränkt, dass ich es zu Beginn gar nicht wahrnahm.

Magersucht hat viele Ursachen. Es ist nicht nur eine Sache, die einen dazu antreibt, nicht mehr zu essen. Es sind mehrere Faktoren, die zusammenspielen. Viele Magersüchtige haben gleiche Charakterzüge. Sie sind sehr ehrgeizig und perfektionistisch, sie haben ein schlechtes Selbstwertgefühl und wollen es immer anderen recht machen. Nein zu sagen, fällt ihnen häufig schwer, sie übernehmen oft Aufgaben, die keiner übernehmen will, denn sobald sie gefragt werden, können sie nicht ablehnen.

Viele haben Probleme, Grenzen zu setzen, jemand anderem zu sagen: „Stopp, bis hier hin und nicht weiter."

Anderen die eigenen Bedürfnisse und Wünsche mitzuteilen und zu äußern, was man gerade nicht möchte, fällt sehr schwer. Zu groß ist die Angst vor Ablehnung und davor, den anderen vor den Kopf zu stoßen. Panik, die Situation könnte unangenehm und peinlich werden oder die Person könnte nach dem Grund fragen.

Es gab eine Zeit, in der meine Therapeuten meinen Eltern immer wieder mitteilten, dass ich Probleme hätte, Nein zu sagen und meine Wünsche und Bedürfnisse zu äußern. Sie verstanden es nicht, schließlich sagte ich im Jugendkreis und in Gruppenarbeiten in der Schule immer, wenn mir eine Idee nicht gefiel, und auch zu Hause konnte ich fluchen, schimpfen und mich über alle möglichen Ereignisse aufregen. Doch bei Personen, um deren Anerkennung ich ständig kämpfte, war das anders. Auch, wenn ich mich in einer Tiefphase mit meinen Eltern befand, wusste ich trotzdem, dass ihre Liebe nie endete. Sie würden mich nie verlassen, egal, was ich von mir geben würde.

Wenn jemand Hilfe benötigte, ich aber eigentlich keine Zeit hatte, half ich trotzdem und sagte oftmals andere Termine ab oder legte sie um. Auch wenn mir alles zu viel war, sagte ich Ja. Meine Schwierigkeiten, Nein zu sagen, bezogen sich vor allem darauf, Grenzen zu setzen. Das ist wichtig, denn wenn man keine Grenzen setzt, kann es zu tiefliegenden, seelischen Wunden kommen, die einen verfolgen können.

Ich kenne inzwischen viele Mädchen, die diese Erfahrungen machen mussten. Die keine Grenzen setzen konnten und deshalb in die Magersucht gerutscht sind oder andere seelische Narben davontrugen.

Eines dieser Mädchen konnte nicht Nein sagen, als ein junger Mann immer wieder versucht hatte, Nähe aufzubauen. Er wollte nur die Hand auf ihre Hüfte legen, den Kopf auf ihre Schulter stützen und ihr eine Rückenmassage geben, doch das war für das Mädchen zu viel Nähe. Sie kannte denjenigen nur flüchtig und so hatte sie sich das erste Treffen nicht vorgestellt. Sie hatte Angst, ihre Vorstellungen über das Treffen zu äußern. So ließ sie diese Massage über sich ergehen. Ihr wurde von Minute zu Minute schlechter, ihr Rücken krummer und ihre Worte weniger. Sie wollte diese Nähe nicht, ihre Körperhaltung strahlte das aus, doch sie konnte es nicht artikulieren. Als er dann anfing, sie unter ihrem T-Shirt zu massieren, saß sie dort wie ein Eisklotz, unfähig, sich nur einen Zentimeter zu bewegen.

Ihr Zittern wurde stärker, je aufdringlicher er wurde,

doch sie saß nur still da und konnte sich nicht bewegen. Schockstarre. Bis er irgendwann auf sein Handy schaute und das Mädchen diesen Moment nutzte, um aufzuspringen und vorzuschlagen, weiterzugehen, weil ihre Beine eingeschlafen seien. Sie mochte den Jungen. Er hatte einen tollen Charakter und sie konnte gut mit ihm reden, doch nach dieser Grenzüberschreitung hatte sie jedes Mal Angst, ihn zu sehen. Ihre Schuldgefühle begleiteten sie, sie wurde den Gedanken nicht los, selbst verantwortlich zu sein. Es dauerte fast ein Jahr, bis sie verstand, dass es seine Schuld war und nicht ihre eigene.

Er hatte sie nicht um Erlaubnis gefragt. Er hatte seine Bedürfnisse über ihre gestellt, ohne sich zu versichern, dass sie das Gleiche wollte. Das Verhältnis zwischen den beiden verschlechterte sich und er verstand nicht warum. Zu seinen Freunden sagte er, die beiden seien sich so vertraut gewesen, dass er gar nicht verstehe, warum sie ihm jetzt aus dem Weg gehe.

Sie traute sich nicht, es ihm zu sagen. Bei dem Gedanken, dass er bei einem weiteren Treffen das Gleiche machen würde, bekam sie Angst. Angst vor Berührungen, vor Nähe und vor der Reaktion der Person. Davor, denjenigen vor den Kopf zu stoßen oder zu verletzen. Sie hatte Grenzen, konnte diese aber nicht deutlich genug vertreten.

Ich kenne inzwischen viele solcher Geschichten, die mir betroffene Mädchen erzählt haben. Deshalb ist es mir so wichtig, darüber zu reden.

Es ist nicht nur wichtig, Nein zu sagen, sondern es kommt auch auf die Art und Weise an, wie man Nein sagt. Ein piepsiger Tonfall ist nicht überzeugend – Euer Gegenüber nimmt euch nicht ernst. Jeder Mensch hat seine körperlichen und emotionalen Grenzen und zwar ganz individuell. Es ist von großer Bedeutung, dass man welche hat, weil sonst jeder auf die Idee kommen könnte, das ausnutzen.

Grenzen müssen einem nicht peinlich sein. Sie sind ein Selbstschutz, sie gehören zu dir genauso wie deine Nase, dein Bein oder Po.

Fast jedes Mädchen hat schon einmal Erfahrungen mit Aufdringlichkeit und Grenzüberschreitung gemacht. Auch ich. Es war mir peinlich und unangenehm. Wie soll ich darüber mit jemandem reden? Jetzt glaube ich, es gibt nichts Wichtigeres, als darüber zu sprechen und zu verstehen, dass man nicht alleine mit diesen Erfahrungen ist.

Inzwischen setze ich Grenzen, inzwischen sage ich Nein, inzwischen springe ich nicht mehr auf, sobald mich jemand um einen Gefallen bittet. Inzwischen lehne ich Einladungen ab, auf die ich keine Lust habe, und sage Nein, ohne dahinter eine endlos lange Begründung zu hängen. Nicht immer, aber immer öfter.

Am Anfang wirst du dir vielleicht komisch vorkommen und wirst danach ein sehr schlechtes Gewissen haben, doch später bist du stolz auf dich und das kannst du auch wirklich sein! Schäme dich nicht für deine Grenzen, schäme dich nicht, Nein zu sagen, wenn dich jemand um etwas bittet, das für dich eine Überforderung ist oder worauf du keine Lust hast.

Es ist okay! Du bist dadurch kein schlechter Mensch. Ich schreibe darüber, weil viele Magersüchtige Schwierigkeiten haben, Grenzen zu setzen. Es war immer wieder Thema in den Therapiesitzungen, weil es für viele eine Herausforderung darstellt, Bedürfnisse zu äußern. Doch du trittst nur für dich selbst ein und das ist niemals falsch. Ich hatte stets das Gefühl, mein Nein erklären zu müssen. Ein: „Nein, ich möchte das nicht", war in meinem Kopf keine ausreichende Erklärung.

Dabei muss ich mich nicht und du musst dich auch nicht rechtfertigen.

Manchmal ist das natürlich hilfreich, damit dich dein Freund oder deine Familie besser versteht, aber manchmal genügt ein ganz einfaches NEIN, ohne Wenn und Aber. Viele haben Angst, unhöflich oder egoistisch zu wirken, und deshalb erhalten sie ihre Grenzen oftmals nicht aufrecht, sondern knicken nach wenigen Minuten ein.

Noch ein Beispiel: Ein Mädchen war mit einem jungen Mann im Park spazieren. Der Mann mochte sie auf eine andere Art und Weise als sie ihn. Für sie war das ein Spaziergang unter Freunden, für ihn ein Date und der Anfang von etwas Festem. Er nahm nach kurzer Zeit ihre Hand oder legte seinen Arm um ihre Schulter und zog sie näher an sich. Er legte die Hand auf ihre Hüfte und ihr Bauchgefühl sagte: „Das ist die falsche Distanz." Sie fühlte sich nicht wohl. Doch sie konnte ihm nicht sagen, dass sie das nicht wollte, dass ihr das zu viel Nähe war. Sie versuchte es zunächst mit Körpersprache, indem sie seine Hand losließ und Abstand hielt. Doch es half nichts, er versuchte es immer wieder.

„Du hältst so viel Abstand", behauptete er.

Einmal nahm sie ihren ganzen Mut zusammen. „Ne, für mich ist der Abstand genau richtig." Im selben Moment hatte sie große Angst vor Zurückweisung oder dass er jetzt Lügen über sie erzählen würde.

Als er jedoch noch aufdringlicher wurde und sie grob anfasste, da realisierte sie, dass der Mann seine Triebe nicht im Griff hatte, und ergriff die Flucht. Sie verstand, dass sie diese Angst niemals davon abhalten sollte, sich zuerst um sich selbst zu kümmern. Sie hatte große Furcht vor der emotionalen Anspannung, die entstehen würde, wenn sie sich das nächste Mal über den Weg laufen würden. Doch diese emotionale Anspannung ist besser auszuhalten, als das Gefühl, dass jemand deine persönliche Grenze überschritten hat.

Wichtig ist: Du selbst entscheidest, wie nah du einen Menschen körperlich und emotional an dich heranlässt, kein anderer! Unter „emotionale Grenzen setzen" verstehe ich, Wünsche, Bedürfnisse und Vorlieben deutlich artikulieren zu können, um dich und dein Selbstwertgefühl zu schützen. Hör auf dein Bauchgefühl! Wenn du dich unwohl fühlst, weil dir zum Beispiel eine Person zu nahe kommt, dann ist das ein Zeichen, dass hier eine Grenze erreicht ist und du Abstand und Distanz herstellen musst. Deine Grenzen und die deiner Mitmenschen können sich unterscheiden. Ich kenne Menschen, für die war es nie schlimm, sich das Bett mit ihrem besten Freund zu teilen, ohne irgendwelche sexuellen Absichten zu haben.

Als ich davon gehört habe, war ich schockiert und habe nicht verstanden, warum sich die beiden ein Bett teilten. In diesem Punkt liegt meine persönliche Grenze. Ich könnte das nicht, ich würde nicht schlafen können, sondern mich unwohl fühlen, selbst wenn es nur ein guter Freund wäre und ich wüsste, derjenige würde nie mehr wollen.

Aber jeder setzt seine Grenzen anders, weil jeder andere Werte, Normen, Überzeugungen und Einstellungen hat. Grenzensetzen ist ein großes Thema. Lass dich niemals von anderen Menschen oder von deinem Partner durch Sätze wie „Das machen alle so, nur du nicht“ oder „Du bist doch meine feste Freundin, dann machst du das, wenn du mich wirklich liebst“ manipulieren. Wenn du deine Grenzen äußerst, dann sprich sie präzise und direkt aus. Du bist nicht respektlos, wenn du deine Bedürfnisse verteidigst. Ganz im Gegenteil, andere werden dein Ja noch viel mehr zu schätzen wissen.

Es kann helfen, klein anzufangen, kleine Schritte zu machen. Der Erfolg, den man danach verspürt, ermutigt und motiviert einen, weitere Schritte in Richtung Grenzen-setzen-Lernen zu machen. Mit der Zeit wird es dir immer leichter fallen und das Selbstwertgefühl wird steigen, so war es bei mir.

„Mach bitte das Licht aus, Kara. Ich würde jetzt gerne schlafen“, sagte meine Zimmernachbarin in der Klinik zu mir.

„Was, es ist doch erst neun Uhr?“, antwortete ich erstaunt.

„Ja, ich weiß, aber ich bin müde und möchte jetzt wirklich gerne schlafen.“

„Okay, dann mache ich das große Licht aus und nur meine Nachtischlampe an.“

„Nein, also ich möchte wirklich, dass das Zimmer dunkel und kein Licht mehr an ist.“

„Tschuldigung, aber wir müssen uns das Zimmer teilen. Es ist erst neun Uhr und das ist keine normale Schlafenszeit. Ich habe dir einen Kompromiss angeboten und du kannst gerne etwas anderes vorschlagen. Aber das ist auch mein Zimmer und ich möchte nicht um neun Uhr schlafen gehen. Ich mache gerne meine Nachtischlampe an, drehe sie so, dass das Licht nicht zu sehr in deine Richtung scheint, aber ganz ausmachen werde ich das Licht nicht, denn ich bin noch nicht müde und will nicht um neun Uhr schlafen.“

Ich war erstaunt von mir selbst, als ich meine Bedürfnisse das erste Mal so vertrat. Danach kam zwar das schlechte Gewissen hoch und ich schaltete das Licht um halb zehn aus, doch von Tag zu Tag wurde ich selbstbewusster und akzeptierte mein Bedürfnis, länger wachzubleiben.

Um die Anerkennung nicht zu verlieren und aus großer Angst, dass derjenige über mich lästern würde, gab ich bei anderen Menschen ziemlich häufig nach. Doch auch das hat sich geändert.

Häufig steckt Furcht dahinter, die Gefühle der anderen Person zu verletzen, sie vor den Kopf zu stoßen und deshalb abgelehnt zu werden. Dann fühlen sich viele schuldig. „Hätte ich einfach Ja gesagt, dann würde es der Person nicht schlecht gehen, dann hätte sie mich nicht abgelehnt. Es ist meine Schuld, alles mein Fehler."

Es geht ihnen um Kontrolle. Wenn man andere Dinge oder Bereiche im Leben nicht kontrollieren kann, dann eben das Essen. Die Essstörung verdeckt nur das eigentliche Problem, welches viel, viel tiefer in der Seele liegt, aber das oft nicht artikuliert werden kann.

Ich berichte in diesem Buch so genau über meine Gedanken und Gefühle, damit man als Angehöriger einen Einblick in diese Gedankenwelt erhält. In Gedanken, die man sich als gesunder Mensch nicht vorstellen kann. In das Chaos, das Durcheinander, was einen vierundzwanzig Stunden begleitet. Es ist mir wichtig zu zeigen, dass in den Köpfen von vielen Magersüchtigen gar kein Platz mehr für andere Gedanken ist.

Kein Platz für Hobbies, andere Interessen, Beziehungen. Ich weiß heute, wie unheimlich schwer es für Angehörige sein muss, das auszuhalten. Dafür braucht man viel Geduld und vor allem Durchhaltevermögen. Die Magersucht ist wie ein Oktopus, der einen mit acht Armen von allen Seiten umzingelt und fest zupackt, dass man sich kaum frei bewegen kann.

Sobald man sich nur einen Schritt entfernt, greift der Oktopus um den Hals, sodass man zu ersticken droht. Die Magersucht erstickte mich. Sie nahm mir die Luft zum Atmen. Sie hätte mir fast die Möglichkeit genommen, mit in den langersehnten Thailand Urlaub fliegen zu können. Sieht so Freiheit aus? Definitiv nicht! Doch ich wusste gar nicht mehr, was echte Freiheit ist. Bei dem Intervall verglich ich mein Essverhalten mit dem der Mitpatientinnen und schnitt sehr gut ab, doch ich habe mich mit den falschen Leuten, mit den kranken und nicht mit den gesunden verglichen. Hätte ich mein Essverhalten mit dem meiner Familie gemessen, dann hätte ich festgestellt, wie krank ich in Wirklichkeit noch war.

Kein Tag in dieser Zeit war leicht für mich.

Ich möchte durch meine Beispiele, wie ich früher betrogen, gelogen und geschummelt habe, nicht erreichen, dass Angehörige jedes Verhalten kontrollieren oder alles anzweifeln, oder Betroffene die Tricks nachmachen, aber ich möchte aufzeigen, dass man als Erkrankte Vertrauensbrüche riskiert und das zeigt, wie stark die Krankheit eigentlich ist. Was Magersüchtige am wenigsten gebrauchen können, sind Vorwürfe oder Schuldgefühle.

Wichtig ist, dass man den Betroffenen Ich-Botschaften sendet, keine Vorwürfe, denn die helfen keinem weiter und Magersüchtige tragen schon genügend Schuldgefühle mit sich herum. Ich-Botschaften sind Sätze wie: „Ich war enttäuscht, weil ich mir erhofft hatte, mehr Zeit mit dir verbringen zu können“, anstatt Du-Botschaften: „Du hast gar keine Zeit für mich, weil du immer nur am Handy spielst, und dir alles andere viel wichtiger ist, als ich es bin.“

Der zweite Satz wäre zu meiner Magersuchtszeit so bei mir angekommen: „Du bist scheiße, Kara, und alles, was du machst, ist es auch.“ Du-Botschaften bauen eine Distanz auf. Die Bereitschaft, sich das Anliegen anzuhören und das Gespräch fortzusetzen, sinkt. Betroffene fühlen sich angegriffen und beenden das Gespräch, ziehen sich emotional zurück oder reagieren mit Aggressivität.
Du-Botschaften werden oft verallgemeinert und bei dem Empfänger als Besserwisserei, Schuldzuweisung oder Bestrafung aufgefasst. Er fühlt sich oft bevormundet und hat das Gefühl, ein Problem zu sein. Daraus resultiert häufig das Gefühl, aufgrund der eigenen Persönlichkeit abgelehnt und abgewertet zu werden. Ich-Botschaften enthalten keine Wertung. Es werden lediglich die eigenen Gedanken, Gefühle, Bedürfnisse und Wünsche ausgedrückt. Dadurch erhält man einen leichteren Zugang zur anderen Person und diese fühlt sich nicht in die Enge gedrängt und verureilt.

Schulkameraden, Freunden und Kollegen von Magersüchtigen rate ich, Gesprächsthemen zu suchen, die nichts mit der Krankheit zu tun haben. Die Themen Essen, Figur, Diäten, Vergleich der Figuren von anderen, sollten wenn möglich vermieden werden. Fragt nicht ständig nach, wie der Erkrankte so viel abgenommen hat. Stell die Krankheit nicht in den Vordergrund. Sei einfach da. Die Erkrankte isoliert sich und zieht sich zurück, nimm das nicht persönlich. Sie braucht dich trotzdem. Da müssen Angehörige jetzt viel Geduld aufbringen.

Vermutlich erleben viele ein Gefühl der Ohnmacht. Eltern werden schnell an die Grenzen ihrer Belastbarkeit stoßen, holt euch Hilfe! Eine Selbsthilfegruppe für Eltern essgestörter Kinder, wo ihr über belastende Themen sprechen könnt. Auch über die Frage: Habe ich etwas falsch gemacht?, die sich so viele Eltern stellen. Ein Besichtigungstermin in einer Klinik, die auf Essstörungen spezialisiert ist, kann Entlastung bringen. Auch wenn ihr vielleicht Vorwürfe von eurem Kind bekommt, dass ihr es abschieben würdet, lasst euch davon nicht bremsen. Je früher ihr reagiert und eingreift, desto schneller und besser sind die Genesungschancen. Das Beste, was ihr tun könnt, ist, sich um eine gute Klinik zu bemühen, da dort Menschen arbeiten, die sich mit der Symptomatik auskennen, die emotionalen Abstand zu den Erkrankten haben und deshalb auf professioneller Ebene helfen können.

Ihr als Eltern, Verwandte, Freunde oder Geschwister könnt gute Zuhörer sein, aber ihr seid keine Therapeuten und genau denen müsst ihr vertrauen. Auch Familientherapien sind sinnvoll, um sich gegenseitig auszutauschen und eventuell gemeinsam über Probleme und Belastungen zu sprechen. Für viele Betroffene ist dies sehr wichtig, also seid offen dafür. Dort ist auch Raum zu besprechen, wie es zu Hause, nach der Klinik, weitergehen soll. Soll ein Vertrag aufgesetzt werden? Was braucht der Betroffene noch für Unterstützung? Was sind eure Sorgen und Ängste? Wie kann es wieder ein Miteinander geben, ohne dass die Erkrankte sich vom Familienleben isoliert? Auf diese Fragen gibt es keine allgemeinen Antworten, jeder Einzelne muss sie subjektiv und individuell beantworten.

Mir war in der Klinik immer wichtig, dass das letzte Familiengespräch keine Unklarheiten offenlässt. Das hat bei mir leider nie funktioniert, in jedem letzten Gespräch nach jedem meiner Klinikaufenthalte haben meine Eltern und ich immer gestritten, weil wir unterschiedliche Vorstellungen davon hatten, wie es zu Hause weitergehen sollte. Mir hätte es geholfen, in den letzten zwei Wochen vor der Entlassung mindestens drei Familiengespräche zu haben, um mehr Zeit zu haben, professionell mit einem Therapeuten, der das Gespräch leitet, über unsere Vorstellungen, Wünsche und Ideen zu reden. Ein Gespräch reicht am Ende oft nicht aus, um sich gegenseitig zu erklären und eine Lösung zu finden.

Besonders nach einem Klinikaufenthalt ist es wichtig, dass der Erkrankte Ansprechpersonen hat, Menschen, die ihn gut kennen und wo er direkt wieder andocken kann. Viele haben Angst davor, wieder in ihr altes Umfeld zurückzukehren, in die Schule, auf die Arbeit, in den Sportverein. Angst vor den Blicken, Angst vor Kommentaren, Angst, sich außen vor zu fühlen.

Ermutigt die Betroffenen! Kontrolliert nicht ständig das Essverhalten, aber macht euch auch bewusst, dass nach der Klinik nicht alles wie vor der Krankheit ist. Der Betroffene hat zwar an Gewicht zugenommen, aber das bedeutet nicht, dass er gesund ist. Eine Essstörung zu bekämpfen ist wie Fahrradfahren lernen. Man startet die ersten Versuche mit Stützrädern, weil man es ohne nicht schafft und selbst damit fällt man hin. Man ist sehr unsicher und langsam, man dreht sich ständig um, ob andere Fahrzeuge kommen, ob ein Elternteil sagt, dass man richtig und gut fahre, und vergleicht sich mit anderen Kindern, die auch gerade dabei sind, Radfahren zu lernen. Bei der Essstörung ist es nicht anders. Die ersten Versuche, die Krankheit zu besiegen, startet man auch mit Stützrädern - mit Ärzten, Therapeuten oder Diätassistenten.

Auch hier vergleicht man sich mit anderen. Sind die anderen Mädchen dünner als ich? Ihr Essensplan ist viel weniger, sie darf rausgehen und ich nicht. Warum darf das Mädchen aus der Schule so dünn sein, aber ich nicht? Man dreht sich um, um sich Rückmeldung und Bestätigung zu holen. Irgendwann startet man dann die ersten Versuche ohne Stützräder, außerhalb der Klinik. Nach ein paar Metern fällt man hin. Man steht wieder auf, versucht es erneut und wieder fällt man hin. Das passiert etliche Male, bis man irgendwann versteht, was man beim Fahrradfahren falsch macht, wie man verhindern kann, dass man hinfällt. Wie kann man verhindern, dass man immer und immer wieder rückfällig wird? Was braucht man, um sich nicht ständig mit Essen, Sport und Abnehmen zu beschäftigen? Was kann man machen, um mit seinen Verletzungen, Narben und Schmerzen anders umzugehen? Was kannst du machen?

Auf dem Weg zurück in die Freiheit liegen Steine auf dem Weg, manchmal richtig große Brocken, die man irgendwie zur Seite schaffen möchte und manchmal nicht weiß, welches Werkzeug man dafür benutzen kann. Aber was meine ich wirklich mit Werkzeug?

Ein gutes Werkzeug sind Therapeuten, Ärzte und Diätassistenten.

Sie helfen einem, die Körperschemastörung zu behandeln und die Gründe für die Essstörung zu erarbeiten. Sie schubsen und schieben manchmal ein wenig, damit man lernt, sich mit anderen Augen zu sehen, damit man seinen Wert erkennt. Sie arbeiten mit einem an dem Selbstwertgefühl und geben Strategien an die Hand, die man im Alltag und Sozialleben anwenden kann. Aber, und das ist am wichtigsten, muss man sich auf die Therapie einlassen, selbst den Willen dazu entwickeln. Wenn man nicht irgendwo den Willen hat, dann können die Diätassistentinnen, Therapeuten und Ärzte noch so viel tun, sie können einem nicht helfen, wenn man selbst nicht mitarbeitet, wenn man nicht mitmachen will.

Viele Magersüchtige verlassen vor dem Normalgewicht die Klinik, zu groß ist die Angst, das unterste Normalgewicht zu erreichen. 500 Gramm unter dem Normalgewicht zu sein, bedeutet für viele, ein Stück der Magersucht zu behalten, wenn man das Gefühl hat, dass einem die Kontrolle entgleist. Sich nicht mehr über das Gewicht zu definieren, braucht Zeit und auf jeden Fall eine gute Therapie, auch nach der Klinik.

Ich hatte große Angst vor der Zahl 50, ich war der Meinung, dann wäre ich wertlos. So dachte ich nie über andere, aber an mich habe ich ganz andere Ansprüche gestellt. Ohne meine Krankheit bin ich nichts, dachte ich immer. Ich hatte Angst, dass sich mit der Zahl alles Leid, was ich vorher erlebt hatte, jeder Schmerz, automatisch wiederholen würde.

Es führte dennoch kein Weg an einer Zunahme vorbei! Dieser Gedanke macht allen Betroffenen schreckliche Angst, das verstehe ich zu gut. Schließlich habe ich mich selbst lange Zeit davor gedrückt. Normalgewicht war für mich mit Angst verbunden. Dieser Richtwert, den alle von mir verlangten, setzte mich so sehr unter Druck, dass ich Tag und Nacht an nichts anderes mehr denken konnte. Als Magersüchtige leidet man an der Körperschemastörung. Ich habe selbst nicht mehr wahrgenommen, dass mein Gesicht eingefallen ist, dass meine Ausstrahlung so wie auch ich immer mehr verschwunden sind. Das Umfeld aber sieht die Realität und dass man viel zu dünn ist. Heute empfehle ich jedem bis zum Normalgewicht in der Klinik zu bleiben, auch wenn der Gedanke für viele bedrohlich ist. Vergiss nie, dass das Normalgewicht nicht die wahre Angst ist. Es steckt viel mehr dahinter, die Zahl macht dir keine Angst. Was du mit der Zahl verbindest ist das Problem.

Ich finde mich mit Normalgewicht viel schöner, als mit Untergewicht. Wenn ich jetzt alte Fotos von mir sehe, dann finde ich meine herausstehenden Knochen eklig. Ich finde Untergewicht heute nicht mehr schön und Models auch nicht.

Mir gefallen selbstbewusste, humorvolle, authentische und tiefgründige Menschen.

„Ich mache alles mit, solange mein Gewicht so bleiben darf, wie es jetzt ist“, denken viele Magersüchtige und versuchen, diesen Gedanken in die Tat umzusetzen. Wie oft habe ich Herrn Schmidt versucht zu überreden, dass ich untergewichtig bleiben darf. Hundertmal? Zweihundertmal? Fünfhundertmal? In der Klinik nahm ich an allen Therapiegesprächen teil, aber habe alles darangesetzt, dass das Gewicht nicht anstieg. Man kann die Essstörung nicht hinter sich lassen und noch im Untergewicht sein, denn dann macht man seinen Wert immernoch von der Waage abhängig.

Dass ich damals behauptete, ich könne ohne Normalgewicht gesund werden, war ein Irrglaube.

Ich hatte zu der Zeit nicht mehr das tiefste Gewicht, ich gehörte zu dem Zeitpunkt schon zu denen, die mit ihrem Gewicht stabil waren. Nicht mehr weit vom Normalgewicht entfernt und trotzdem war ich nicht gesund. Im Gegenteil! Mein Kopf war voll mit essgestörten Gedanken, voll Hass, voll Selbstzweifel und dem Wunsch, dünner zu sein als jedes andere Mädchen auf der Welt.

Man ist nicht automatisch gesund, wenn sich das Gewicht wieder dem Normalgewicht nähert. Vielen denken das, doch das ist ein Mythos.

Auch dann hat man noch Probleme mit seinem Körperschemabild, auch dann fällt das Essen noch schwer, auch dann hat man noch den Wunsch abzunehmen, auch dann können die Gedanken genauso stark sein wie bei einer Patientin, die in einem instabilen Gewichtsbereich ist.

Für mich gab es noch ein anderes Problem: Die sogenannten Trigger. Eine Untergewichtige zu sehen, bedeutete, neidisch darauf zu werden, dass diese Person dünn sein durfte und ich nicht mehr. Wenn ich jemanden sah, der sein Essen versteckte, stiftete mich das an, auch mein Essen zu verbergen. Wenn jemand ständig draußen spazieren ging, hatte ich das Gefühl, das Gleiche tun zu müssen. Diese Trigger führten mich jedes Mal in Versuchung etwas zu tun, was meine Essstörung förderte und aufrechterhielt.

Im Verlauf der Therapie müssen sich Magersüchtige bewusst werden, was sie triggert und vor allem warum. Dabei handelt es sich wieder um tiefgehende Gründe, die in den Gesprächstherapien herausgefunden werden sollen. Die Auseinandersetzung mit mir selbst erschöpfte mich. Mich mit mir selbst zu befassen, fühlte sich falsch an, weil in meinen Gedanken das einzig Gute an mir meine Essstörung war. Ich verstand nicht, dass ich wunderbar gemacht bin. Ich wollte das nicht glauben. Dafür fand ich mich viel zu eklig, hässlich, unfähig und wertlos. Heute weiß ich, dass das Gegenteil der Fall ist. Heute weiß ich, dass ich wunderbar gemacht bin.

Du bist auch wunderbar gemacht.

Wir sind wunderbar gemacht.

Doch bis ich das begriffen habe, stand mir ein langer und steiniger Weg bevor. Heute sehe ich vieles mit anderen Augen, weil ich mich verändert habe. Besonders negativ betrachte ich heute, wie Medien immer mehr unsere Gesellschaft, unser Handeln und unser Denken beeinflussen. Medien und die sozialen Netzwerke bestimmen und prägen unser Schönheitsideal. Auch sie haben mich getriggert. Ich war ein sensibles Mädchen, das sich mit allen verglich, das kein Selbstbewusstsein und große Minderwertigkeitskomplexe hatte. Über mich hatten die Medien Macht. Selbstbewusste Frauen lassen sich nicht so stark davon beeinflussen, aber ich damals schon.

Die Frauen und Mädchen, von denen Fotos in der Werbung gezeigt werden, haben fast alle eine gute Figur. Sie sorgen automatisch dafür, dass man sich mit ihnen vergleicht. Dass vieles retuschiert und am Computer bearbeitet wurde, daran denkt kein Mensch. Man stellt nur fest: Ich sehe nicht so aus. Mein Körper ist nicht so perfekt. Ich habe Hundert Pickel und keine Lücke zwischen den Beinen. Meine eine Brust ist vielleicht größer als die andere und bei der Frau auf dem Bild sitzen die Brüste genau auf der richtigen Höhe. Meine Augenbrauen sind zu buschig und meine Hüfte zu weit. Es gibt natürlich noch andere Körperstellen, mit denen man sich vergleichen kann.

Fest steht: Zu neunundneunzig Prozent stellt man sich bei den Vergleichen als schlechter oder unschöner dar. Die Medien präsentieren die Frauen oder auch Männer als perfekt, als hätten sie keine Macken, keine Fehler. Aber was oder wer ist denn bitte schon perfekt? Keiner! Natürlich gibt es auch viele Menschen, die mit ihrem Gewicht unzufrieden sind und nicht an Magersucht erkranken, aber gerade im Jugendalter ist die Wahrscheinlichkeit zu erkranken am höchsten.

In der Pubertät ist man auf der Suche nach sich selbst und will nur eins: Akzeptiert, geliebt, schön und anerkannt werden. Darum kämpft man immer, auch oft unbewusst. Zeitschriften, Fernsehshows wie Germany's next Topmodel oder Facebook und Instagram regen zum Vergleichen an. Man sieht Bilder und denkt sich: So möchte ich auch aussehen. Ich möchte auch so ein schönes Profilbild haben. Für Menschen, die sehr sensibel und unsicher sind, die kein gutes Selbstwertgefühl haben, sind soziale Netzwerke eine Gefahr.

In meiner Jugend war Facebook bei allen Jugendlichen absolut modern. Jeder hat ständig Fotos hochgeladen und war damit beschäftigt, so viele Likes wie möglich zu bekommen. Auch ich. Sobald ein Foto von mir in einer halben Stunde weniger als zehn Likes hatte, fing ich an zu weinen und löschte das Foto direkt wieder.

„Kann ich das Foto wirklich reinmachen, Laura?", fragte ich meine Schwester.

Sie nickte: „Ja, das ist voll schön."

Ich betrachtete das Foto von mir und war mir unsicher. Meine Schwester hasste gestellte Fotos. Sie war der Meinung, dass alle Fotos, die ich mit meinen Freundinnen machte, unnatürlich aussahen. Ich weinte, wenn ich meine Likes mit denen der anderen verglich.

Diese Gefällt-mir-Drückerei machte mich verrückt. Alle waren LIKE-Geil. Je mehr Likes ich hatte, desto wertvoller fühlte ich mich. Wenn ich wenige Likes bekam, bedeutete es, dass ich wertlos war.

Ich war abhängig von der Meinung anderer. Ich wurde von den sozialen Netzwerken beeinflusst – so müssen deine Fotos aussehen, so musst du sein. Auch, wenn das gar nicht Ich war. Den Gedanken, so möchte ich auch aussehen, habe ich schon seit ich klein bin mit mir herumgetragen.

Damals begriff ich nicht, dass ich nach so vielen Dingen hungerte. Das reflektierte ich erst viel später. Pubertät ist die Zeit, in der sich alles am meisten verändert. Die Menschen um einen herum, der Körper, die Verhältnisse zu Hause, ältere Geschwister ziehen aus und man weiß oftmals gar nicht, wer man ist und wer man sein will.

Wenn ich in meinen alten Tagebüchern lese, bin ich manchmal geschockt, was für Gedanken ich hatte. In meinem Kopf war immer der Gedanke: Ich bin hässlich, fett und wertlos. Mich kann man nicht lieben, ich bin eine Schande und eine Enttäuschung für meine Familie, ich bin ein Niemand und ein Nichtsnutz. Ich habe keine Talente, keine Stärken, jedenfalls keine, mit denen man irgendetwas anfangen könnte.

Heute weiß ich, dass ich mir diese Lügen eingeredet habe und dass viele Menschen auf der Welt das Gleiche tun. Die Wahrheit sieht nämlich anders aus: Ich bin wertvoll! Und du bist es auch. Du bist wertvoll und schön, auch wenn du zwanzig Pickel im Gesicht hast oder dir ein Arm fehlt, auch wenn du Kleidergröße 44 trägst und deine Haare Schuppen haben. Das alles ändert nichts an deinem Wert. Was ist denn überhaupt schön und wer legt fest, was schön ist? Ich stelle fest, dass Menschen, die ich auf den ersten Blick äußerlich nicht als besonders schön eingestuft habe, dadurch schöner werden, dass ich sie kennenlerne. Mein Bild verändert sich, weil ich den Charakter des Menschen so schön finde und so sehr mag, dass sich dadurch auch ihr Äußeres für mich verändert.

Das Zauberwort heißt Liebe. „Schön ist eigentlich alles, wenn man es mit Liebe betrachtet."

Schön findest du dich selbst, wenn du dich mit Liebe betrachtest!

# 24. Jetzt

Jetzt, im Jahr 2018, also fünf Jahre, nachdem ich erkrankt bin, sehe ich nicht mehr magersüchtig aus, ich habe Normalgewicht und stand schon seit Ewigkeiten nicht mehr auf der Waage. Ich staune über die Hosen, in die ich einmal reingepasst habe und kann mir nicht vorstellen, dass sie mir wirklich gepasst haben. Ich sehe Menschen heute des Öfteren ihre Magersucht an. Ich beneide sie nicht mehr für ihr starkes Untergewicht. Ich werde nur traurig, dass sie noch nicht diese Freiheit erreicht haben, die ich jetzt habe. Ich sehe aus wie eine Frau und das macht mich unheimlich glücklich. Jahrelang hatte ich aufgrund der Krankheit keine weiblichen Rundungen. Ich wollte nie sehr viel haben, aber wenigstens ein bisschen Busen und Po, sodass ich nicht aussehe, als wäre ich zwölf Jahre alt.

Jetzt fühle ich mich nicht nur wie eine Frau, sondern ich sehe auch aus wie eine. Ich dachte immer, Menschen mögen mich nur, wenn ich dünn bin, doch das ist eine Lüge. Ich habe mir so viele Lügen eingeredet und ich wette, einige dieser Lügen tragt auch ihr mit euch herum. Vielleicht redest du dir folgende Sätze selbst ein: Ich kann nichts. Ich bin fett und hässlich. Mit Normalgewicht sehe ich scheiße aus. Ich darf keine Fehler machen. Ich muss perfekt sein. Ich bin eine Enttäuschung für meine Eltern, meine Geschwister, meine Onkel, Tanten, Großeltern oder Freunde. Ich darf nichts essen. Ich muss mich 24/7 bewegen oder Essen weglassen. Alle Menschen wollen mir nur Böses, wenn sie sagen, ich solle zunehmen. Meine Zukunft wird scheiße. Ich bin eine Versagerin, nicht mehr wert als

Abfall und somit absolut wertlos.

Doch das sind alles Lügen!

Die Wahrheit sieht ganz anders aus. Ich möchte euch sagen, ich möchte dir sagen, dass du schön bist, ja, dass jeder von euch schön ist! Dass jeder von euch wertvoll ist. Ja, du bist schön, so wie du bist, ja, du bist geliebt und ja, du bist gewollt. Das musste ich auch erst mal verstehen und begreifen. Ich bin gewollt? Ich bin geliebt? Aber warum? Erstens, weil du ein Geschöpf Gottes bist und er dich nach seinem Ebenbild geschaffen hat. Vielleicht glaubst du gar nicht an Gott, das ist auch okay, aber ich glaube fest daran, dass du gewollt bist und dass Gott dich liebt und dich anerkennt, sodass du gar nicht um die Anerkennung von anderen kämpfen brauchst.

Zweitens, weil dein Wert und deine Schönheit nicht von der Waage abhängig sind. Du bist nicht die Zahl auf deiner Waage. Ich bin nicht die Zahl auf der Waage und die Gesellschaft, die Medien und irgendwelche Menschen auf der Straße entscheiden nicht über deinen Wert. Du bist schön, weil du es bist. Punkt.

Ich habe mich wirklich gehasst. Meinen Charakter, mein Aussehen, meine Stimme, einfach alles. Doch Hass macht so viel kaputt, mein Selbsthass hat mich beinahe getötet. Hass zerstört und nimmt die Freude am Leben. Mein ganzes Leben bestand aus Kontrolle und Disziplin. Es hat mir Angst gemacht, Dinge nicht kontrollieren zu können. Ich habe ein Leben gelebt, um anderen zu gefallen. Jetzt lebe ich ein Leben, um mir selbst zu gefallen. Das ist nicht egoistisch, sondern das nennt man Selbstliebe. Allen, die jetzt in derselben Situation sind und die gegen die Krankheit ankämpfen, möchte ich Folgendes sagen: Ich verstehe deine Gedanken und auch deine Gefühle. Ich weiß, was du gerade durchmachst. Ich weiß, dass der Weg nicht einfach ist und dass es so viele Steine gibt und Rückfälle, über die man stolpert.

Auch ich hatte immer wieder Rückfälle und große Schwierigkeiten, die Krankheit loszulassen.

Aber rückblickend habe ich mir nur Steine in den Weg gelegt, indem ich jahrelang alle anderen und mich selbst belogen und betrogen habe. Bei jedem Aufenthalt in der Klinik habe ich es mir und dem Personal nur schwerer gemacht. Ich habe zu viel auf die Anorexie in meinem Kopf gehört anstatt auf die Stimmen, die mir zugeredet haben, gesund zu werden. Und davon gab es viele: Meine Freunde, Therapeuten, meine Familie, die Gemeinde und hinterher auch die geflüchteten Menschen und Arbeitskollegen.

Ich möchte euch, alle, die an einer Essstörung leiden, ermutigen, die Karten auf den Tisch zu legen. Lügt euch selbst nicht mehr an und vor allem nicht das Klinikpersonal oder eure Mitmenschen. Die Krankheit ist nicht euer Freund, die Klinik und eure Angehörigen nicht eure Feinde! Ich weiß, wie schwer dieser Kampf ist, ich weiß, wie erschöpft einen das alles macht und dass man so oft aufgeben möchte. In dem Film „Hannah Montana“, den ich als Jugendliche sehr geliebt habe, sagt sie einmal: „Das Leben ist wie ein Anstieg, aber oben hast du eine tolle Aussicht.“

Genauso ist es mit der Magersucht. Der Weg daraus ist der Anstieg. Er ist schmal und so steil, dass man Pausen machen muss, um erst mal kräftig durchzuatmen. Aber wenn man diesen Weg weitergeht, immer und immer weiter, die Hilfe annimmt, die einem gestellt wird, ehrlich zu sich und den anderen ist und wirklich kämpft, dann kann man diese tolle Aussicht erleben. Natürlich gibt es Rückschläge, Tage, an denen die Anorexie so stark ist, dass man nicht dagegenhalten kann. Das gehört auch mit dazu, aber dann bietet der nächste Tag wieder die Chance, der Anorexie den Rücken zuzukehren. Und der übernächste und der überübernächste. Diese Aussicht ist schöner als alles, was einem die Anorexie bieten kann. Man fühlt sich seit Langem wieder richtig frei. Man stellt fest, wie erschöpft man eigentlich von der Krankheit, wie anstrengend und ermüdend der ständige Wortwechsel zwischen den Stimmen gewesen ist.

Man begreift, dass die Krankheit so viel kostbare Zeit mit Freunden und Familie gestohlen hat, dass sie jeden Tag Lügen ins Ohr flüstert und im Endeffekt in den Tod führt. Und dann plötzlich, irgendwann, realisiert man, dass die Krankheit loszulassen, das Beste ist, was einem passieren kann.

Man hat sich so lange mit der Magersucht beschäftigt, mit den Gedanken um Sport, Essen und Kalorien. Jetzt wird es Zeit, sich auf andere Dinge zu konzentrieren, auf Hobbies, die man früher einmal hatte oder auf Dinge, die einem Spaß machen. Ich habe die Essstörung überwunden, indem ich anderen Dingen wieder Platz in meinem Leben gegeben habe. Vorher war in meinem Kopf und Leben nur Zeit und Platz für Kalorien, Sport und Essen. Das musste ich verändern.

Ich wünsche dir für deinen Kampf, für deinen Weg Gottes Segen und ganz, ganz viel Kraft und Durchhaltevermögen. Ich wünsche dir, dass du dich annehmen kannst, so wie du wirklich bist, dass du deine Stärken erkennst und dich im Spiegel mit einem Lächeln ansehen kannst. Ich wünsche dir, dass die Zahl auf der Waage nicht mehr deine Stimmung bestimmt und dass du ein Licht am Ende des Tunnels siehst. Dass du bereit bist, jeden Tag zu kämpfen und dir immer wieder bewusst machen kannst, dass du mehr bist als die Magersüchtige, dass du mehr bist, als die Stimme in deinem Kopf dir sagt. Ich wünsche dir, dass du die Magersucht als deinen Feind ansehen kannst und deine Angehörigen, die sich um dich Sorgen und dich von ganzem Herzen lieben, als Unterstützer und Kraftgeber wahrnimmst. Ich wünsche dir, dass du dir Hilfe holen kannst, wenn du es nicht alleine schaffst und dass du dir dann nicht von der Krankheit einreden lässt, du hättest versagt, sondern dass es der richtige Schritt in die richtige Richtung ist. Ich wünsche dir, dass du auf deinem Weg zu dir selbst findest und dass du Menschen hast, die dir zeigen, wie schön das Leben und wie schön du bist. Ich wünsche dir von Herzen, dass du die seelischen Wurzeln deiner Erkrankung behandeln kannst, dass du die Ursachen bekämpfst und andere Wege findest, deine Probleme zu verarbeiten. Ich wünsche dir Zwanglosigkeit, inneren Frieden und Freiheit. Frei von der Stimme in deinem Kopf, frei, um zu leben und nicht nur zu existieren.

# 25. Danksagungen

Drei Jahre lang war ich wirklich schwer krank und jetzt bin ich endlich gesund.

Ein großes Dankeschön an meinen Bruder Jan. Du bist mit der ganzen Situation weniger emotional umgegangen. Ich konnte dich immer um Rat fragen, aber du hast mich nie zum Reden gedrängt. Stattdessen hast du, wenn ich geweint oder meinen Bewegungsdrang ausgelebt habe, mit mir Filme angesehen und im Garten Baseball gespielt. Auch bei deinen Besuchen in der Klinik hast du mich stets zum Lachen gebracht. Einmal hast du mich den ganzen Weg aus der Stadt zurück auf deinen Schultern getragen, damit ich auf keinen Fall Kalorien verbrennen würde, und selbst die vielen Treppenstufen hast du mich nicht heruntergelassen.

Und ein Dankeschön gilt auch seiner Ehefrau und damals noch fester Freundin Mareike. Mit dir habe ich viele Spaziergänge gemacht, bei denen ich einfach ganz offen und ehrlich darüber reden konnte, was in meinem Kopf vorging. Dann hast du danach immer für mich gebetet. Du hast mir immer und immer wieder gesagt, was du in mir siehst, und auch im Hauskreis für mich beten lassen. Es ist ein Geschenk und ein Segen, dich in unserer Familie zu haben.

Felix, du verrücktes Huhn. Du hast ständig verzweifelte Anrufe von mir bekommen, wo ich geheult und mich über meine Schwester oder meine Eltern beschwert habe. Du bist mir hinterhergekommen, wenn ich tränenüberflutet aus dem Dornbusch gerannt bin und manchmal kamst du einfach auf mich zu und meintest, komm lass uns reden gehen. Du hast einfach so oft gesehen, wenn mir wirklich danach zumute war. Danke Felix, dass du nie aufgehört hast, für mich zu beten. Du hast mich nie verurteilt, egal, ob ich gerade haufenweise Tabletten geschluckt oder dir vorgetragen habe, wie sehr ich mich hasse. Du hast mich immer mit anderen Augen gesehen, Danke!

Meine liebste Schwester Laura, für dich waren diese drei Jahre so hart. Am Anfang haben wir noch gut und viel über alles geredet, bis du irgendwann nur noch wütend und verständnislos warst. Und ganz ehrlich, ich kann es inzwischen sogar verstehen. Ich danke dir für all deine Gebete in der Zeit und für deine vielen Anrufe aus Thailand oder wo auch immer du gerade warst. Es tut mir leid, dass ich in der Zeit so viel Aufmerksamkeit auf mich gelenkt habe. Ich glaube, dass ein oder andere Mal bist du dadurch zu kurz gekommen. Ich hoffe, das kannst du mir verzeihen. Danke für deine Liebe, deine Freundschaft, dein Vertrauen und deine tiefe Verbundenheit. Manchmal, wenn ich kraftlos war und aufgeben wollte, haben mich deine Briefe und deine Worte so tief berührt, dass ich mir selbst gesagt habe: Wenn ich heute nicht für mich kämpfen kann, dann wenigstens für meine Schwester. Ich wollte dich stolz machen und ich hoffe, das habe ich jetzt geschafft. Ich hab dich so lieb!

Danke an alle meine lieben Verwandten, besonders Oma, Opa und Christiane, dass ihr immer für mich gebetet habt und für eure vielen Briefe und Karten. Auch an meine Tanten ein herzliches Dankeschön für die Besuche in der Klinik und die Abwechslung, die ich dadurch von dem Klinikalltag hatte. Ich habe mich wirklich sehr umsorgt und geliebt gefühlt. Danke dafür!

Ich danke auch Joline! Seit dem Krankenhaus hast du

mich durch jede meiner Krankheitsphasen begleitet, mich unterstützt und mir zugehört. Wir haben viel zusammen gekämpft: Im Krankenhaus, in der KJP und später in derselben Therapie. Unsere Freundschaft beruhte irgendwann nicht mehr auf der Krankheit, sondern auf tiefem Vertrauen. Ich bin so unendlich stolz auf dich, dass du dich so hochgekämpft hast. Wenn ich dich jetzt sehe, dann wird mir ganz warm ums Herz, weil du so wunder- wunderschön bist und so eine warmherzige, treue und aufrichtige Persönlichkeit bist. Ich danke Gott von Herzen, dass ich dich kennenlernen durfte.

Sarah, Louisa und Joanna, ihr wart von Anfang an dabei. Ihr habt alles mitgekriegt. Ihr wusstet von so mancher Schummelaktion. Ihr habt mich in den Arm genommen, wenn ich am Boden zerstört war. Aber auch ihr habt unter meiner Krankheit gelitten. Danke für eure ermutigenden Worte, für eure Besuche in der Klinik, die Anrufe und dass eure Freundschaft in all der Zeit immer präsent war. Auf euch konnte ich mich immer verlassen. Danke, dass ihr mir zur Seite gestanden habt und mir immer wieder gesagt habt, dass ihr für mich betet und dass ich nicht alleine bin.

Louisa, mit dir habe ich die verrücktesten Erinnerungen. Auch, wenn uns mehrere Stunden Autofahrt voneinander trennen, haben wir immer Kontakt gehabt. Du hast mich ermutigt und du warst immer für mich da. Du hast mich unterstützt, als ich meinen Ernährungsplan bei dir zu Hause umsetzen musste, und hast mich ertragen, als ich jeden Tag den Drang hatte, fünf Mal am Tag spazieren zu gehen. Danke, dass deine Freundschaft jede Entfernung besiegt, dass du mich getragen hast, wenn ich das Gefühl hatte, den Boden unter den Füßen zu verlieren.

Sarah, ich weiß, dass es Tage gab, an denen du sehr geweint hast, weil du so traurig, hilflos und verzweifelt meinetwegen warst. Ich habe es dir in all der Zeit nicht leicht gemacht. Ich war in der Zeit viel zu oft im Mittelpunkt und dafür möchte ich mich bei dir entschuldigen. Du verdienst den größten Respekt und die größte Anerkennung, denn du warst da, als alle anderen mich verlassen haben. Drei Jahre lang bist du nicht von meiner Seite gewichen, du warst da, selbst als du dachtest, ich würde an der Krankheit sterben. Das bewundere ich zutiefst! Du bist ein wunderbarer Mensch und eine wunderbare Freundin. Du hast mich begleitet an Sonnen- und an Regentagen. Danke für deine Freundschaft. Du hast immer gesagt: „Du schaffst das, Kara, du bist schön!“ Und dafür werde ich dir ewig dankbar sein.

Joanna, ich bin so dankbar, für die vielen Spaziergänge und ehrlichen Gespräche, die wir hatten. Wir kennen uns seit unserer Kindheit! Du warst mir immer eine treue Freundin. Du hast meine Schwächen gesehen, aber meine Stärken in den Vordergrund gestellt. Wenn die Welt gegen mich war, warst du für mich. Du warst immer ehrlich zu mir, auch wenn du wusstest, du würdest damit bei mir auf eine Wand und auf Sturheit stoßen. DANKE! Ihr drei habt mich niemals fallen gelassen und dafür verdient ihr einfach eine fette, lange Umarmung.

Miri, dass ich dich kennengelernt habe, ist wirklich ein Geschenk von Gott. Du hast mir geholfen, mich selbst mit anderen Augen zu sehen und mir gezeigt, dass mein Wert viel größer ist als irgendeine dumme Zahl. Du bist meine beste Freundin. Zu dir konnte ich immer ehrlich sein, was ich in Bezug auf mich und meinen Körper dachte. In deiner Gegenwart habe ich mich nie verstellen müssen. Es gibt nur wenig Menschen, die mich so gut kennen wie du. Du warst in vielen meiner verzweifelten Momente bei mir und hast mich selbst, als ich dich abstoßen wollte, nicht alleingelassen. Wenn ich an unsere Freundschaft denke, dann empfinde ich pures Glück, so viel Freude und Dankbarkeit. Ich danke dir, Miri, für deine Freundschaft! Ich danke dir, dass du immer an mich glaubst.

Hami, Herr Schmidt hat einmal zu mir gesagt: "Liebe, eine Beziehung kann eine heilsame Wirkung auf die Krankheit haben", und er hat recht. Ich danke dir, dass du mich so angenommen hast wie ich bin. Du hast mich als Magersüchtige im Camp kennengelernt und mich nie gezwungen zu essen oder zuzunehmen. Du hast mich einfach geliebt, selbst als ich später fünfzehn Kilo schwerer war. Das konnte ich nie verstehen. Ich danke dir von ganzem Herzen, dass du mir gezeigt hast, dass mein Wert nicht von meinem Gewicht abhängig ist. Du hast mir vor Augen geführt, dass Menschen mich nicht wegen meines Äußeren lieben, sondern wegen meiner inneren Werte. Hami, ich danke dir für deine Zuneigung, deine Akzeptanz, deine Aufmerksamkeit und deine Liebe. Du wirst immer einen Platz in meinem Herzen haben, egal was passiert. Zusammen mit Goli hast du mir die Freude am Essen wiedergegeben, ihr habt so leckeres kurdisches Essen gekocht, dass ich wieder gerne angefangen habe zu essen. Durch euch habe ich wieder gelernt, in Gemeinschaft zu essen, ohne mich zu schämen. Deshalb auch ein riesen Dankeschön an Goli: Du bist der beste Koch, den ich kenne!

Danke an Herrn Schmidt, meinen super coolen

Therapeuten. Sie haben mich nie aufgegeben, Sie haben mich ertragen, als ich eigentlich unerträglich war. Sie haben sich all meine Gedanken über meinen Selbsthass, die Krankheit, Gott und die Welt angehört. Das war wirklich nicht immer leicht. Danke, dass Sie mit Ihrer humorvollen Art mich so oft zum Lachen gebracht haben und vor allem mir durch die Therapiesitzungen die Freude am Leben zurückgegeben haben. Diese fünfzig Minuten jede Woche waren das Fundament, dass ich überhaupt gesund werden konnte. Dort habe ich mich selbst reflektieren und neu kennenlernen dürfen. Danke, Herr Schmidt!

Auch ein großes Dankeschön an die Diätis, an die Schwestern, und an Frau Wünsch-Leiteritz, dass Sie mich in die Klinik aufgenommen und mir in unseren Einzelgesprächen verschiedene Sichtweisen aufgezeigt haben. Danke für die Gespräche, die wir zusammen mit meinen Eltern hatten. Sie haben uns geholfen, einander besser wahrzunehmen und zu verstehen.

Danke an meine Basisgruppe, die mich manchmal sehr stur und uneinsichtig ertragen musste. Ihr habt mir viele hilfreiche Tipps gegeben und mich an euren Geschichten teilhaben lassen, aus denen ich profitieren durfte. Ich habe viel von und durch euch gelernt. Besonders Katha und Julia, mit euch war die Zeit in der Klinik viel erträglicher. Wir hatten trotz der doofen Umstände eine echt schöne Zeit zusammen. Ich konnte bei euch so sein, wie ich wirklich war und das fiel mir damals noch so unendlich schwer. Wenn ich an die Zeit denke, kann ich wirklich von Herzen lachen. Ihr habt euch zu mir gesetzt, wenn die Welt für mich farblos war. Ihr habt mit Pinsel in die Hand gegeben, und mit mir zusammen neu angefangen, meine Welt zu malen. Ihr habt euch meine Verzweiflung angehört und mir danach geholfen, wieder aufzustehen. Ihr seid mir in der ganzen Zeit so ans Herz gewachsen und wunderbare Freundinnen geworden. Ich werde nie vergessen, wie wir alle zusammen auf dem Balkon saßen und die Passanten auf der Straße durch eine Nachahmung von Gollum erschreckt haben.

Joline, die Spaziergänge und Reflexionsgespräche haben mir so oft den Tag gerettet. Manchmal vermisse ich es mit dir im Park spazieren zu gehen oder tiefe Gespräche zu führen. Du bist ein Sonnenschein! Danke für dein Vertrauen, dass du mir so viele Einblicke in deine Vergangenheit, Gedanken und Träume gegeben hast. Es war so schön, jedes Mal deine Erfolge und Fortschritte zu sehen. Danke, dass ich daran teilhaben durfte, wie du Stück für Stück der Krankheit den Rücken zugedreht hast.

Johanna, deine Freundschaft war ein absoluter Segen! Als ich bei meinem zweiten Aufenthalt in der Klinik ankam, fühlte ich mich so einsam und alleine. Mit dir an meiner Seite habe ich mich direkt weniger einsam gefühlt. Wir haben uns die Tage wirklich schön gemacht. Ich weiß, du bist noch nicht über den Berg und kämpfst immer noch gegen dich selbst. Ich hoffe, du kannst dich irgendwann mit Gottes Augen oder mit meinen Augen sehen, denn dann würdest du begreifen, wie wertvoll und schön du bist.

Frau Dirks, danke, dass Sie mit mir zusammen die letzten unangesprochenen Themen aufgedeckt und besprochen haben. Zusammen haben wir die letzten Schritte in Richtung Gesundwerden gemacht. Danke für Ihre Aufmerksamkeit, für Ihr Verständnis und für Ihr Interesse an meinem Leben zu Hause, an meinen

Erlebnissen mit Freunden und ganz besonders an meinem Liebesleben!

Ein großes Dankeschön verdient meine Lektorin Jacqueline Kley. Danke, für deine Geduld und Mühe, für das unheimlich schöne Cover und dass du mir geholfen hast meinen Traum zu verwirklichen.

Den größten Dank verdienen meine Eltern. Mama und Papa, danke, dass ihr mich nie aufgegeben habt. Heute weiß ich, ich wäre über kurz oder lang gestorben, wenn ihr mich nicht ins Krankenhaus gebracht hättet. Es tut mir leid, dass ich euch so oft angeschrien und so viele Vorwürfe gemacht habe, dass ich nicht sehen konnte, dass ihr das alles nicht aus Boshaftigkeit und Neid gemacht habt, sondern aus Liebe. Ihr habt mich gerettet, als ich dem Tod so nahe war wie noch nie, und als selbst der Gedanke nicht mehr an mich herankam. Es tut mir leid, dass ich euch so viele schlaflose Nächte beschert habe.

Papa, es tut mir leid, dass du in der ganzen Zeit so oft auf Hähnchen und Pommes verzichten musstest. Ich weiß, du hast sehr unter meiner Krankheit gelitten, auch wenn du es nicht immer gezeigt hast. Dir brach es das Herz zu sehen, dass deine kleine Tochter ihr Leben wegwirft. Danke, für deine vielen spaßigen Aktionen bei den Besuchen in der Klinik. Du hast mich wirklich von ganzem Herzen zum Lachen gebracht und mir somit einen weiteren Grund zum Kämpfen gegeben. Immer, wenn ihr gefahren seid, habe ich mir noch mehr vorgenommen, stark zu sein und weiterzukämpfen. Dazu hast du beigetragen. Deine Witze haben mir an manchen Tagen ein Lachen ins Gesicht gezaubert, wenn ich eigentlich nur weinen wollte. Manchmal tat es mir einfach nur gut zu hören, dass du wusstest, dass der Weg nicht leicht war und dass du verstehen konntest, dass ich einfach nur müde und erschöpft von dem ganzen Kämpfen war. Du hast immer gesagt: „Ich will dich ganz schnell, aber gesund wieder bei mir haben.“ Danke, Papa!

Mama, du bist eine Kämpferin! Ich danke dir für deine Geduld, deine Umarmungen, wenn ich verzweifelt und am Weinen war, für deine Bemühungen, das Essen zu kochen, was ich gerne esse und deine unendlich große Liebe. Ich habe dir das Leben so schwer gemacht. Du hast nächtelang geweint und hilflos dabei zusehen müssen, wie deine jüngste Tochter sich selbst und ihr Leben kaputtmacht. Und ich habe deine Ängste, deine Sorgen und auch dich oft zur Seite gestoßen. Du hast so viel Gutes in mir gesehen, als ich selbst in meinem Selbsthass gebadet habe. Danke, dass du mich nie aufgegeben hast, dass du immer um mich und mit mir gekämpft hast. Du bist unheimlich stark, Mama. Ich liebe dich so sehr.

Danke, für all die Menschen an meiner Seite, die immer für mich gebetet und mich auf dem schweren Weg zurück ins Leben begleitet und unterstützt haben. Es sind mehr, als ich hier namentlich nennen kann, aber ich bin mir sicher, dass sich die richtigen angesprochen fühlen. Jetzt brauche ich nicht mehr hungern, jetzt existiere ich nicht mehr nur. Nein, jetzt lebe ich und zwar an jedem einzelnen Tag.

## Über die Autorin:

Kara Ehlert wird 1997 geboren und wächst zusammen mit ihren zwei älteren Geschwistern in einem christlichen Elternhaus auf. Von klein auf ist sie fasziniert vom Schreiben und beginnt bereits im Alter von sieben Jahren ihre ersten Kurzgeschichten, Liedtexte und Gedichte zu verfassen. Mit fünfzehn rutscht sie in die Magersucht, es folgen mehrere Klinikaufenthalte, die nicht zur völligen Genesung beitragen. Durch die Arbeit in einem Flüchtlingscamp wird ihr bewusst, dass sie mehr kann, als nur abnehmen. Sie begreift, dass ihr Wert nicht von der Zahl auf der Waage abhängig ist. Sie setzt sich noch einmal intensiv mit sich selbst auseinander und erkennt, dass sie leben und nicht nur existieren will.

Zu dem Zeitpunkt hat sie ihr tiefstes Gewicht und schafft das, was sie für unmöglich hielt: Sie kämpft sich in ein Leben ohne Essstörung zurück.

Zu sehen, wie Menschen heutzutage an einer Essstörung leiden, motivierte sie, ihre eigene Geschichte aufzuschreiben, um Angehörigen und Betroffenen Mut zu machen, dass es wirklich möglich ist, gesund und frei von essgestörten Gedanken zu leben.

„Hunger nach mehr“ ist ihr erstes Buch.

Hunger nach mehr
Mein Kampf gegen die Magersucht

48153 Münster
kara.ehlert@gmx.de


1. Auflage: 2019


Druck und Bindung: epubli – ein Service der neopubli GmbH, Berlin

ISBN 978-3-7485-2634-6
www.epubli.de